Dittker Slark

Auf Friedrich Rückerts Spuren im Frankenland   T.1

Elisabeth Linnig Verlag
Kunst + Literatur

Darmstadt 2009/10

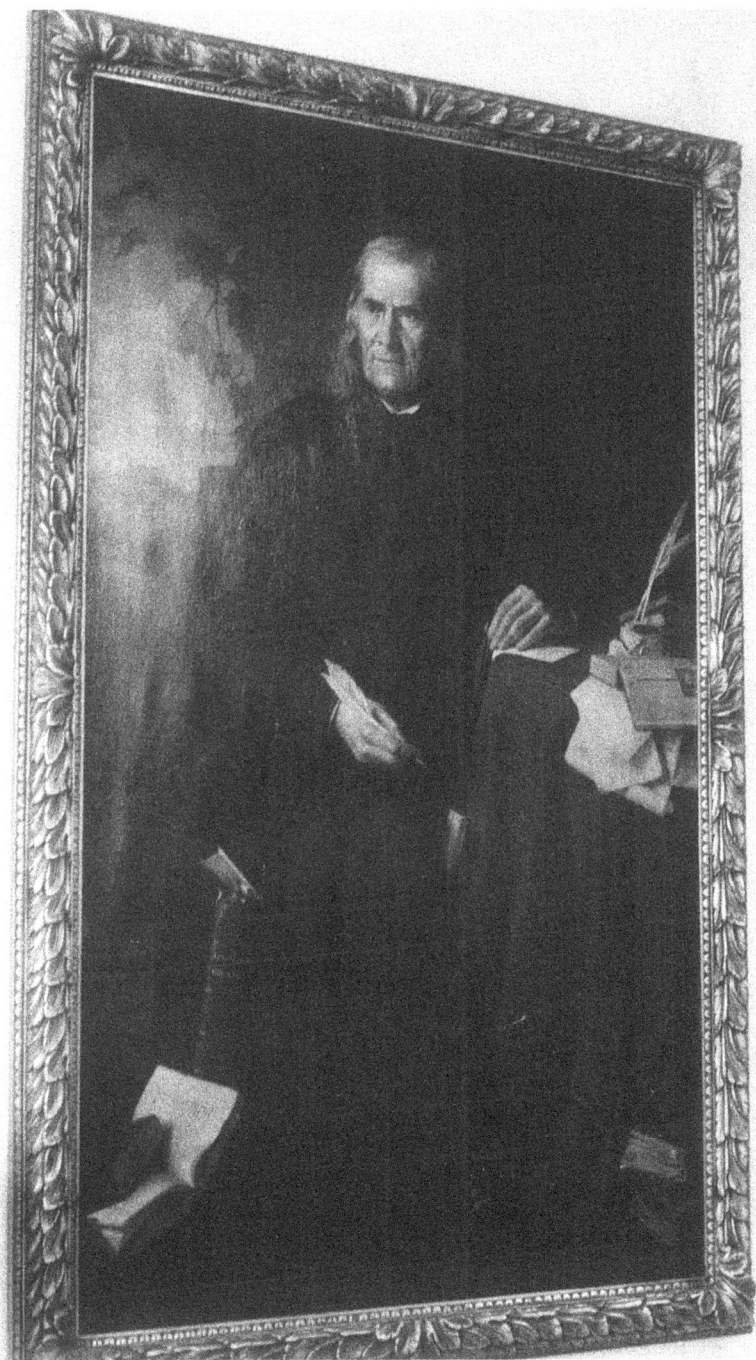

Aus der Jugendzeit

Aus der Jugendzeit, aus der Jugendzeit
Klingt ein Lied mir immerdar;
O wie liegt so weit, o wie liegt so weit,
Was mein einst war!
    Was die Schwalbe sang,was die Schwalbe sang,
    Die den Herbst und Frühling bringt;
  Ob das Dorf entlang, ob das Dorf entlang
    Das jetzt noch klingt?
"Als ich Abschied nahm, als ich Abschied nahm,
Waren Kisten und Kasten schwer;
Als ich wieder kam, als ich wieder kam,
War alles leer."
    O du Kindermund, o du Kindermund,
    Unbewußter Weisheit froh,
    Vogelsprachekund, vogelsprachekund,
    Wie Salomo!
O du Heimatflur, o du Heimatflur,
Laß zu deinem heilgen Raum
Mich noch einmal nur,mich noch einmal nur
Entfliehn im Traum!
    Als ich Abschied nahm,als ich Abschied nahm,
    War die Welt mir voll so sehr;
    Als ich wieder kam, als ich wieder kam,
    War alles leer.
Wohl die Schwalbe kehrt,wohl die Schwalbe kehrt,
Und der leere Kasten schwoll,
Ist das Herz geleert, ist das Herz geleert,
Wirds nie mehr voll.
    Keine Schwalbe bringt,keine Schwalbe bringt
    Dir zurück, wonach du weinst;
    Doch die Schwalbe singt,doch die Schwalbe singt
    Im Dorf wie einst!
"Als ich Abschied nahm,als ich Abschied nahm,
Waren Kisten und Kasten schwer;
Als ich wieder kam, als ich wieder kam,
War alles leer."

Schweinfurt

Dort, wo der Main, der längste rein deutsche Strom,aus dem Bamberger Land kommend, seinen Lauf plötzlich nach Süden wendet, um das fränkische Wasserdreieck zu bilden, liegt die ehemalige freie Reichsstadt Schweinfurt.Hier,im Eckhaus mit den zweireihigen vornehmen Fenstern der Obergeschosse unter dem pagodenhaften Schindeldach mit Gauben, am. Markt Nr.2, Eingang Rückertstraße, wurde am 16.Mai 1788 der bedeutendste Dichter Frankens, Friedrich Rückert, geboren.Er war das erste Kind des aus Hildburghausen zugewanderten Advokaten Johann Adam Rückert (1763-1831) und dessen hiesiger Ehefrau Maria Barbara. Die bronzene Gedächtnistafel mit dem Reliefbild des Dichters - das edle Gesicht im Profil mit langem wallenden Haar verschönt - umrahmt von einer Blumengirlande über der Tür, schuf 1867 der Stuttgarter Künstler Friedrich Schäffer zur Erinnerung an den 1865 zum Ehrenbürger Schweinfurts ernannten Dichter und Gelehrten. Benachbart zum Geburtshaus, in welchem sich heute ein Modehaus befindet, erhebt sich das prächtige Renaissance-Rathaus - eines der frühesten dieses Stiles - mit seinen geschweiften Treppengiebeln am steilen Dach und dem reizvollen Erkerturm mit doppelter Laternenhaube,erbaut 1570-1572 vom Halleschen Baumeister Niklas Hoffmann. Es ist das dritte Rathaus an dieser Stelle (nach 1397 und 1555) und beschließt den geräumigen Platz,in dessen Mitte das am 18. Oktober1890 enthüllte Denkmal Friedrich Rückerts den Blick anzieht. Der Dichter thront,in einem Buch lesend, auf hohem Sockel. Rechts ihm zu Füßen sitzt die lyrische Poesie mit Leier und

Harnisch und erinnert an Rückerts 1813 vollendete "Geharnischte Sonette". Zur Linken erkennen
wir die "Weisheit des Brahmanen",mit dem Haupt
eines morgenländischen Gottes und einer mit
orientalischen Zeichen versehenen Schriftrolle.
Diese drei Figuren, wie auch die Schale des
Brunnens, schuf der Münchner Erzgießer Rupp
nach einem Entwurf des Architekten Fr.Thiersch,
welchen der Bildhauer Wilhelm Rümann modelliert
hatte. Beide Professoren waren damals Mitglieder
der Königlichen Akademie der bildenden Künste
in München. Oft besuchen die Markttauben den
Dichter, der nachdenklich auf das bunte Treiben
der kauffreudigen Leute in der "kleinen Stadt"
aus Buden und Ständen mit Gemüse, Blumen, Obst
und anderen Waren schaut. Doch die auf Rückerts
Kopf und Schultern ruhenden Vögel hocken keinesfalls aus tierischer Ehrfurcht hier (es sei
denn, sie sind gesättigt), sondern sie äugen
aufmerksam nach den hier reichlich abfallenden
Delikatessen und warten auf einen günstigen
Zeitpunkt, in dem sie einen guten Happen erwischen können.
Den Festprolog zur Enthüllung des Rückert-Denk-
mals im Jahre 1890 hielt Felix Dahn, jener
durch seinen Roman "Ein Kampf um Rom" berühmt
gewordene Schriftsteller.
Im Alter hat sich Friedrich Rückert wiederholt
über sein Geburtshaus und die zweite Schweinfurter Wohnung der Eltern geäußert. So antwortete
er in einem Brief vom 10.März 1863 dem Seilermeister Michael Schad (1806-1874)in Schweinfurt,
welcher ihn nach dem Haus seines ehemaligen
Lehrers Philipp Weinich (1772-1834), Rektor
der Gewerbeschule in Schweinfurt, fragte, wie
folgt:

6

"Seltsam ist die Verbindung, in welcher Weinichs
Wohnung mit meinem Geburtshaus zu stehen scheint.Wenn
die Zehntgasse die ist, die hinaus an den Kirchplatz
führt...so hat mein Vater...hier gewohnt...und Weihnich wohnte uns damals schräg gegenüber, etwas weiter
unten auf der rechten Seite der Gasse...
Jedenfalls ist da nicht mein Geburtshaus, sondern
auf dem Markte, wo mein Vater zuerst wohnte, eh er
nach Oberlauringen als Amtmann kam, und zwar von
unten herauf an der rechten Seite, wenig entfernt
vom unteren Eckhause, wo damals ein Herr Krackart
eine(n) wohlassortirten Kinderspielwaaren(laden)
hatte, den ich beßer im Gedächtnis behalten habe,als
mein Geburtshaus, von dem ich nicht weiß, ob es das
nächst anstoßende oder etwas weiter hinauf war, das
mag daraus sich erklären, daß ich als Kind und Knabe
weniger in meiner Eltern Haus war, als in dem meiner
mütterlichen Großmutter (Sabine Barbara Schoppach
1728-1794), die oben links am Markte wohnte..."
Noch ausführlicher schreibt Friedrich Rückert
über sein Geburtshaus im November 1863 aus
Neuses an den Gymnasialprofessor Franz Schmidt
(1810-1871) in Schweinfurt:
"Das Forschen nach meinem Geburtshaus anlangend,
sind Sie wohl auf der rechten Fährte,und meine Jugend-
erinnerung hat sich um eine Hausthüre geirrt. Als
Sie hier darüber mit mir sprachen, nannten Sie das
Fichtel´sche Haus, und als Sie weg waren, fiel mirs
ein, daß man früher mir so mein Geburtshaus genannt
hatte. Wenn nun das Fichtel´sche das Eckhaus ist,so
wird es zwei Thüren haben oder gehabt haben, hinunter-
wärts die `Spielwaarenladenthür´,die mir die Hauptsa-
che blieb, und die eigentliche Hausthüre oberwärts
ward mir in der Erinnerung die Thüre eines anstoßenden
Hauses."
Schließlich hören wir aus einem weiteren Brief,

diesmal wieder an Michael Schad, vom 24.Dezember 1863, daß Friedrich Rückert keinen Zweifel mehr hegte, tatsächlich im sogenannten "Fichtel´schen Haus" geboren worden zu sein. Gleichzeitig überrascht er uns jedoch mit der Vermutung, seine Eltern seien wohl Ende der 80erJahre in ein anderes Haus am Markt umgezogen!

"Es rührt und beschämt mich sehr, daß meine lieben Landsleute noch immer mit solchem Eifer nach meinem Geburtshaus suchen; desto mehr freut es mich, daß ich sie nun auf die rechte Spur gekommen sehe. Nach Auffindung der Urkunde, wovon Sie mir schreiben,ist für mich kein Zweifel mehr daran, daß ich im Fichtel´-schen Hause geboren bin, wo meine Eltern 1787-88wohnten. Nachher werden sie um ein paar Häuser weiter hinauf gezogen seyn, wo ich als Kind zur Besinnung erwachte, und natürlich da auch glaubte geboren zu seyn..."

1792 (oder erst 1793) wurde Rückerts Vater Truchsessischer Rentamtmann in Oberlauringen und zog mit seiner Familie von Schweinfurt in das in anmutiger und fruchtbarer Landschaft gelegene Haßgaudorf, wo der Knabe Friedrich und sein kleinerer Bruder Heinrich die Freude und Freiheit, die das Aufwachsen in der Natur schenken, rund ein Jahrzehnt erleben und genießen durften.

Als der zehnjährige Friedrich Schweinfurt wiedersah - nun mit aufmerksamen Sinnen - mißfällt ihm der Name seiner Vaterstadt. Von diesem Besuch erzählt uns der Dichter rund dreißig Jahre später in dem fast balladenhaft autobiographischen Gedicht:

"Der Besuch in der Stadt

Neulich kam ich auch gefahren / in die Stadt hinein,

wo ich selbst vor zehen Jahren / soll geboren sein.
Mag es sein,mir ist´s geschwunden,/ wo man mich gebar;
selbst hab ich mich hier empfunden / seit dem sechsten
Jahr.
Nicht der Main war mein Vertrauter,/ der so breit
dort fließt,/ du,o Leinach,die so lauter / sich am
Dorf ergießt!
Doch nun gleich der Stadt Wahrzeichen / ging ich
zu besehn,/ daß ich draußen meinen Eichen / könnte
Rede stehn.
Sah ich an der Rathaus-Einfuhrt / ausgehaun in Stein
das Geschöpf, von dem du Schweinfurt / sollst benamet
sein.
Kannman eine Stadt erbauen,/ um den Namen dann
ihr zu geben, den mit Grauen / man nur singen kann?
Hättest Mainfurt, hättest Weinfurt,/ weil du führest
Wein,/ heißen können, aber Schweinfurt,/ Schweinfurt
sollt´ es sein!
Doch die Schuld nicht des Erbauers / brachte dir
die Schand´,/ ach nur eines Steinbildhauers / unge-
schickte Hand.
Lammfurt wollte man dich taufen,/ friedlich wie das
Lamm,/ das sein Hirte führt zu saufen / an des Flusses
Damm...
Lamm ist um ins Tier geschlagen,/ welches wühlt im
Schlamm; / und den Namen mußt du tragen,/ Schweinfurt,
nicht vom Lamm. -
Doch ich ließ die Rathaus-Pfosten,/ und dem Mühltor
zu / ging ich, wo auf deinem Posten /bist,o Eule,du...
Hat mir viel erzählt die Mutter; / Gott belohne sie!
Frühe gab sie Speis´ und Futter / meiner Phantasie.
In des Torgewölbes Schauer / wie erwartungsvoll
trat ich,was mir von der Mauer / Eule sagen soll!...
Aber vor dem Mühlentore / sucht ich Mühlen nun,
die sich meinem Aug´ und Ohre / kund nicht wollten tun.
Stracks den alten Stadtsoldaten / hab´ ich angerannt:

wo die Mühlen hingeraten,/ die das Tor benannt?
Doch er sprach:"Am Mühltor Mühlen / suchet nur ein Tor,
Mühlen stehn auf Holzgestühlen / dort am Brückentor."
"Ei,so sollt´ ihr Mühltor nennen/ jenes,dieses nicht!"
Aber rot in Zorn erbrennen / sah ich sein Gesicht.
"Das ist keine müß´ge Grille,/ was verordnet hat
einer freien Reichsstadt Wille / und hochweiser Rat.
Brückentor heißt jen´s, und hieß´ es / Mühltor noch
dabei,/ keinen Namen hätte dieses,/ jenes aber zwei.
Und man beugte solcherweise / Übelständen vor,
daß hier dieses Mühltor heiße,/ jenes Brückentor."
                              (leicht gekürzt)

"Der Besuch in der Stadt", wie auch die nachfolgenden Verse, in denen uns Friedrich Rückert
schildert, wie ihm "Der alte Pax", der gütige
"Schnurrengeneral", aus der Patsche half, da
Stadtsoldaten den Buben, der sich Holunderblü-
tenzweige in einem Garten gebrochen hatte,zur
Wache schleppen wollten - beide Gedichte stammen
aus der liebenswerten Sammlung: "Erinnerungen
aus den Kinderjahren eines Dorfamtmannsohns".

Der alte Pax

Vor dem Mühlentore,/ wo nicht Mühlen sind zu sehn,
sah ich doch im Flore / reizende Gewächse stehn.
Blühender Holunder / stand dem alten Kasten nah,
und ich fing wie Zunder / Feuer,als die Beut´ ich sah.
Dacht´ ich denn, daß Leute, / andre Leute wohnten
hier, / die mir eine Beute / streitig machten im
Revier?
Und die vollsten Dolden / hatt´ich bald mir abgeknickt
aber von unholden / Augen ward ich angeblickt.
Sieben Stadtsoldaten,/ deren einen ich gekränkt,
mir entgegentraten,/ ihre Spieß´ auf mich gesenkt.
Und es sollt´ ein Sträußchen,/ das ich mir in Unschuld
nahm, mich ins Wachstubhäuschen / bringen, wenn kein

Retter kam.
Doch her sah ich schreiten / unsern Freund,den alten
Pax,/ liebreich auf die Seiten / nahm er einen alten
Stax.
Sprach:Schleppt diesen Buben / nicht in eure Mäuse-
schanz´! / In der dunklen Stuben / läßt er euch kein
Fenster ganz.
´s ist ein Amtmannsbube / droben aus dem Haßbergland,
der bei Kraut und Rube / nicht gelernt hat Stadt-
verstand.
Nicht nur Blütenrispeln / hält er für sein Leibgeding,
Holzbirn´ auch und Mispeln, Mehlbeer, Schlee und
Speierling.
Aber seinem Vater / sag´ ich´s der ihn ziehen soll.
Schnurr nicht, alter Kater,/ nimm den Deut und trink
dich voll!
Doch du lockrer Zeisig,/ meide künftig diesen Hag!
Flieg nach Haus,sei, fleißig,/ lerne deinen Finken-
schlag!
Kennst nun die Soldaten,/ aus dem Staube mach dich
stracks! / Daß sie dich nicht braten,/ danke du´s
dem alten Pax! -
Ob ich dir es danke? / Alter Schnurrengeneral,/ der
mit manchem Schwanke / uns die kind´schen Herzen
stahl!
Nun, das Vademecum / deiner Witz´ ist auch verbraucht,
und du ruhst,Pax tecum; / wo der Frieden ewig haucht.
Immer unzufrieden / mit der Welt,/ doch gottvergnügt,
wie dir´s war beschieden,/ hast du friedlich dich
gefügt.
Wohl aus diesem Grunde / wardst du Pax genannt;
oder bessre Kunde / ist davon mir unbekannt.
Doch auf diesen Triften,/ wo der Jugend Honigseim
träufelt, laß dir stiften / zum Gedächtnis diesen
Reim!

Nach der Konfirmation im Frühjahr 1802 kam
der knapp vierzehnjährige Friedrich erneut
nach Schweinfurt.Hier wurde er Schüler im Kurfürstlichen Gymnasium Gustavianum. Der Schulbau
- 1581-82 als Lateinschule begründet und erst
1634 zum Gymnasium aufgewertet - begeistert
durch seinen schönen Renaissancegiebel auch
heute noch die Besucher des nun Städtischen
Museums (seit 1934).
Leider ist nur wenig aus jener Zeit überliefert,
da Friedrich Rückert Schweinfurter Gymnasiast
war. Es ist jedoch bekannt, daß das Gymnasium
von Rektor Johann Philipp Raßdörfer (1736-1802)
geleitet wurde und die Schüler im angegliederten
Internat wohnten. Immerhin ist ein Brief des
Würzburger Studenten vom Dezember 1805 erhalten
geblieben. Darin schreibt Friedrich Rückert
an seinen ehemaligen Schulkameraden Lorenz
Sixt in Schweinfurt (später Pfarrer - 1789-
1855) in der ihm eigenen scherzhaften Weise:
   "Als ich nach Schweinfurt auf die Schule kam, nahm
   meine Hypochondrie in denselben Grade ab, in welchem
   meine Eßlust zum saueren Kraute sich vermehrte. Aber
   auch da warf man es mir, wenigstens in meiner Eltern
   Hause vor, daß ich dasselbe nicht gern esse; drum
   konnt' ich auch nicht völlig curiret werden."
Außerdem teilte Rückert Sixt mit, daß in jener
Adventszeit (1805)
   "eine Bücherversteigerung ist, wobey viele Bücher
   von unserem ehemaligen Herrn Conrector [Johann Philipp
   Raßdörfer im Schweinfurter Gymnasium] vorkommen.Ich
   habe bisher davon so viele an mich zu bringen gesucht,
   als mir das eifrige oft übertriebene Hinanstreichen
   anderer, vorzüglich mehrer hiesiger Seminaristen,
   möglich machte."
Friedrich Rückert war ein eifriger und sehr

12

begabter Schüler, erbaute sich an Homer, Oden Klopstocks und dem "Cid" von Johann Gottfried Herder. Bekannt ist auch, daß er Friedrich Schillers "Nänie" ins Griechische übersetzte und sich schriftlich mit Werken Ovids und Vergils befaßte.

Bereits Anfang Oktober 1805 bestand er sein Abitur hervorragend. Sein Zeugnis wies - abgesehen von der Note 3 in Naturgeschichte und Technologie - mehr Einser als Zweier auf. Mit dieser beachtlichen Beurteilung seiner Leistungen konnte der Jüngling unbesorgt im November 1805 sein Studium der Rechtswissenschaft in Würzburg beginnen.

Inzwischen hatte der Truchseß seinen Amtmann, Friedrich Rückerts Vater, mit dessen Diensten er nicht mehr zufrieden war, am 19.Juli 1802 entlassen. Johann Adam Rückert vermochte in den schrecklichen Zeiten um 1800 nicht mehr von den verarmten Bauern - den Wünschen seines Herrn entsprechend - die Steuern und Abgaben einzutreiben. Außerdem war er durch längere Krankheit bei bestem Willen auch gar nicht fähig dazu gewesen. Seine Bitten, im Amt bleiben zu dürfen, blieben fruchtlos. Und auch von der neuen Regierung in Würzburg wurde dem bedauernswerten Familienvater keine Hilfe zuteil. Johann Adam Rückert verließ deshalb mit seiner Familie im Herbst 1803 Oberlauringen und kehrte nach Schweinfurt zurück, wo er zum Glück am Jahresanfang 1804 eine Anstellung als Beamter erhielt.

Fand er nun eine neue Wohnung in der Zehntgasse oder in der Lange Zehntgasse? Lesen wir hierzu aufmerksam die Aussage des Sohnes Friedrich im Brief vom 10.März 1863 an Michael Schaad:

13

"Wenn die Zehntgasse die ist, die hinauf an den Kirchplatz führt, den sie zur Rechten hat, so hat mein
Vater, bei seinem zweiten (nicht letzten) Aufenthalt
in Schweinfurt, hier gewohnt, und zwar weit oben
links, unmittelbar unter einem Hause, das von der
Straße seltsam zurücktritt, und Weihnich wohnte uns
damals schräg gegenüber... Auch ist mir, als ob nach
meines Vaters Abzug nach Rügheim als Districtskommissar, H.Weinich selbst dessen Haus gekauft habe..."
Wir werden nun in der Schweinfurter Altstadt
feststellen müssen, daß die Schilderung Friedrich Rückerts auf beide Straßen zutrifft! Beide
führen zum "Kirchplatz hinauf" und haben St.Jo-
hannis "zur Rechten". In die Häuserzeile der
Lange Zehntstraße wurden jedoch im Zweiten
Weltkrieg schlimme Wunden geschlagen. Dort,wo
einst sich ein Haus ans andere reihte, wurde
u.a. nach dem Kriege der Friedrich Rückert-
Bau errichtet, entstanden ein Parkplatz und
eine Grünanlage. Hingegen blieben in der Zehntstraße "weit oben links", wie Rückert schreibt,
einige alte Gebäude stehen. Und tatsächlich
entdecken wir beim Zeughaus ein Häuschen, "das
von der Straße seltsam zurücktritt". Der Dichter
spricht eindeutig von der "Zehntgasse". Und
- wenn er sich nicht täuschte - so dürfen wir
zumindest als Alternative annehmen, daß jenes
zweite Wohnhaus der Eltern in Schweinfurt noch
heute an jene Zeit erinnert, da der Knabe das
Gymnasium besuchte.
Gegenüber des ehemaligen Alten Gymnasiums am
Martin Luther-Platz erhebt sich die altehrwürdi-
ge Evangelische Stadtpfarrkirche St.Johannis,
die seit dem frühen 13.Jahrhundert durch ver-
schiedene Stilepochen zu einem imposanten burg-
artigen Bauwerk geprägt wurde.

14

Das mit Weinreben verzierte evangelische Pfarrhaus begrenzt den Platz nach Norden, geleitet
hinüber zum Friedrich Rückert-Bau, ein modern-
sachliches Zweckgebäude. Es beherbergt das
das Stadtarchiv, die Stadtbibliothek, eine
Pädagogische Bücherei und die Volkshochschule.
Im Treppenaufgang hängt eine Zeichnung, welche
Carl Barth (1787-1853) von seinem Freund Friedrich Rückert "nach dem Leben gezeichnet" hat.
Doch das nach dem Dichter benannte Zimmer ist
nur ein gewöhnlicher Büroraum.
Sehenswert und informationsreich ist hingegen
das Schweinfurter Städtische Museum im ehemaligen Alten Gymnasium. Und da wir uns ja "auf
den Spuren Friedrich Rückerts im Frankenland"
befinden, ist verständlicherweise die "Sammlung
Dr.Rüdiger Rückert", welche Möbel,Bilder,Bücher,
Autographen u.a. aus dem Leben des verehrten
Ahnen darbieten, von besonderem Interesse.
Das Friedrich Rückert-Zimmer im Obergeschoß
des Alten Gymnasiums ist vom Tageslicht, welches
zweiseitig durch die Fenster hereinströmt,
freundlich erleuchtet. Ein schöner, mit sechs
Kerzen besteckter Lüster schwebt über dem runden
Tisch in der Mitte des Raumes, um den sich
vier Stühle gruppieren. Dahinter im Fenstereck
ladet ein Hammerklavier des Schweinfurter Orgel-
bauer- und Instrumentenmeisters Carl Friedrich
Voit (1774-1854) zum Spiele festlicher Musik
ein. Voit wurde auch als Erfinder des"Aelodikon"
bekannt.
Neben der Tür ragt ein hoher Kanonenofen neben
einem mit Blumenstoff bezogenen Armlehnen-Sessel
fast bis an die Decke. Außerdem finden wir
in diesem Raum ein hohes Stehpult und einen
Schreibsekretär - Möbel, wie sie dem Eingeweih-

15

ten aus des Dichters Arbeitszimmer im Wohnhaus Friedrich Rückerts zu Neuses bei Coburg her bekannt sind.

Betrachten wir nun die einzelnen Bilder und Gegenstände: Gemälde vom Sohn August Rückert (1826-1880) und seiner Gattin Alma Rückert, geb.Froriep (1832-1910), welche das landwirtschaftliche Gut in Neuses betreuten, sowie des Enkels Hugo (1858-1944), welcher später Geheimer Justizrat in Frankfurt am Main war; gemalt von Bertha Froriep (1833-1922), der Schwester Almas. Das Bild von Friedrich Rückerts Onkel Heinrich Rückert (1771-1831), welcher mit seiner Familie im thüringischen Hildburghausen lebte, malte J.M.Kraus, Carl Barth, der "Freund und Kupferstecher" des Dichters, die Bilder der frühverstorbenen Kinder: Ernst (1829-1834) und Luise (1830-1833), für die Friedrich Rückert in Erlangen die berühmten "Kindertotenlieder" dichtete. Einige davon wurden später von Gustav Mahler vertont.

Das lebensgroße Gemälde, das den alternden Poeten mit Gänsefeder und langer Tabakpfeife am Tisch seines Arbeitszimmers zeigt, schuf Bertha Froriep im Jahre 1864, während das Brustbild des bereits leidenden Greises, in den letzten Lebenswochen, dessen gütige Augen unter der hohen Denkerstirn noch immer kraftvolle Wärme ausstrahlen, von Karl Hohnbaum (1825-1867), dem Enkel seines einstigen väterlichen Freundes Christian Hohnbaum (Theologe, 1747-1825) in Rodach, stammt. Außerdem hängen im Friedrich Rückert-Zimmer Bilder von Freunden und Zeitgenossen, so ein Gemälde Friedrich Schillers (1759-1805), gemalt von Gerhard von Kügelgen oder jenes, das den Freund Goethes

und Rückerts Friedrich Justin Bertuch (1747-
1822) mit Gemahlin darstellt.
Über dem Schreibsekretär hängen Bilder von
Friedrich Rückerts Schweinfurter Geburtshaus
und dem Sterbehaus in Neuses, sowie vom Gut
und dem Gartenhäuschen auf dem Goldberg bei
Coburg, gemalt von Carl Wiethaus-Fischer (1796-
1864), dem Bruder von Rückerts Frau Luise (geb.
Wiethaus-Fischer 1797-1857).
Besichtigen wir nun noch die Glasvitrine im
Eck. Von den bemerkenswerten Utensilien seien
hier genannt: Eine Haarlocke Friedrich Rückerts,
Schreibzeug, sowie Bilder des Dichters und
Bücher (seine Werke), eine Urkunde über das
Ehrenbürgerrecht, die ihm die Stadt Schweinfurt
im Jahr 1865 aushändigte. Wir sehen Schlitt-
schuhe der Schwiegertochter Alma Rückert (geb.
Froriep 1832-1910), Widmungen zur Silberhochzeit
von Friedrich und Luise am 26.Dezember 1846
zweier Coburger Verehrerinnen: Antoinette Zän-
gerle (geb.1800) und der Gattin des Bibliothe-
kars Eduard Prätorius (1807-1855) Amalie (geb.
König 1803).
Schließlich finden wir in den Schautheken u.a.
noch persönliche Dinge Friedrich Rückerts wie
Kompaß, Lupe, Schnupftabakdose und das vom
Kaiser von Mexiko (ehem. Maximilian Erzherzog
von Österreich) an den Dichter verliehene Com-
mandeur-Kreuz des Ordens Unserer lieben Frau
von Guadelupe; sowie Ring, Fächer, Puderdose
u.a. Utensilien von Luise Rückert, eine Gouache
von Carl Barth (1787-1853), welche Luise als
Braut wiedergibt und das chinesische Liederbuch
"Schi-King", gesammelt von Confucius, "dem
Deutschen angeeignet von Friedrich Rückert
1833".

Zu jener Zeit, da Friedrich Rückert bereits
in Würzburg neben dem Studium der Jurisprudenz
sich im Sommersemester 1806 auch den Sprachstudien zuwandte, wurde sein Vater von Schweinfurt
als "Territorialcommissair" nach Rügheim bei
Hofheim in Unterfranken versetzt. Und, da Johann
Adam Rückert bereits drei Jahre später abermals
den Dienstsitz änderte, um die nächsten rund
eineinhalb Jahrzehnte als Rentbeamter in Ebern
zu fungieren, kam der Sohn zwar oft ins Elternhaus im Baunachtal, aber kaum mehr in seine
Geburtsstadt am Main.
Dies änderte sich erst Anno 1825, als die Eltern
erneut nach Schweinfurt überwechselten und
ihren Lebensabend dort verbrachten,"wo die
letzten Häuser sind, und der Gottesacker am
derzeitigen Rentamt" benachbart ist.
Friedrich Rückert besuchte sie - nach des Vaters
Tod Mutter und Schwestern in den folgenden
zehn Jahren allein, mit Luise und oder den
Kindern öfters in den Ferien.
Dieses dritte Schweinfurter Wohnhaus der Eltern
stand (oder steht?) in der Nähe zum damaligen
Altstadt-Friedhof bei der jetzigen Heiliggeistkirche. Der genaue Standort ist bislang nicht
mehr feststellbar,da die ehemalige freie Reichsstadt nicht nur im Bombenkrieg der vierziger
Jahre des 20.Jahrhunderts arg zerstört wurde,
sondern weil hier im Südviertel in neuerer
Zeit größere bauliche Veränderungen stattgefun-
den haben.
Auch die letzte Wohnung der Witwe Rückert mit
ihrer Tochter Marie ist nicht mehr nachweisbar,
denn die Beschreibung des Dichters im Briefge-
dicht an seine Frau Luise vom 15.Oktober 1833
ist zu allgemein gehalten, als daß wir daraus

einen konkreten geographischen Standort des
Hauses ableiten könnten:
"Als wir gleich ins Gäßlein bogen,
Wo nun wohnen unsre Lieben,
Aus dem großen ausgezogen,
In das klein're Haus getrieben,
Das die Buben noch nicht kannten;
Nun begannen sie zu streiten,
Wohnen sollten die Verwandten
Jedem an des Wagens Seiten..."

Den ersten Brief Friedrich Rückerts aus Schweinfurt, welcher uns bekannt ist, schrieb er am
21.Juli 1826 an das Koenigliche Universitäets-
Protectorat in Erlangen betr. einer vorgesehenen
Professur für Orientalistik; u.a. trägt der
Gelehrte seinen Lebenslauf vor: ·
"Ich bin im Jahr 1789 *) in eben dieser Stadt, wo
ich dieses schreibe,der damaligen Reichsstadt Schweinfurt, von christlichen Eltern protestantisch luthe-
rischer Confession, geboren, und mein Vater ist gegenwärtig hier Königl. Bayrischer Rentbeamter. Ich habe
hier zuerst das alte, von Gustav Adolf gegründete,
Gymnasium besucht, und dann, gerade bei dessen Auflösung durch die bayrische Occupation, die k.bayrische
Universität Würzburg bezogen; nach dreyjährigem Aufenthalt daselbst bin ich auf die auswärtigen Universitäten Heidelberg und Jena gegangen. Meine Univer-
sitätsjahre fallen von 1806-1812. Ob ich nun wohl
sehe, daß aus dem, was ich vor zwanzig Jahren in
akademischen Hörsälen gehört oder nicht gehört, für
das was ich jetzt weiß oder nicht weiß, nichts zu
folgern seyn möchte; so bemerke ich doch, der Anfrage
gemäß: daß ich damals nicht nur einen vollständigen
juristischen Curs gemacht, auf den ich jetzt keine
Ansprüche auf eine Anstellung im Rechtsfache gründe,

19

sondern auch von theologischen Collegien soviel gehört
habe, als mir zur Einleitung und ersten Begründung
der, nachher zu meinem besonderen Studium gemachten,
orientalischen Sprachwissenschaften dienen konnte."

*) Erst im Alter erfuhr Fr. Rückert durch eine Rückfrage
in seiner Geburtsstadt, daß er nicht 1789 sondern
bereits 1788 in Schweinfurt zur Welt gekommen war.

Am 6.September 1827 traf Friedrich Rückert
abends bei seinen Eltern in Schweinfurt ein.Er
war von Erlangen bis Bamberg mit der Postkut-
sche gefahren und dann am Main entlang gewandert.
Bereits am nächsten Tag ging er mit seiner
damals fast siebzehnjährigen Schwester Marie
in den Rückertschen Weinberg in den"Gaugeleiten"
wo er sich endlich wieder einmal an Trauben
satt essen konnte.

In seinem wunderschönen Brief vom 8.September
erzählt der Dichter seiner Frau Luise seine
Erlebnisse:

"So kam ich traubenlechzend an der alten nun wieder
geflickten Staubbrücke an, und durch die dunkle Mühle
hinten an der Mauer am Main herum, wo wir im vorigen
Sommer sooft mit unsern Jungen vorbeigekommen und
nach dem Bleichrasen hinübergeschaut, endlich mit
etwas über das spitzige Pflaster seufzenden Fußsohlen,
hinaus wo die letzten Häuser sind, u.der Gottesacker,
ans derseitige Rentamt, mit einiger Besorgniß, wie
ich daselbst ohne die Jungen angesehn werden würde,zu-
mal mir unterwegs bei weitem mehr Schweine (die die
Eichelmast in Bewegung setzt) als Schaafe begegnet
waren. Doch war der Empfang recht vortrefflich, und
ich sogleich wieder zu Hause, aber auch da fand ich
keine Trauben, sie hatten sie eben alle an euch nach
Erlangen abgeschickt (sind sie angelangt?) dafür

20

aber frühgekelterten Most, u.die Fräulein Therese
vom Pfarrhaus. Letztere ließ ich unversucht, u. erste-
rer schmeckte mir nicht besonders, er war von nicht
ganz zeitigen und der Wildniß überlassenen Trauben,
in einem solchen Stück der Mainleiten gewachsen,das
zu Behuf des dortigen Wasser- und Straßenbaues seit
dem Frühling ungebaut gelassen war, u. in welchem
man jetzt ablas das schlechteste was Wege-Arbeiter
nicht hatten abessen mögen. Aber am anderen Morgen,
gestern nemlich, gegen 10 Uhr brach ich mit der
Schwester Marie (1810-1835) nach unserm Weinberg
in der Gaugeleiten auf, ich mit großen Traubenappetit
u. großem Stückbrot zum Succurs, u. sie mit einem
grossem Korb, so groß er sich unter dem schwarzen
Seidenmantel fortbringen ließ. Am Mittag kehrten
wir, weit langsamer als wir hinausgezogen waren,zu-
rück, sie mit so viel Trauben, als der Korb faßte,
u. ich mit so viel, als der Magen hielt, es mochten
wol 30-40 seyn, was Dir als eine nicht unter Trauben
aufgewachsene wol als etwas erschreckliches vorkommen
mag, seys nun eine erschreckliche Lüge, oder eine
noch erschrecklichere Unmäßigkeit. Es ist aber hier
zu Land ein ganz mäßiges Zwischen-Frühstück. Wie
gut die Trauben sind, werdet ihr selbst an den über-
sendeten schmecken, wenigstens die Buben, und Du
darfst wol auch eine u. die andere essen. Die Trauben
sind diejenige Speise, die dem Trinken am nächsten
kommt; wenn Du Deines Säuglings wegen keine glaubst
essen zu dürfen, so sauge wenigstens eine, und koste
die Süßigkeit des Herbstes, die ich dieses Jahr einmal
wieder in ganzer Fülle zum Gedächtniß meiner Jugend,
zu schmecken hoffe..."
Im Brief vom 19.Oktober 1827 schildert der
Dichter seiner Luise anschaulich die Weinlese
im elterlichen Wingert, die er glücklicherweise
trotz eines kranken Fußes miterleben konnte:

"Doch war es in der Nacht so gut, daß ich gestern, als an unserm Hauptlesetag, zwar nicht, wie ich sonst würde gethan haben, früh bei grauendem Tage mit den Lesern und den Schwestern hinaus ziehen konnte, doch gegen den Mittag mit der Mutter, die die Gelegenheit benutzt, hinausfuhr u. mich noch gut genug bei dem herrlichen Wetter im Freyen erlabte, weniger an der Gegenwart als an den an Ort u. Stelle verbundenen Jugenderinnerungen. Vor 39 Jahren (davon wußte ich freilich nichts, doch erzählte es meine Mutter) war ich in einem Kinderkarren auf demselbigen Kufenplatz (so heißt der Platz untem am Weinberg, wo die große Traubenkufe steht und die Gesellschaft sich versammelt) gegenwärtig, wo ich jetzt ziemlich lahm herumhinkte, und that damals meine Existenz durch großes Schreyen kund, weil ich meinen ersten Zahn kriegte. Zum Glück that mir jetzt kein solcher weh, und der Fuß auch nicht viel. Wir waren vergnügt genug, Essen gab es die Fülle, besonders gute Bratwürste frisch vom Roste, das Feuer brauchte man nicht wie sonst zur Wärme, selbst vor der Sonne suchte man sich zu verkriechen. Die Leser schrien wacker Juch, Musik hatten wir auch an unserm Postillion, und den Schützen machte Herr Göpfert... Wir tranken Dein u. der Kinder Gesundheit und wünschten euch lebhaft herbey. Was würden Heinrich (1823-1875) und Karl (1824-1899) gejubelt haben! Übers Jahr sollst Du das Alles nachholen..."

Vermutlich Ende Oktober 1827 kehrte Friedrich Rückert mit seiner Schwester Sophie (1791-1846) nach Erlangen zurück, wo Luise schon mit der Einrichtung der neuen Wohnung, Haus Nr.53 a/b (heute Goethestraße 5/7) beschäftigt war.
Ostern 1829 reiste Friedrich Rückert mit seinen Söhnen Karl und August (1826-1880) nach Schweinfurt, wo er an der Hochzeit seiner Schwester

22

Sophie mit dem Pfarrer Christian Theodor Kremer (1795-1859) aus Schweinshaupten im oberen Baunachtal teilnahm. Am 26.April berichtet Rückert seiner Frau vom Leben im Elternhaus:
"Es freut mich, daß mit Dir und den beiden lieben Kleinsten alles so gut steht. Auch Deine zwey nachältesten hier befinden sich völlig wohl, und August (1826-1880) hat seine Sehnsucht die erste Nacht schon völlig verschlafen, wozu er aber auch volle 14 Stunden anwendete, und zu großer Verwunderung seiner Pflegerinnen so lange das Bett trocken hielt. Leider hat das beständige Regenwetter, das hier sogleich einen abscheulichen Schmutz hervorbringt, uns bisher verhindert, die Buben viel aus der Stadt zu bringen. Nur ein einzigesmal, am Dienstag, waren wir mit ihnen in dem alten neu erworbenen Garten, wo ihnen der Schweinfurter Hase einlegte. Die erste Nacht schliefen beide in Einem Bette in der Stube der Schwestern, jetzt hat Gustel sein eigenes eben daselbst neben dem des Karl... Übrigens sind beide Kinder ziemlich artig und anspruchsloser als ich gehofft hatte. Großeltern u.Schwestern geben sich rechte Mühe, alles Verhätscheln und Stopfen diesmal zu vermeiden, um mir kein Aergerniß zu geben, vielleicht auch aus heimlicher Absicht, dadurch am besten unsere Zustimmung zu ihrem beabsichtigten Hierbehalten des einen oder aller beider zu gewinnen..."
Und am 6.Mai hören wir im Brief an Luise von den Vorbereitungen zur Hochzeit:
"So eben langt Wurst und Hochzeitsgeschenk, noch gerade vorm Thorschluß an, nachdem ich bereits über die Zögerung ungeduldig geworden war. Der Bräutigam wenigstens war noch vor der Wurst angekommen, schon eine Stunde vor Mittag, wo wir eben jene hauptsächlich als Frühstück aufsetzen wollten. Es ist ein sehr unzärtliches Brautpaar... Gäste kommen nicht viel... Ich wollte

es wäre vorbey, u. ich bei Dir! Es wird seit 2 Tagen
(seitdem kommt die Nonne nicht aus der Küche) unauf-
hörlich gebacken u. nun auch schon gekocht, daß mir
Angst u. Bange wird, wer all die Wurst essen soll.
Die Buben sind bis jetzt noch wohl, doch ohne Appetit
bei Tische, was mir unbehaglich ist, da ich denke,
wie sie dann bei uns gar nicht satt zu machen sind..."
Im Sommer 1929 kamen Friedrich und Luise Rückert
nur kurz nach Schweinfurt. Sie überließen einige
ihrer Kinder den Großeltern (die übrigen weilten
in Ferien bei Luises Eltern in Coburg) und
reisten weiter nach Bad Ems, wo sich der Dichter
auf Rat seines Hausarztes einer Kur unterzog. Auf
dem Rückweg las Friedrich Rückert den Kindern
im Elternhaus Clemens Brentanos "Märchen vom
Schulmeister Klopfstock..." vor, welches ihm
selbst gut gefiel.
Vermutlich besuchte Rückert damals auch die
Stätte seiner Kindheit Oberlauringen.
Im folgenden Jahr verlebte Friedrich Rückert
mit seinen drei Söhnen Karl, August und Leo
(1824-1904) Herbsturlaub bei seinen Eltern. Doch
nicht nur das schlechte Wetter, sondern auch
das ungemütliche Zimmer bereiteten ihm Verdrieß-
lichkeit. Wir erfahren davon aus seinem Brief
an Luise vom 8. September 1830:
"Eben jetzt erst habe ich meinen wackeligen Tisch
mit Tinte, Feder und Papier versehen können, um Dir
unsere glückliche Ankunft und bisheriges Wohlbefinden
zu melden. Mein Zimmerchen ist so vollgepfropft von
Kleidern und Koffern, daß ich meine Bücher gar nicht
auszupacken das Herz habe, was denn meine bisherige
Unbehaglichkeit, die ihre Hauptnahrung am Wetter hat,
noch vermehrt. Es kommt mir ganz abscheulich vor in
einem so kleinen Raume alles zusammen, schlafen und
arbeiten zu sollen, und ich beneide Dich um Deine

geräumigen Zimmer, in denen es Dir jetzt etwas leer vorkommen wird..."
Und in einem zweiten Brief an seine Luise vom 26.September lesen wir, daß Friedrich Rückert an einer Kopfwunde leidet,
"die durch zwei- dreimaliges Auswaschen mit kaltem Wasser auf der Stelle zu heilen gewesen wäre",
und daß sie "durch diese Versäumniß so schlimm geworden, hat mir vollends meinen hiesigen Aufenthalt verleidet."
Diese Mißstimmung wurde wohl noch gesteigert,da sich Rückert in seinem Zimmer wie in einem "engen Käfich" fühlte und es in jenem Herbst "leider in unsern Weinbergen nicht eine einzige Traube gibt..."
Außerdem schreibt Rückert:
"Inzwischen hat mein Vater hier auch ein Haus verkauft ..., das des H[errn] Vetters [Karl] Emmert (1772-1841)"
und berichtet von zwei Kaffeefahrten nach Schonungen und Gochsheim,sowie daß er
"mit den Kindern zweimal des Tags spazieren gewesen, wenn es das Wetter nur halbwegs erlaubt, Nachmittags im Garten auf dem Kiliansberg..."
Als Friedrich Rückert knapp ein Jahr später erneut nach Schweinfurt kommt, trifft er seinen Vater nicht mehr lebend an. Johann Adam Rückert war am 29.August 1831 "schmerzlos und sanft" gestorben. Der Trauernde schildert in einem Brief vom 30./31.August Luise seine Erlebnisse:
"Ich habe alles so gefunden, wie ich es gleich vermuthete, oder eigentlich noch besser, nemlich, meinen guten Vater nicht sterbend, sondern schon gestorben... Gott hab' ihn selig! es ist ihm die endliche Ruhe wohl zu gönnen, die er nun auf eine gründlichere Art als durch die so sehr ersehnte Pensionirung, erlangt hat. Vor 8 Tagen war er noch, nach seiner Art,gesund

...bestand die Kindtaufe [Marie Kremer, Tochter von Rückerts Schwester Sophie] ganz vergnügt, wie sie sagen, und jetzt ist er schon über die Straße drüben im Kirchhof. Mutter und Schwester sind ziemlich gefaßt, und ich sehne mich nach einer zerstreuenden Fußreise. Freilich gibt es nun vieles und sehr wichtiges zu besorgen, ordnen, verantworten, aber der ich auch sonst von den Rentamtsgeschäften nichts verstehe, fühle mich jetzt ganz untauglich dazu..."

Wie liebevoll besorgt und behutsam Friedrich Rückert allgemein am Geschick und Wohlergehen all seiner Familienmitglieder teilnahm, erkennen wir besonders gut aus seinem Brief vom 8. Januar 1832, den er einige Monate nach dem Tod des Vaters aus Erlangen an seine Mutter in Schweinfurt schrieb. Er brachte ihr schonend bei, daß der kürzlich geborene Knabe Karl Julius (1832) "nach drei Tagen zu athmen aufhörte" und Luise "sich schwächer findet als in früheren Wochenbetten, und das Bett noch nicht verlassen hat."

Seinen Brief begann er:
"Liebe Mutter! Ich habe es von einem Tage zum andern verschoben, Dir Nachrichten über meine häuslichen Ereignisse zu geben, solange daß ich Dir jetzt nun endlich gute geben kann..."

Dann fügt der Sohn tröstliche Worte an:
"Dafür wünsche ich nun, liebe Mutter, daß Du Dich in Deiner stillen Wohnung, nachdem Du den traurigen Anlaß dazu mit christlicher Fassung überstanden hast, desto ruhiger und wohler befinden mögest! Laß uns recht bald gute Nachrichten durch die liebe Marie geben, die nur auch fein sich zusammen nehmen und über ihre, in ihren Briefen noch sich zeigenden Verstörungen Herr werden möge..."

Noch intensiver empfinden wir Friedrich Rückerts Liebe und Trost, die er aus gläubigem Herzen

26

spendet - bereit Gottes Wille ohne Klage anzunehmen -, in seinem Brief vom 19.Juni 1835
an die

"Geliebte Mutter! Dein heute Mittag angekommenes Brief-
chen hat mich eines Theils über inzwischen gehegte
Besorgnisse beruhigt, diese aber leider keineswegs
ganz gehoben. Also so übel steht es mit unserer lieben
Marie! Wir hoffen Besseres, da der Student, den wir
Pfingsten mit Grüßen an euch geschickt hatten, uns
berichtete, er habe die Schwester, zwar arg hustend,
aber ganz gut aussehend gefunden. Doch erst gestern
sind wir durch dritte Hand, von einem Hiesigen, der
gerade in Schweinfurt gewesen, mündliche Nachrichten
von Doctor Schmidt zugekommen, die mich, wenn sie
nicht durch die Überlieferung übertrieben worden, das
Schlimmste befürchten ließen. Gott stärke Dich liebe
Mutter! Wir müssen gefaßt seyn, auch diese Liebe von
uns zu lassen. Der Tod ist kein Übel für den Menschen,
am allerwenigsten für eine Seele, die rein und unschul-
dig in Gott hinüber geht. Der Überlebende aber muß
es, mit Ergebung in Gottes Rath, so ansehn, daß er
seine Lieben nicht wirklich, sondern nur aus den Augen
verloren habe. Sie bleiben uns, und wir finden sie
wieder. Du würdest es verschmerzt haben, wenn ein
fremder Mann Dein geliebtes Kind als Gattin weit in
die Fremde entführt hätte, wo Du erst nach langer
Hoffnung, sie wieder zusehn hättest. Und so mußt Du
Dich bereiten auch diesen Schmerz zu verschmerzen, wenn
Gott ihn Deinem mütterlichen Herzen nicht gnädig abwen-
den will. Doch ich hoffe auf das Beste, und es reut
mich fast, Dich durch so ernste Worte vielleicht aufge-
schreckt zu haben. Doch weiß ich aus eigner Erfahrung,
daß man den peinlichen Zustand schwankender Besorgnisse
am besten dadurch überwindet, daß man sich aufs Aeußerste gefaßt macht..."

Brachte Friedrich Rückert von seinem Aufenthalt

im Oktober 1832 in Schweinfurt seine Schwester
Sophie und den "Vetter August (Rückert 1809-1881) von
Sonnenfeld" mit nach Erlangen, so wanderte er
im Spätsommer 1833 von Schweina, wo er seinen
Vetter (Pfarrer) Emil Rückert (1800-1868), besucht hatte, nach Schweinfurt, wo er seine
Mutter und Schwester Marie in nahezu ärmlichen
Verhältnissen vorfand. Der Dichter erzählt
seiner Luise davon besorgt im Brief vom 7.Sep-
tember:
"Vorgestern, am Donnerstag kam ich hier an. Den heil.
Kreuzberg, auf den ichs abgesehn hatte, mußte ich
wegen schlechten Wetters umgehn. Mutter u. Schwester,
die schönstens grüßen, fand ich recht gesund, ganz
artig eingerichtet, aber so knapp lebend, daß mich
der geringe Aufwand peinigt, den sie meinetwegen zu
machen sich nicht wehren lassen. Mein altes Mütterchen
tunkt in ihr einziges Schälchen dünnen Rübenkaffee
schwarzes Brot, weil sie das selbst baut auf einem
bestandenen Acker, und wenn ich Abends das Licht nehme
um zu Bette zu gehn, zündet sie für sich selbst eine
Oellampe an. Übrigens ist sie guten Muthes und sicher
nun endlich durch die Anfechtungen hindurch zu beschei-
denen Auskommen zu gelangen. Es kommt ihr zu Statten,
daß sie selbst klein angefangen, wie sie jetzt enden
muß; der im Überfluß erwachsenen Schwester wirds viel
schwerer. Ich rede ihnen wiederholt zu, zu uns nach
Erlangen zu ziehn; wenn ich nur selbst für mich dort
ein sicheres behagliches Bleiben versprechen dürfte, so
würde ich fest auf ihren Umzug drängen..."
Und er endet seine Zeilen, mit der meist zärt-
lichen Innigkeit:
"Doch ich komme ja selbst baldigst, u. freue mich
herzlichst darauf; möchtest Du nur bis dahin wieder
gesund seyn und die Kinder es bleiben! Doch auch krank
will ich Dich gewiß lieb haben, und Du sollst Dich

abermals eines Vorwurfs schämen. Küsse und Grüße an
alle Lieben und Dich, die Du doch mein Liebstes bist
u. bleiben sollst, Dein Rückert."
Einige Tage später schreibt Friedrich Rückert
gar an den
"Hochwohlgeborenen Hochzuverehrenden Herrn Staatsminis-
ter Maximilian von Lerchenfeld"(1778-1843)
und bittet um Unterstützung für seine unver-
schuldet in Schwierigkeiten geratene Mutter:
"Da ich persönlich nicht die Ehre habe Euer Excellenz
bekannt zu sein, so muß ich, zur Entschuldigung der
Freiheit die ich mir hiermit nehme, die Namen zweier
Ihrer alten Freunde zu Hülfe zu rufen, die ich auch
die meinigen nennen darf, des Herrn Ministers von
Wangenheim (1773-1850) in Coburg, und des verstorbenen
Majors von Truchseß (1755-1826) auf der Bettenburg.Von
diesen beiden ist mir das Vertrauen eingeflößt worden,
mit welchem ich mich an Euer Excellenz edle Menschen-
freundlichkeit wende und sie anflehe, das hier beilie-
gende, an die allerhöchste Gnade des Königs gerichtete
Bittgesuch einer in sehr hülfsbedürftigen Lage und
großen unverschuldeten Bedrängnissen hinterlassenen
Beamtenwitwe, meiner hochbetagten Mutter, huldreichst
zu unterstützen und zu vertreten. Diese auf Euer Excellenz gesetzte Hoffnung tröstet mich für das drückende
Gefühl, daß ich selbst durch zweierlei, durch eigene
beschränkte Lage und Unkenntniß der verwickelten
Geschäftsverhältnisse, deren Folgen meine Mutter leidet, behindert bin; ihr, wie ich möchte und sollte,
beizustehn..."
In der ihm eigenen lebendigen Darstellungskunst,
Erlebnisse wiederzugeben, erzählt Friedrich
Rückert in seinem Brief vom 15.Oktober 1833
seiner Frau von seiner Reise mit einigen Kindern
von Neuses bei Coburg nach Schweinfurt und
die Ankunft bei der Großmutter:

"Die Kinder fingen schon weit oben in der Schleehecken Gegend an, sich nach den Weinbergen umzusehn; das haben sie von mir geerbt. An der Mainlaite wollten sie aus der Kutsche, um die Berge zu stürmen. Dafür wurden sie aber auch gleich beim Eintritt von der Großmutter mit einer vollen Traubenschüssel empfangen, und jetzt treiben sie in die Berge, so daß ich nur noch das nöthigste schreiben kann. Die Hauptsache ist, daß die ganze Reisepartie nach Erlangen, eine wesentl. Veränderung leiden muß, ich kann den dringenden Bitten u. Vorstellungen von Großmutter u. Tante,die Weinlese mitzumachen, nicht widerstehn; sie rechnen es sich ordentlich zur Schande, wenn wir grade vorm Feste wieder abziehn wollten..."

Gleichsam mit dem 15.Oktober datiert ist die reizende, unterhaltsame Briefballade, in der Friedrich Rückert seiner Luise die Reise ausführlich in Reimen schildert (siehe hierzu die ersten Strophen unter: Königsberg,Hofheim... Mainberg):

"Ob erhoben seinen Steinwein
Würzburg über'n Rheinwein hat,
Mir gewürzter wächst der Mainwein
Zwischen Mainberg und der Stadt,
   Deren Mühlen, deren Brücken
   Lieblich dort am Strome dämmern.
   Willst du mir den Einzug schmücken,
   Stadt, nicht zubenannt den Lämmern?
Daß du scheinest von des Frischlings
Mutter zubenannt, mein Schweinfurt,
Ist die Schuld des falschen Zischlings,
Ohne den du hießest Weinfurt.
   Dir zu hohem Troste dien'es,
   Daß du theilst Athens Geschick,
   Das verdorben heißt Setines
   Durch ein ähnlichs Angeflick.

...Diese Kunststraß´, hier dem Strom,
Dort dem Weinberg abgewonnen,
Wo im Zwielicht wie ein Dom
Ragend steht der Ludwigsbronnen,
   Wo ein Wagen sonst mit Noth
   Auswich einem andern Wagen,
   Den nur hielt der zähe Koth
   Nicht in´s Wasser umzuschlagen;
Und doch umschlug oft bei Nacht
Die geladne Beerenkufe,
Wenn die Pferde scheu gemacht
Feuerrad und Herbstlustrufe;
   Da nun kann man sorglos reisen,
...Und so rollt´ in patriotischen
Fantasien mein Wagen weiter,
Als mich weckten mit böotischen
Lustausbrüchen die Begleiter.
   Wie sie hatten die romantischen
   Traubenhügel vor den Nasen,
   Fielen sie mir in bacchantischen
   Taumel, und es gab ein Rasen.
Von den Sitzen auf den Bock
Wollten sie und aus dem Schlage,
Und dem ersten Rebenstock
Liefern eine Niederlage.
.....Leise zog ich einen Handwisch
   Über´s Antlitz jedem Wicht:
   `Seht ihr,´ rief ich, `dort den Pfandwisch
   Der da Beerruth´ heißet, nicht?
   `Jeden, der sich läßt in Händen
Mit geraubter Traub´ erwischen,
Drohet dieser Wisch zu pfänden,
Und mit Streichen zu erfrischen.
   Und der Mann dort, der so pfeift,
   Hält in Hut die edlen Güter,
   Wo die erste Traube reift,

Gleich am Platz ist Ruth´ und Hüter.´
Von der Beerruth und der Beerhut
Hörten sie mit Mißbehagen,
Und verfielen ganz in Schwermuth;
Sie zu trösten mußt´ ich sagen:
  `Die zu euerm Unbelieben
  Vor euch hüten die Spaliere,
  Hüten auch für euch vor Dieben
  Euerer Großmutter ihre.
...`Und ihr werdet selbst die Frucht
Schmecken dieser guten Sitte,
Wenn von ihres Weinbergs Zucht
Euch entgegen zum Eintritte
  `Tantchen trägt die volle Schüssel,
  Die ein andrer weggeschnappt´
  Würde haben euerm Rüssel,
  Wer die Beerruth´ hier gekappt.
`Schon gemacht ist die Bestellung
Gastlichen Empfangs zuvor;
Und nun aus der letzten Hellung
Rollen wir durchs dunkle Thor
  `Dieser Stadt, wo Tag und Nacht
  Wach ist ein geschäft´ ges Regen,
  Das lebhafter itzt erwacht.
  Naher Traubenles´ entgegen´
`Und wo Niemand müßig ist,
Als die mürrischen Gesichts
Hier im Thor zu jeder Frist
Sitzt, die Eul´, und thut sonst nichts.
  `Sie nicht könnt ihr an der Mauer
  Sehn bei´m Mangel jetzt des Lichts;
  Wenn man sie auf ihrer Lauer
  Fragt: was machst du? sagt sie Nichts.´
...Aus dem Dunkel nun in´s Licht,
Zwar ein schwaches, in den Straßen
Eingefahren, mein Gesicht

Strengt' ich an verdientermaßen,
  Zu erspähen, ob die Fahne
  Sei des Herbstes aufgesteckt
  Vor des Rathhausturms Altane;
  Und als ich dort nichts entdeckt,

Zweifelt' ich in meinem Muthe,
Ob der Herbst noch sei im Weiten,
Oder abgestellt der gute
Brauch aus alten Reichsstadtzeiten.
  Als wir gleich ins Gäßlein bogen,
  Wo nun wohnen unsre Lieben...
  (siehe S.19)
...Meine Blicke ließ ich itzt
Nach dem Wetterengel dringen.
  Und er ist nicht gut gelaunet
  (Seh' ich noch beim letzten Schein),
  Weil er aus der Stadt posaunet,
  Und sein Hintres kehrt hinein.
Desto hellere Gesichter
Treten dort zur Thür heraus;
Angezündet sind die Lichter,
Und die Gäste sind zu Haus,
  Und die Trauben auf dem Tische
  Stehen auch, wie ich's versprochen,
  Und kein Winkel, keine Nische
  Bleibt den Buben undurchkrochen.

Sie ergreifen am Haushalte
Ihren Mitbesitz sogleich;
Mehr gefällt er als der alte;
Immer ist die Jugend reich.
  Sie erfreuen sich am Essen,
  Und den lebenden Verwandten;
  Der Großvater ist vergessen,
  Den so gut als mich sie kannten.
Wie die Linde vor dem Thor,
Die der Sturm von neulich brach;

Leer ist's wo sie stand zuvor,
Aber Niemand fragt danach.
  Doch Großmutter spricht: Wie schade,
  Ihr versäumtet heut das Beste,
  Unsrer Stadtmiliz Parade
  Morgen zu dem Namensfeste *)
Die vorwitz'gen Enkel sagen:
Ei, wir machen unsre Reisen
Nicht nach hohen Namenstagen,
Sondern Trauben hier zu speisen.
  Doch sie saget: Larifari!
  Heut entgienget ihr den Becken,
  Doch mit ihrem Schwariwari
  Werden sie euch morgen wecken.
Drum zu Bett, und zaudert nicht,
Weil noch auf der Vater bleibt,
Der, ich seh's ihm am Gesicht,
Diesen Brief der Mutter schreibt.
                    (gekürzt)

*) Namenstag Maximilian = 12.Oktober

An diesem Tage bittet der Dichter auch mit
einer köstlichen geistvollen Versepistel den
Gymnasialdirektor Ludwig Döderlein (1791-1863)
in Erlangen um Urlaubsverlängerung für seinen
Sohn Karl, damit dieser mit seinem Vater und
den Brüdern am Fest der großen Weinlese in
Schweinfurt teilnehmen kann:
  Lieber Freund und Herr College,
  Vetter und Gevatter!
  Zu Euch geht auf luft'gem Wege
  Nicht ein leicht Geflatter,
  Sondern wichtige Depesche,
  Daß mich Furcht durchdringet,
  Ob der Muse Postkalesche
  Sie vom Flecke bringet.

.....Und mich kann aus Dorn und Distel,
    Aus Gestrüpp und Kletten
    Meiner Noth nur die Epistel,
    Die ich schreibe retten;
    Die Epistel, die ich schreibe,
    Weil mir's ist zu Muthe,
    Als ob meinem eignen Leibe
    Drohete die Ruthe.
Unter'm Heere freyer Knaben
Ist mir nämlich einer,
Der, wenn jene Spielzeit haben,
Sklav' ist als Lateiner;
Und vor Eurem Herrscherscepter,
Wie vor Jovis Keile,
So in heil'gen Ängsten schwebt er
Daß ich selbst sie theile.
    Dieser nun im andern Haufen
    Ist mit mir, dem Alten,
    Über Berg und Thal gelaufen,
    Weinles' hier zu halten.
    Und zu früh vor lauter Eile
    sind wir eingetroffen;
    Doch wir andern hätten Weile,
    Es noch zu erhoffen:
Er nur siehet angst und bange,
Daß der Herbstlust Knallen
Grade mit dem Schulanfange
Will zusammenfallen;
Und wir müßten, gleich den Thoren,
Vor dem Fest entrennen,
Eben wann vor allen Thoren
Die Raketen brennen.
    Daß der Vater es erlaube,
    Macht es ihm nur schwerer;
    Sauer schmecket ihm die Traube,
    Weil ihn schreckt der Lehrer;

Und ich halt' ihn bei der Feier
Nur auf die Bedingung,
Daß gelinge meiner Leier
Euere Bezwingung.
Soll sich stürzen mit dem Vater
In die Reisekutsche,
Daß der Sohn kein Stündchen später
Auf der Schulbank rutsche?
Ich versprech's Euch: nichts zerrütten
Wird es, sondern nützen,
Lernt er hier, statt Dint' ausschütten
Rebenblut versprützen.
In das Land der Hagebutten
Wird er aus dem reichern,
Wo sie in die Tragebutten
Saft'ge Beeren speichern,
Tragen Muthbefeuerungen
Zu gelehrter Schule
Kühnsten Abenteuerungen
Bis zur fernsten Thule
Spielend wird er Griechisch lernen,
Tanzen Choriamben,
Nicht ersticken an den Kernen
Üpp'ger Dithyramben;
Ja, was frostig und was rostig
Andre mag abschrecken,
Freudenmostig, wonnekostig
Wird es ihn erwecken.
Und verdient's der wackere Bursche
Nicht, für ihn zu bitten?
Hat er doch im vor'gen Kurse
Einen Preis erstritten!
Und im Zeichen des Triumfes
Gabet Ihr ein neues
Büchlein ihm, doch ein so dumpfes
So kopfhängend scheues;

Das mit Kriminalgeschichten,
Wie mit Mehlthau Blüten,
Will den Jugendmuth hinrichten;
Mög´ ihn Gott behüten!
Doch, daß ich Euch nicht verklage,
Gebt dafür ein heiters,
Gebt ihm auf drei Weinlestage
Urlaub ohne weiters!
                            (gekürzt)

Nachdem Friedrich Rückert Ende Juni 1835 zur
Beerdigung seiner Schwester Marie, welche am
24.Juni,erst 25jährig,gestorben war,in Schweinfurt weilte, klopfte schon ein halbes Jahr
später erneut der Tod im Rentamtshause an,
und er hatte es so eilig, daß der aus Erlangen
an den Main eilende Sohn, als er am Neujahrstage
1836
"früh um 5 Uhr angelangt - die Mutter nicht mehr unter
den Lebenden gefunden"
hatte. Am 30.Dezember 1835 war Maria Barbara
Rückert ihrem reichlich vier Jahre vorausgegan-
genem Gatten in den himmlischen Frieden gefolgt.
· Friedrich Rückert berichtete seiner "Herzgeliebten
·Frau" Luise am 1. und 2.Januar1836 von den Vor-
kommnissen im Totenhaus, wo er seine Schwester
Sophie schier kopflos und krank angetroffen
hatte:
"Ein glückseliges Neujahr trotz dem unseligen Anfang!
Wir stehen in Gottes Hand und wollen nicht verzagen...
Am vorletzten Tag des Jahres, Abends als [Joseph]
Kopp [Philologe 1788-1842] bei uns war... ahnten wir
nicht, daß ein plötzlicher Schlagfluß ihrem [Mutter]
Leben ein Ende machte. Schon nach wenigen Stunden
war sie tot, heute Abend wird sie begraben, wie sie
wünschte, neben der Marie und dem Vater. Ich habe

37

nun ein schönes Erbgut im Schweinfurter Kirchhof.Sie hatte eben endlich angefangen an die Ordnung u. Auseinandersetzung ihres mit ihr sosehr verwachsenen Hauswesens zu gehen, und zuerst ihr Bißchen Silber zusammengetragen, als sie darüber Kopfweh bekam und schnell darauf den Schlag. Ich fand Alles bereits gerichtlich versiegelt, die Schwester aber leider zu Bett, und vier Weibspersonen um sie beschäftigt, die sie nicht zurecht bringen konnten. Sie war rein weg und wollte auf der Stelle nach Haus, obgleich auch körperlich krank. Nun hat sie von mir einige Vernunft angenommen, und wünscht, daß Du doch herunter kommen möchtest, um mit Dir alles aufs schnellste zu theilen. Da ich ihr die Unmöglichkeit vorstellte, wollte sie wenigstens Deine Mutter haben, die sich das wohl auch nicht zumuthen läßt. Doch ihr zur Beruhigung habe ich versprochen, Dir dieses zu schreiben..."

"Ich muß Dir nun gleich wieder schreiben, ohne Deinen Brief zu erwarten, der aber hoffentlich unterwegs ist. Mir thut ein stärkendes Gefühl noth von Liebe und Frieden zu Haus, sonst wird mir hier die Verwirrung und Zerstörung unerträglich...

Wie lange ich noch hier aushalten muß? Höre nur, was ich jetzt eigentlich zu thun habe: bei der Schwester all mein Ansehn verwenden, um sie nicht völlig in Zerrüttung verfallen zu lassen. Wenn ein Sturm kommt, ist sie ganz weg, u. vergreift sich an ihren Wärterinnen, ja an ihren Kindern. Jetzt erst sehe ich, in welche Verstimmung und gegenseitige Aufreiben das unnatürliche Hierhockenbleiben meiner Schwester sie und die Mutter geführt hat. Sie haben sich das Leben noch recht sauer gemacht, ohne doch auseinander zu wollen. Hätte ich den ganzen Jammer gewußt, so hätte ich freilich schon früher hieher kommen müßen, um das Aeußerste zu versuchen. Sophie hat schon längst die Verkehrtheit ihrer Lage gefühlt, und sich nach

Hause gewünscht, leider nachdem die rechte Zeit dazu
verstrichen war...
Ich wohne parterre wo 2 Zimmer sind, u. will nun,um
die Schwester näher zu haben, auch der Ersparniß wegen,
sie mit ihren Kindern in dem Nebenzimmer einthun.Wenn
ich nur erst die Weibsleute los wäre, wenigstens zum
Theil. Alle Tage fressen 3 bis 4 u. saufen Kaffee
was Zeuch hält. Und dazu ist gar kein Wintervorrath
im Haus, nicht einmal Kraut eingemacht und kein Holz
eingethan. Die Mutter wollte immer fort und war auf
dem Flug. Ob zu uns oder an den Rhein, habe ich noch
nicht recht herausgebracht. Nun ist sie an einem drit-
ten Ort, dem besten. Ich aber wollte ich wäre zu Haus
bei Dir und meinen Kindern."
Jener "dritte Ort, dem besten" für Rückerts
Mutter, den der Sohn auch als "schönes Erbgut
im Schweinfurter Kirchhof" bezeichnet, ist
der einst im Südwesten der Altstadt angelegte
Friedhof, oberhalb des Mains; doch ist er heute
nur noch in Fragmenten erhalten. Die Fläche
- zum Teil mit Häusern der Nachkriegszeit über-
baut - bildet jetzt eine Oase stiller Beschau-
lichkeit, ein kleiner Park, gegenüber der neuro-
manischen Heiliggeistkirche zwischen Schulte-
·straße und dem Gleiskörper der Bahnlinie Würzburg - Bamberg.
Einige Gräber vergangener Zeiten blieben erhalten. So finden wir erfreulicherweise auch -
umgeben von Büschen und Sträuchern - die große
Gedenksteinplatte der Grabstätte von Rückerts
Eltern, mit folgender Inschrift:
"Hier ruhen
die Eltern des Sprachgelehrten
und Dichters Friedrich Rückert
Johann Adam Rückert
1763-1831

Maria Barbara Rückert
geb.Schoppach
1766-1835

Hingegen ist der Grabstein der Schwester Marie
nicht mehr vorhanden.

In den beiden folgenden Briefen vom 7. und 9.
Januar 1836 an Luise, erfahren wir ausführlich
von den Schwierigkeiten, mit denen Friedrich
Rückert durch das Verhalten seiner Schwester
Sophie zu kämpfen hatte. Sie beanspruchte in
psychisch-krankhafter Weise einen unmäßig großen
Erbteil für sich und ihre Kinder. Der Bruder
hoffte auf eine gerechte Schlichtung der Erb-
streitigkeiten durch Assessor Karl Emmert (1772-
1841) und dessen Ehefrau Marie Friederike (1780-
1861), denn ihm waren von Natur aus Zwist,Unruhe
und Unordnung ein Greuel, und sie belasteten
ihn seelisch, ja zuweilen körperlich. So ist
es nur verständlich, wenn er an Luise signali-
siert:
"Ich freue mich recht ordentlich auf meine häusliche
   Ordnung aus der garstigen Unordnung,in der ich stecke."
Erneut tritt nach dem Tod der Mutter die Stadt
Schweinfurt in Friedrich Rückerts Alltagsleben
in den Hintergrund. Seine Schwester Sophie
Kremer lebte mit ihrem Mann (Pfarrer Theodor
Kremer, 1795-1859) und Töchterchen Luise (1833-
1857) im rheinpfälzischen Tiefenthal. So wohnten
keine engeren Familienmitglieder mehr in meiner
"Mutterstadt", wie der Dichter Schweinfurt
gern nannte. Die einst so beliebten jährlichen
Reisen an den Main unterblieben natürlicherweise
hinfort.
Dennoch ist die Verbindung zu seiner Heimat
nie abgerissen. So hören wir, daß der Schiffmann

Friedrich Daniel Dittmar (1804-1886) in Schweinfurt ein Kanalschiff "Friedrich Rückert" getauft
hatte und den Dichter erst nachträglich um
Erlaubnis bat. Dieser dankte ihm am 1.Juli1850:

"Sie haben mir eine große Freude gemacht durch Ihren
nachträglichen Gevatterbrief mit der Zeichnung meines
rüstigen Patchens, dem ich wünsche daß ihm mein Name
kein böses Rückwerts bedeuten möge, sondern eine
freundliche Rückkehr nach wohlbestandenen Fahrten
auf dem heimischen Strom in die liebe Mutterstadt,bei
der ich in so gutem Andenken stehen möchte, wie sie
bei mir steht; wozu die Ehre, die Sie meinem Namen
angethan haben, gewiß etwas beitragen wird,"

In einem Dankschreiben Friedrich Rückerts,
auf eine Gratulation zum 70.Geburtstag, an
Prof.Dr. Franz Schmidt (1810-1871) am Gymnasium
in Schweinfurt, vom Mai 1858, erfahren wir
Bemerkenswertes über des Dichters Eltern und
und Ahnen:

"Vielen Dank für Ihre freundliche Erinnerung an den
16ten Mai, der mir doch nachgerade gar zu häufig
wiederzukehren anfängt. Es freut mich, daß Sie sich
in der lieben Stadt mit dem garstigen Namen so wohl
gefallen, und auch schon angefangen haben Ihre anti-
quarischen Netze auszuwerfen. In dem so ähnlichen
alten Namen haben Sie aber schwerlich einen Ahnen
von mir erfischt, denn ich stamme nur mütterlicher
Seits von Schweinfurt, väterlicher von Hildburghausen.
Doch sollen meine dortigen Vorfahren aus Winsheim
eingewandert seyn, und so könnte immerhin einer unterwegs in Schweinfurt hängen geblieben seyn."

Herzliche Dankzeilen richtete der geehrte Jubi-
lar am 10.Juli 1858 auch an seine "lieben Landsleute", die ihm "die Ehre erzeigten", ihn zu ihrem
"Sängerfeste einzuladen".Er freute sich über ihr so
"freundliches Andenken" und wünscht sich"dessen Fort-

dauer." Schließlich bedauert er, der Einladung
nicht folgen zu können, aber

"Mein Geist wenigstens soll bei der Feier zugegen
seyn, dem Leibe will es seine chronische Krankheit,
das Alter, nicht erlauben. Möge meine Geburtsstadt
sich andauernd jugendlicher Blüte erfreuen."

Und er fügt einige Sätze an den uns unbekannten
Briefschreiber an, in denen er an längst vergan-
gene Zeiten erinnert;

"Dir aber, alter Kamerad, meinen schönsten Gruß.Da
ich jetzt viel Kirschen an meinen Bäumen habe, wo
manchmal ungebetene Gäste ohne Leiter aufsteigen,ist
mir eingefallen, wie Du einmal mit meinem Bruder,im
Nachbarsgarten meines väterlichen auf dem Kiliansberg,
auf einen solchen Baum gestiegen warst und ich Wache
stand, wir aber doch von den Eignerinnen, den Post-
frauenzimmern, erwischt wurden."

Mit Rührung und Dank schrieb Friedrich Rückert
am 30.Oktober 1858 an den Schweinfurter Gymnasialprofessor Dr. Franz Schmidt, welcher ihn
mit einer überraschenden Sendung: Weintrauben
aus der Heimat, erfreut hatte:

"Eben waren meine selbstgezogenen Trauben, die mir
zur Cur dienen sollten, früher als ich gerechnet
zu Ende gegangen, weil Wespen, Sperlinge u. Diebe
mir das meiste vorweggenommen, und ich dachte, wenn
es doch einem Weinbergbesitzenden Landsmann jetzt
einfiele, mir einen kleinen Ersatz zukommen zu laßen;
als ihre Schachtel ankam, deren Inhalt schon von
außen zu riechen, ja mit klebenden Fingern zu fühlen
war, weil das Rütteln des Transportes die reifsten
Beeren etwas gemöstet hatte; und da Sie doch vermuthlich keinen eigenen Weinberg haben, sondern diese
mir geschenkten Landsleute sich erst selbst schenken
laßen oder gar kaufen mußten. Nun ich will sehn,wie
ich es wett mache. Meinen schönsten Dank für liebrei-

ches Angedenken..."

Im Frühjahr 1861 hatte eine unbekannte Schwein-
furterin dem Dichter ein Huldigungsgedicht
von 98 Versen gesandt. Friedrich Rückert dankte
am 12.April aus Neuses herzlich, bedauerte
aber, die bescheidene Verehrerin nicht persön-
lich ansprechen zu können. Und so rätselte
er:
"Wer mag das Frauenzimmer sein?"
Die Dankverse lauten:
"Ich bin ein alter Mann, und habe viel erfahren,
Viel Liebes; Leides auch - wem wird man das ersparen?
Doch solch ein Liebes nur erfuhr ich leidvermischt,
Wie heut ein Herzensgruß mir hat das Herz erfrischt,
Aus meiner Mutterstadt, von einer schönen Seele,
Daß ebenbürtig sie der meinen sich vermähle,
Mir schildernd,was sie schöns in meinen Liedern fand -
Sie fand es,weil es selbst in ihr viel schöner stand:
Zum liebsten zähl´ ich das;doch daß sie still
                                              bescheiden
Den Namen mir verschweigt,das zähl ich mir zum Leiden,
Zum Leiden, daß ich nur mit einsamen Gedanken
Ihr kann,nicht mit an sie geschriebenen Worten,danken".

Hatten Friedrich Rückert im Frühling 1863 die
vielen Ehrungen zu seinem 75.Geburtstag hoch
erfreut und gerührt, fühlte er sich in seinem
Schaffen endlich so anerkannt, wie er es sich
schon seit langem gewünscht hatte, so beglückte
ihn im letzten Lebensjahr die Verleihung des
Ehrenbürgerrechts durch den Magistrat der Stadt
Schweinfurt; u.a. wurde der Dichter und Gelehrte
von den Stadtvätern in Liebe und Dankbarkeit
gewürdigt als der "ruhmgekrönte Dichter", der
"tiefe Denker", der "deutsche Mann edelsinniger
Bürgertugend".

Und Friedrich Rückert dankte den
"hochzuehrenden Herren":
"Von allen Ehren mir am meisten werth
Ist die, womit die Vaterstadt mich ehrt.

Entschuldigen Sie gütigst, meine Hochverehrten, wenn
ein kaum genesender, in diese kurzen einfachen Worte
den ganzen Gehalt der innigen Dankgefühle zusammen-
dränge, die Ihre höchst liebreiche Zuschrift und
die Zusendung des glänzenden Diploms des Ehrenbürgerrechts meiner geliebten Geburtsstadt Schweinfurt, in
mir erweckt hat. Ich zweifle nicht, daß diese mir
von Ihnen bereitete Freude das Beste zu meiner völli-
gen Wiederherstellung beitragen werde, und hoffe
dann noch vielleicht auch die andere Freude zu erleben, meine geliebte Geburtsstadt selbst besuchen, ihr
und Ihnen, deren hochgeehrten Vertretern, persönlich
meinen tiefgefühlten Dank wiederholen zu dürfen. Mit
meinen besten Segenswünschen für das fernere, immer
blühendere Gedeihen der guten Stadt, die in meiner
Jugend eine ehrwürdige alte Reichsstadt gewesen, jetzt
im glücklichen Aufschwung eine reiche, gewerb- erwerb-
und bildungsreiche geworden, verbleibe ich verehrungs-
voll Ihr ergebenster   Friedrich Rückert."

Der letzte uns bislang bekannte Brief, den
Friedrich Rückert ein halbes Jahr vor seinem
Tod nach Schweinfurt schickte, war an die Stadt
Schweinfurt gerichtet und enthält die Bitte,
bei der Ausschreibung des Pachtgutes Deutschhof
auch seinen Sohn Leo (1824-1904), derzeit
Landwirt in Belrieth bei Meiningen, in die Aus-
wahl des neuen Pächters wohlwollend mit einzu-
beziehen; u.a. äußerte der greise Dichter:
"Als ich nun in der Zeitung Ihre Ausschreibung des
Pachtgutes Deutschhof fand, war mein erster Gedanke
an meinen Sohn, ob ich nicht hoffen dürfte, ihn in

eine so erwünschte Lage versetzt zu sehen, in nächster
Nähe meiner lieben Vaterstadt [mit] der zugleich
ich ihn dort vielleicht noch einmal besuchen könnte..."
Und er beendet den Brief mit dem Satz:
"Verzeihen Sie daß ich mir die Freiheit genommen,
einen stillen Wunsch meines Herzens so unumwunden
ans Herz zu legen."
Doch Friedrich Rückert hat seine Vater-Mutter-
Stadt Schweinfurt am Main nicht noch einmal
wiedersehen dürfen.

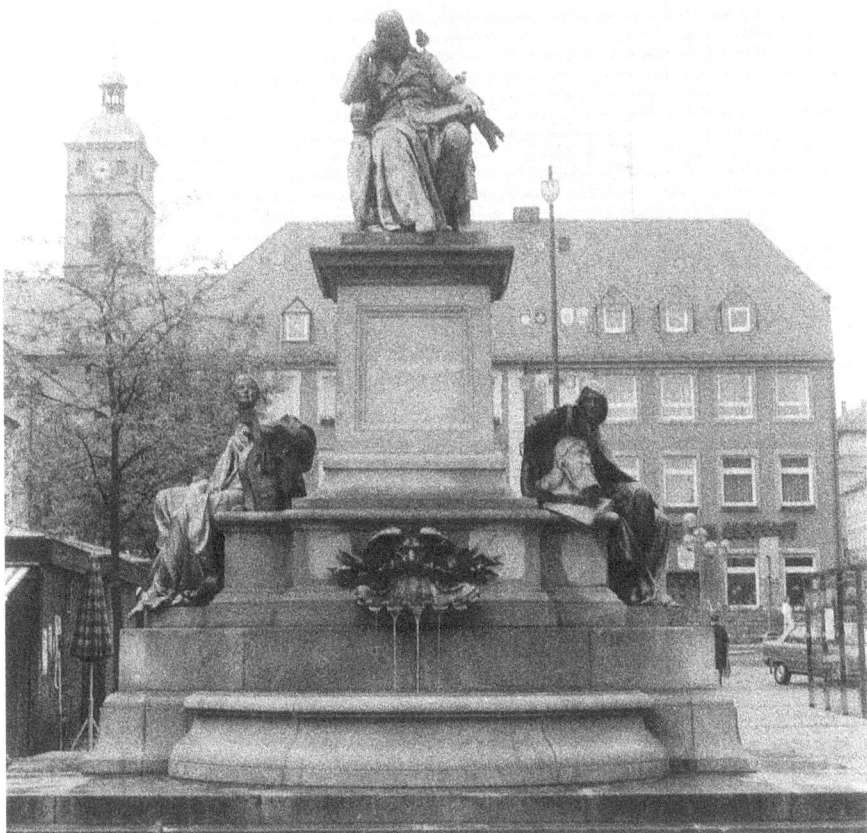

Schweinfurt: Rückert-Denkmal auf dem Markt   45

Essleben

Dort, wo der Main, nach Verlassen der alten
freien Reichsstadt Schweinfurt, sich plötzlich
nach Süden wendet und beginnt, das "Main-Drei-
eck" in die Frankenlandschaft zu zeichnen, gelangen wir im breiten Ufergürtel auf der Bundes-
straße 19 von der einstigen fürstbischöflichen
Sommerresidenz Werneck Richtung Würzburg auch
in die Ortschaft Essleben.
Friedrich Rückert, welcher sich bei einer länge-
ren Wanderung Anfang Oktober von Bamberg, am
Main entlang nach Schweinfurt, eine schmerzhafte
Fußverletzung zugezogen hatte, berichtet im
Brief vom 19.Oktober 1827 seiner Frau Luise
von diesem Mißgeschick:

"Am Sonntag fuhr ich zwar noch mit Vater und Schwes-
stern zum Dechant in Essleben der uns auf Mittag
gebeten hatte, Abends aber mußte ich zum Doctor die
Zuflucht nehmen. Er konnte die überhand genommene
Geschwulst nicht mehr zertheilen, und es mußte ein
Geschwür gezogen u. abgewertet werden..."

Die Katholische Pfarrkirche St.Georg, die der
uns namentlich nicht bekannte Esslebener Dechant
samt seines Sprengels betreute, war damals
ein modernes Bauwerk. 17 Jahre waren erst vergangen, seitdem das neuklassizistische Gotteshaus mit der schlanken Turmfassade den Gläubigen
seine Pforten geöffnet hatte.

Gochsheim

Südöstlich Schweinfurts, an der uralten Landstraße, die vom Main nach Gerolzhofen und weiter
in den Steigerwald führt, liegt in der Weite
fruchtbarer Felder eines jener durch besondere
Privilegien ausgezeichneten Reichsdörfer: Gochsheim.
Neben dem prächtigen Fachwerkgiebel-Rathaus
von 1561 fällt dem Betrachter rasch die gotische, dem heiligen Michael geweihte evangelische
Pfarrkirche auf. Stammen Chor und Turm noch
aus dem frühen 16.Jh., so wurde das Langhaus
erst 1872 angefügt.
Auffallend am Gochsheimer Gotteshaus ist jedoch
vor allem der erstaunliche und wohlerhaltene
mittelalterliche Befestigungsring mit den Spei-
cherbauten - Gaden genannt - im Schutze der
inneren Mauer.
Im September 1830 nahm Friedrich Rückert mehr
mißvergnügt als freudig mit den Eltern,Schwester
Marie und dreien seiner Söhne, an einer "feyer-
lichen Kaffeefahrt" teil. Eine (wohl befreunde-
te) Familie Stepf hatte sie zu dieser kleinen
Reise mit der Kutsche von Schweinfurt nach
Gochsheim eingeladen.
Im heute noch gut erhaltenen Pfarrheim zu Gochsheim lebte in der ersten Hälfte des 19.Jahrhun-
derts - schräg gegenüber der St.Michaels-Kirche
- Friedrich Rückerts Schweinfurter Schulkamerad
Lorenz Sixt (1789-1855) als Pfarrer.
Es ist anzunehmen, daß der Dichter - zumal
er gern die Gesellschaft mit Pfarrherren pflegte
- Lorenz Sixt hin und wieder,wenn er in Schwein-
furt weilte, aufsuchte, denn die Verbindung
zu diesem "lieben Freund", wie er ihn in einem

47

Brief vom 26.Dezember 1826 aus Erlangen nennt,
scheint von Beständigkeit gewesen zu sein.
Sixt und Rückert korrespondierten vorrangig
über theologische Themen. So erzählt der erst
vor kurzem von Ludwig I. König von Bayern an
die Erlanger Universität berufene "Ordentliche
Professor der orientalischen Sprachen", dem
evangelischen Pfarrer von seinen Vorlesungsvor-
bereitungen betr. ausgewählter Psalmen, die
er neben einigen arabischen Volksliedern seinen
"Studiosen der Theologie" erläutern wollte.
Hören wir einige Abschnitte aus diesem Weih-
nachtsbrief:
"Lieber Freund! Du verzeihst mir gewiß, daß ich Dir
so spät und so wenig schreibe. Du kannst Dir vorstellen (und stellst es Dir vielleicht noch ärger vor
als es ist) daß mir die Psalmen vollauf zu schaffen
machen. Wirklich sitze ich Tag und Nacht darüber;doch
ich habe die Freude zu sehn, daß es geht, und daß
etwas herauskommt, was für den Anfang passiren mag.
Im nächsten Jahr werd' ich schon fester im Sattel
sitzen. Meine Vorlesungen über die Psalmen fange
ich am Donnerstag nach Neujahr an; noch weiß ich
nicht, wie viel oder wenig Zuhörer ich haben werde.
Ich habe zwar am schwarzen Bret angeschlagen (Dein
H.Bruder - [Johann Christian Heinrich Sixt (1805-
1866] war so gefällig es zu besorgen] daß die Herren
zu mir kommen möchten, um sich mit mir über die Wahl
einer Stunde (weil fast alle Stunden mit nothwendigen
theologicis schon besetzt sind) zu besprechen; aber
ich hab' es leider, wie es scheint, zu spät gethan; sie
waren schon alle auf Weihnachten nach Hause gelaufen.
Auch Deinen Herrn Bruder hab' ich nicht wieder gesehen; sitzt er etwa auch bei Dir, oder in Schweinfurt?
Für Deinen Golius [`Lexicon Arabico-Latinum, Lugduni
Batavorum' 1653] danke ich; ich erkenne Deine freund-

schaftl. Aufopferung, daß Du Dir selbst ein nöthiges Hülfsmittel entziehst...

Also Du treibst Dein Bibelstudium noch so eifrig und gründlich? Das muß mich schon von Amts wegen freuen. Aber laß doch nur das arabische Lexikon dabei ganz aus dem Spiel, es sind dort Bibelauslegung meist nichts als Scheinbilder u. arge Verwirrungen zu holen..."

Übrigens galten auch die beiden ältesten uns erhalten gebliebenen Briefe Friedrich Rückerts - scherzhaft wie geistvoll geschrieben als Würzburger Student in den letzten Wochen des Jahres 1805 - dem

"Herrn Studiosus Laurenz Sixt in Schweinfurt":

"Mit vielem Vergnügen habe ich vor wenigen Tagen Deinen Brief erhalten, welcher mich belehrte, dass Du noch immer in dem erhabnen Tone schreibst, durch welchen in der höheren Bildungsanstalt bereits Deine Aufsätze sich vor allen übrigen charakteristisch auszeichneten. Mir sind indeß Deines Helikons und Deiner gelehrten Schächte so schroff aneinander gesetzte Höhen und Tiefen viel zu hoch und schwindelerregend, als daß ich versuchen möchte oder könnte, ihnen Parallelen entgegen zu stellen. Nur das einzige muß ich anmerken, was Dir freilich schon außerdem bekannt genug ist, daß unser Helikon in der Regel ziemlich schmutzig und ungesäubert ist und daß er auf seinem allerhöchsten Gipfel, statt des Tempels eines Apollo's, oder eines Herakles Musagetes, den eines musenfeindlichen Ares hat. Auch wird aus unseren gelehrten Schächten nicht lauter Gold gegraben; mit saurer Mühe ziehn wir mitunter Eisen oder Bley (und ein Glück ist's, wenn nicht noch etwas schlechteres uns zu Theil wird) aus denselben hervor; und die klugen Gnomen, die dafür wachen, daß die Metallmienen nie versiegen, wollen uns bereden, sie für

baares Gold zu nehmen. Sollte dieß vielleicht die
Ursache seyn, warum so viele Bergknappen saumselig
in ihrer Arbeit sind, weil sie wähnen, daß die Ausbeu-
te weniger werth sey, als die darauf verwandte Mühe?
Doch dadurch läßt sich ein fleißiger Arbeiter unserer
Art nicht abschrecken, er bestrebt sich vielmehr,
als ein künstlicher Alchymist, Gold aus dem unendlen
Bley zu produciren; Fleiß und Anstrenung der Geistes-
kräfte auf der einen, Tinte, Papier und Bücher auf
der anderen Seite, sind die Ingredienzien des kostbaren Pülverchens, das, wie Du von jedem alchymistischen
Praktikus erfahren kanst, zum Goldmachen absolut
erforderlich ist..."

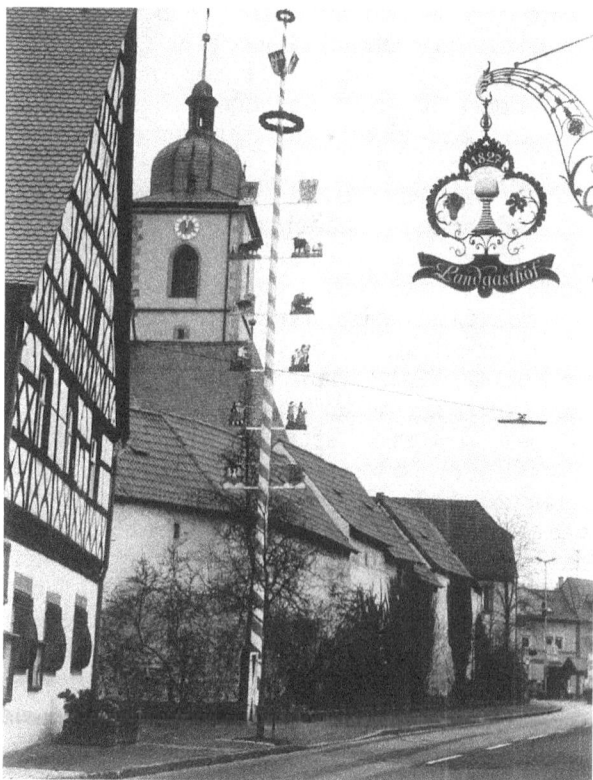

Gochsheim: Michaelskirche

Schonungen

"Auch habe ich zwei feyerliche Kaffeefahrten auszuhal-
ten gehabt, eine zu Wasser nach Schonungen, u. eine
zu Wagen nach Gochsheim, erste von meinen Eltern
den Stepfs gegeben, letzte von Stepf uns."
So schildert Friedrich Rückert seiner Frau
Luise am 26.September eine mit seinen Verwandten
und einer befreundeten Familie unternommene
Schiffahrt auf dem Main von Schweinfurt nach
Schonungen im Herbst 1830.
Damals, als die Bahnstrecke von Schweinfurt
nach Bamberg noch nicht den Ort vom Fluß trennte, konnten die Ausflügler von der Anlegestelle
noch bequem das hübsch am Hang zwischen Weinbergen und Obstgärten gestaffelte Schonungen errei-
chen.
Doch bot die 1740 erbaute Alte Katholische
Pfarrkirche St.Georg Friedrich Rückert ein
anderes Bild, denn der uns heute vertraute
Spitzturm, welcher nach allen Seiten unterm
Helmansatz in der mit einem Kreuz gekrönten
Halbmond-Wölbung eine Uhr trägt, entstand erst
nach einem Brand im Jahre 1853.

Im Oktober 1833 reiste Friedrich Rückert mit
einigen seiner Kinder mit der Kutsche von Erlangen, wo er damals als Professor für Orientalistik mit seiner Familie lebte, zur Mutter nach
Schweinfurt, um an der festlichen Weinlese
teilnehmen zu können. Die Fahrt von Hofheim
in Unterfranken durch die Haßgau-Landschaft
zum Main schildert er am 15.Oktober seiner
Frau Luise in einer fröhlich-anschaulichen
Reisebeschreibung. Hier seien lediglich jene
Verse wiedergegeben, die der Dichter bei der

Einfahrt in Schonungen und beim Anblick des
Mainstroms ersann:
"...Fuhren unsre stillen Mäuschen,
Mit den Herzchen lebhaft hüpfend,
Die´s nun kaum erwarten konnten,
Bei den letzten Wohnungen
Zu erblicken den besonnten
Strom am Thor von Schonungen.
Strom des Mains, an welchem meine
Wiege stand im Rebenkranz,
Zwar nicht mehr im Sonnenscheine
Strahlt er, doch im Abendglanz."

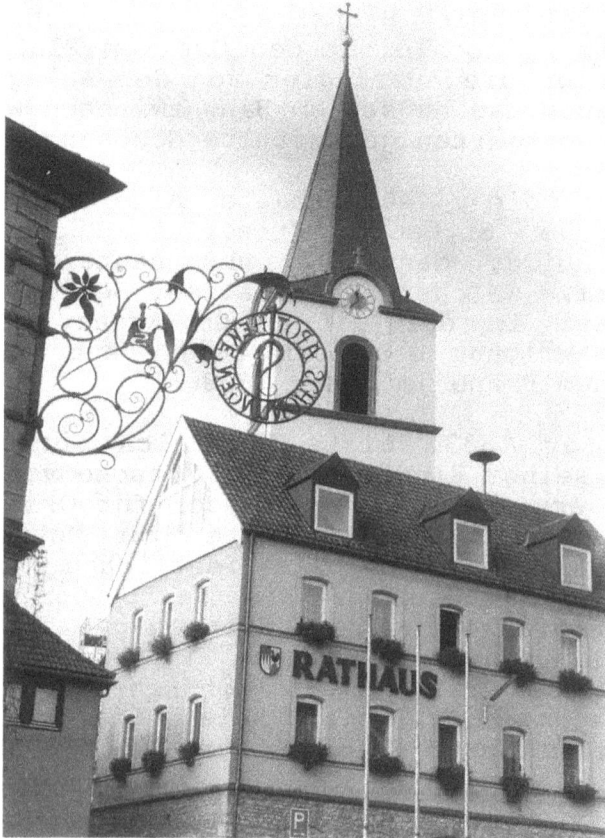

Schonungen: Rathaus

Königsberg - Hofheim - Kreuzthal -Humprechts-
hausen - Löffelsterz - Schonungen - Mainberg

Am 15.Oktober 1833 schrieb Friedrich Rückert
aus Schweinfurt, wo er mit seinen Kindern bei
Eltern zur Weinlese weilte, an seine Frau Luise
in Neuses. Diesem Brief, in dem er nicht nur
von der Reise mit der Kutsche von Koburg an
den Main erzählte, fügte er ein 74strophiges
Gedicht an, das die Fahrt durch den Haßgau
in heiterer Art und Weise schildert, eine Reisebeschreibung in der dem Dichter eigenen Breite
und der Freude an den kleinen Begebenheiten
und Sehenswürdigkeiten, von den Dörfern und
Landstädtchen, die sie durchquerten, so daß
sich auch der Fremde die unterfränkische Landschaft bildhaft vorstellen kann:

"Liebes Weib, von deinen Knaben,
Die du mit mir ausgesendet,
Wirst du wollen Nachricht haben,
Wie sich unsre Fahrt gewendet.
  Morgens mehr als um ein Stündchen
  Kam zu spät bestellt der Haudrer;
  Und du weißt wie unsre Mündchen
  Alle schimpften auf den Zaudrer.
Aber als die Zaudereien
Endlich waren überwunden
Und mit ihren Plaudereien
All' im Wagen Platz gefunden,
  Und der Wagen lief vom Stapel,
  Da war bald, Gott sei's gedankt,
  Hinter uns die Straßenpapel,
  Welche keine Reb' umrankt."

Die Buben schauten voll Verlangen nach den
Weintrauben am Wege:

"Und bereits mit Freudezittern
Kind' scher Ungeduld begannen
Sie von fern das Land zu wittern,
Wo man Süßmost trinkt aus Kannen.
    Da erkannt ich erst mit Stolz
    Mich in meinen Söhnen wieder!
    Auch bey mir wog jedes Holz
    Schon als Kind der Rebstock nieder.
Und schon droben zwischen Felsen,
Die sich krönen mit Wacholdern
Sahen mit gereckten Hälsen
Sie sich um nach Traubentoldern.
    Und sie sahn, wonach sie sehnlich
    Umgesehn, die ersten Ranken,
    Doch noch mehr Schlehhecken ähnlich,
    Nah bey **Königsberg in Franken.**

Von Königsberg, der einstigen Königsdomäne
und späteren sächsischen Enklave, das noch
heute durch sein Fachwerkidyll bezaubert, fuhren
die Rückertsöhne mit ihrem Vater nach Hofheim
in Unterfranken, das auch heute noch mit Türmen
und Torhäusern ausgestattet ist. Dort kehrten
sie zum Weintrinken ein:

"Dieses galts vorbey zu streichen
Spornstreichs, wenn bey Sonnenschein
Wir noch wollten Berg' erreichen,
Wo erst wirklich wächst der Wein.
    Bis wir doch, rasch umzuspannen,
    Mittags ein in **Hofheim** kehrten,
    Und statt Süßmost in den Kannen
    Sauern Firnewein begehrten.
Aber nicht von deinem Manne,
Von den Knaben ausgeleert,
Ward auf einen Zug die Kanne,
Als den Rücken ich gekehrt.
    Und zwar tats dein frommer Gustel,

Der sonst nicht ein Glas kann leeren..."
Weiter ging die Fahrt über Humprechtshausen,wo
die Katholische Kirche St.Maria Magdalena steht,
deren bemerkenswerter Turm den Übergang des
Baustils von der Spätgotik zur Frührenaissance
erkennen läßt:

"Aber nun mit raschem Brausen
Frischer Pferde gings bergan,
Bergab hin um **Humprechtshausen**
Wieder bergauf im Orkan."

Bald begrüßte die Katholische Kirche Heilig
Kreuz (17.Jh.) in Kreuzthal die Reisenden:

"Unser Fahren war kein Scherz;
Und wir fanden sonnenscheinig
Kreuzthal noch..."

und wenig später ist der Ort mit dem seltsamen
Namen Löffelsterz erreicht. Der Chorturm mit
dem hohen Spitzhelm der St.Ägidius-Kirche am
Hügel hinter der alten mächtigen Linde, wurde
Anfang des 17.Jhs., das Langhaus 1732 erbaut.
Die Fahrt mag recht abenteuerlich gewesen sein,
und der Zustand der Straßen ließ damals offen-
sichtlich viel zu wünschen übrig:

"...und **Löffelsterz**
Und den Abhang schroff und steinig,
Der dir schrecklich schien vor allen
Für die Dein´gen voll Gefahren,
Wenn von früher Nacht befallen
Wir ihn sollten niederfahren,
Was ich auch nicht läugnen mag.
Hat doch hier vor wenig Wochen
Ein Kauffahrer selbst am Tag
Stürzend Hals und Bein gebrochen.
Und wir selbst vor wenig Jahren
Sind den Berg hinabgekrochen
Mehr als ihn hinabgefahren,

In der Nacht, mit Herzenspochen;
Dankbar, als wir unten waren...
Heute sprangen sie hinein,
Brechend langen Sitzens Fessel,
Droben aus dem Sonnenschein
In des Thals schon dunkeln Kessel.
Doch auch hier an steilen Wänden
Hing noch Glanz vom Horizonte,
Daß mit ausgereckten Händen
Ich ihn fast erreichen konnte.
Und zurück ins Wanderhäuschen,
Wo's uns einholt' eilig schlüpfend,
Fuhren unsre stillen Mäuschen,
Mit den Herzchen lebhaft hüpfend,
Die's nun kaum erwarten konnten,
Bei den letzten Wohnungen
Zu erblicken den besonnten
Strom am Thor von **Schonungen.**

In Schonungen schaute Friedrich Rückert vermutlich zur Uhr am Turm der alten Katholischen
Pfarrkirche St.Georg (1740), die uns heute
nach dem Brand von 1853 ein anderes Bild bietet
als 1833 dem Dichter, welcher besorgt war,
mit seiner Kinderschar nicht zu spät bei der
Großmutter in Schweinfurt einzutreffen.
Am einfachen, aber doch imposanten Rathaus
vorüber, rollte die Kutsche schließlich hinab
zum Maintal:

"Strom des Mains, an welchem meine
Wiege stand im Rebenkranz,
Zwar nicht mehr im Sonnenscheine
Strahlt er, doch im Abendglanz.
Und die Sonne selbst noch winket
Dir im Scheiden einen Gruß
Mainberg, dessen Zinnen blinket
Golden überm Silberfluß."

Beim Sonnenuntergang traf die kleine Reisege-
sellschaft in Mainberg ein, wo in den Weinbergen
das ursprünglich den Hennebergern gehörende,
doch seit 1542 würzburgische Schloß thront.
In jüngerer Zeit übernahm die Firma Eichhorn,
Heizungsinstallation aus Schweinfurt, von Gunter
Sachs den stattlichen Bau mit malerischen Treppengiebeln, Türmchen und dem Bergfried (vermutlich 13.Jh.) und 99 Räumen. Eine Besichtigung
des Schlosses ist leider nicht möglich.
Vom Burgplatz bietet sich ein herrlicher Blick
über die Weinterrassen, aus denen der Barockhelm
des Kirchturms von St.Michael (kath.) hervor-
lugt, auf den Strom mit Fluren und Uferbüschen
bis zu den Höhen des Steigerwaldes.
Friedrich Rückert liebte Mainberg, wie wir
aus den nun folgenden Versen über die Fahrt
nach Schweinfurt lesen werden:
"Wenn nicht diese Berge wären,
Wäre nicht der Fluß so schön;
Und nur weil sie sich verklären
In dem Fluß, sind schön die Höh'n.
   Weil sich mit dem Main der Weinberg,
   Mit dem Weinberg schmückt der Main,
   Darum heißt die Stelle Mainberg,
   Schönster Berg- und Stromverein.
Ob erhoben seinen Steinwein
Würzburg über'n Rheinwein hat,
Mir gewürzter wächst der Mainwein
Zwischen Mainberg und der Stadt..."

Oberlauringen

Als Friedrich Rückerts Vater, nach Abschluß
eines Vertrages am 8.Juni 1793 mit dem Reichsfreiherrn Carl August Truchseß von Wetzhausen
im August mit seiner Familie von Schweinfurt
mit der Kutsche auf der alten Poststraße (heute
am Saume des Naturparks Haßberge) nach Oberlauringen fuhr, um dort als Amtmann seinen Dienst
am Freiherrlich Truchseßschen Justiz- und Kame-
ralamt anzutreten, war der kleine Friedrich
gerade fünf Jahre alt. Das Amtshaus, in dem
Friedrich - vor allem mit seinem Bruder Heinrich
(1790-1818) - glückliche Jahre der Kindheit
erleben durfte, wurde leider 1859 vom Besitzer
des Oberlauringer Schlosses Dr.Tunder auf Abbruch
verkauft.
Auf dem Grundstück wurde knapp ein Jahrhundert
später dem Dichter zu Ehren von der Gemeinde
(1955-1957) die Friedrich Rückert-Schule errichtet.
Doch erinnert die sogenannte "Rückertpforte",
durch Treppen neben Kastanienbäumen zum Schul-
hügel hinaufgeleitet, an das alte Amtshaus,
und die dort in die Mauer eingefügte Tafel
verkündet (leider schlecht lesbar):
> "17(92 oder 93?) - 1802
> vom 4.-14:Lebensjahre
> ging hier der fränk. Dichter
> Friedrich Rückert
> ein und aus."

Spätestens hier muß auf eine Unebenheit hinge-
wiesen werden, die der aufmerksame Leser bereits
entdeckt haben wird: Wurde Johann Adam Rückert
tatsächlich schon 1792 Truchsessischer Rentamtmann - wie es gewöhnlich angegeben wird - oder

war es nicht doch erst im August 1793, als die Rückerts ins Oberlauringer Amtshaus einzogen? Zu verdanken sind die eingangs zitierten Daten dem Oberlehrer und Heimatforscher Heimstedt, welcher bei seinen Forschungen über die Familie Rückert in Oberlauringen entsprechende Dokumente fand.
Unter den mit Mauern eingesäumten Grundstück des ehemaligen Amtshauses sind auch noch Kellerräume erhalten geblieben.
Im Gedenken an den Dichter schreiten wir nun durch das Portal mit dem Wappen des Truchseß´ und der Zahl 1752. Sie zeigt das Jahr an, in welchem das Amtshaus erbaut wurde. Auf Stufen steigen wir dann zu einer Wiese mit Bäumen empor. Hier - im ehemaligen Garten, wo die Amtmannskinder fröhlich spielen konnten - tummeln sich heute Schulkinder in den Pausen.
Die Friedrich Rückert Verbandschule in Oberlauringen ist ein freundliches, modernes Gebäude. Im Eingangsflur hängt ein Bildnis Friedrich Rückerts. An die Türen der Klassenzimmer wurden dem Kindersinn entsprechend Sprüche des Dichters geschrieben, wie: "Wach auf! Die Sonne sucht..." An der Giebelwand lesen wir: "Wer im Alter ernten will, muß in der Jugend säen!"
Friedrich und Heinrich gingen in die 1579 aus massiven Steinen erbaute Dorfschule. Sie war gleichzeitig das Wohnhaus des Mesners. Dieses erste Schulgebäude stand neben der Kirche und wurde 1812 durch ein neues ersetzt. Jenes zweite Schulhaus befindet sich noch heute auf einem Hügel oberhalb der `Alte Straße´ und trägt zwei Sirenen auf dem Dach.
Der betagte Lehrer Johann Nikolaus Hellmuth unterrichtete die Kinder im Sommer von 6-9^{00}Uhr,

winters von 7-10^{00}Uhr, sowie am Mittag von
12-15^{00}Uhr. Da die Amtmannssöhne mehr lernen
sollten als die Dorfschüler, besuchte Friedrich
bei Pfarrer Johann Caspar Stepf die sogenannte
"Winterschule" in der Studierstube des Pfarrhauses. Der Junge lernte fleißig Latein und Griechisch, auch Malen und Musizieren, und er sang
im Knabenchor mit.
In seinen späteren "Erinnerungen aus den Kinderjahren eines Dorfamtmannsohns" (1829), hat
Friedrich Rückert manche Begebenheit, manches
Erlebnis seiner Bubenzeit in Oberlauringen
und dem fränkischen Umland in liebenswerter
Art und Weise erzählt.

"Die Winterschule`
Der Pfarrherr auf dem Polsterstuhle,
die Pelzmütz´ über´m Ohr,
am Ofen saß mit Rad und Spule
der Frau und Töchter Chor;
ich sagte her und übersetzte,
hinhorchend wie´s dort leise schwätzte,
dann legt´ ich meine Schriften vor:
das war die Winterschule,
Worin sich mir erschloß der Weisheit Tor.
  Auf meine deutsch latein´schen Schriften
  tat ich mir was zu gut;
  ich schmückte sie wie Frühlingstriften
  mit heller Farbenglut.
  Im Herbste war es mein Geschäfte,
  zu pressen grüner Beeren Säfte
  und rotes Runkelrübenblut,
  um winterlang zu stiften
  Denkmale meiner Schreibkunst wohlgemut.
So ward der Winter hingesponnen,
der Frühling unvermerkt gewonnen,
Ade nun Griechisch und Latein!

Dort fliegt aus einer Puppe
ein Schmetterling, und ich ihm hinterdrein."

Zuletzt lernte Friedrich anhand von Tafelwerken,
die ihm der Bauer "Schunkenheiner"zeigte, erste
Kenntnisse der Naturgeschichte. Die Bilder
fremder Länder mit ihren Pflanzen und Tieren
begeisterten den Knaben. Schließlich las er
interessiert in Büchern eines "Buchverleihers"
Dichtungen des 18.Jhs.: Gessners Idyllen, Ewald
von Kleists "Frühling", Verse von Hagedorn,
Texte von Gleim u.a., hingegen waren ihm Goethe
und Schiller damals unbekannt.
In seinem Gedicht **"Pfarrer und Kaplan"**, berich-
tet Friedrich Rückert später davon:
"Schon war die Morgenröte
Am deutschen Helikon
Gegangen auf in Göthe,
Und ob den Wolken schon
Als höchster Lerchentriller
War aufgeschwungen Schiller;
Ich aber sah und hörte nichts davon.
    Es drang vom Buchverleiher
    Manchmal in meinen Busch
    Wie ein verflogner Reiher
    Ein Ebert oder Dusch;
    Die Bildsäul´ und das Bildnis
    Stand nicht in meiner Wildnis,
    Und ich begnügte mich mit Kreis´ und Tusch´.
Ich kost´ im Kosegarten,
Schon matt von Matthison,
Und schwor zu Gleims Standarten,
Dem Frühling Kleists entflohn,
Hing fest am Hagedorne
Und nagt am Haberkorne
Und Isaak Maus und ward nicht satt davon.

Hinter der Oberlauringer Evangelischen Kirche
- das Langhaus wurde erst 1705 an den frühgoti-
schen dicken Turm mit der welschen Schieferhaube
angebaut (1892 erhöht) - befindet sich der
Friedhof.
Durch Krankheiten wie "Stickhusten" (Keuchhus-
ten) und die von Soldaten eingeschleppten "Blattern" (Pocken), aber auch durch Hunger und
Schwäche der Bevölkerung in Napoleons Kriegs-
und nachfolgender Notzeit, starben damals viele
Menschen, insbesondere Kinder. Auch Familie
Rückert trauerte innerhalb weniger Jahre um
mehrere durch den Sensenmann hinweggemähten
lieben Angehörigen. 1794 starb die Großmutter
Sabine Barbara Schoppach (1728-1794).Ihr folgten
vier Geschwister Friedrichs: 1795 Magdalena,
1797 Helene, 1801 Susanne und am 11.November
1802 der erst vier Tage junge German. Alle
wurden auf dem Alten Friedhof zur letzten Ruhe
gebettet. Neben den Amtmannsbuben Friedrich
und Heinrich blieb als einzige Schwester Sophie
am Leben. Die damals Zehnjährige - wie alle
Rückertkinder am Stickhusten erkrankt - sang
vergnügt, als gerade ihr Schwesterchen Susanne
gestorben war in ihrem Bettchen: "Freuet euch
des Lebens, weil noch das Lämpchen glüht".
Friedrich Rückert schrieb in seinen "Erinnerungen..." 1829 für seine Schwester ein herziges
Gedicht:
"An die Vögel. 2."
    "Liebes Schwesterchen Sophie!
    Weil du nicht im Haufen
    Magst nach uns hinaus, als wie
    Deine Brüder, laufen;
    Lassen unser Kleines
    Wir dir da als deines,

Gieb ihm schön zu fressen und zu saufen!
  Seiner Eltern Waldgesang
  Ob es auch verlerne,
  Mög' es deiner Stimme Klang
  Dafür lernen gerne;
  Denn Gesanges mächtig
  Bist du, und so prächtig
  Singst du, daß es schallt in alle Ferne.
Selber wissen manches Lied
Wir aus deinem Munde;
Doch ein Käuzlein uns beschied
Wunderbarste Kunde,
Wie dich vom Gesange
Selbst nicht schied die bange
Mitternächt'ge, todgeweihte Stunde.
  Als ihr all' erkranket lagt
  An den bösen Blattern,
  Lauscht' es, also hat's gesagt,
  An den Fenstergattern
  Nach des Lämpleins Leuchten,
  Bis die Leut' es scheuchten,
  Und ein Singen hört' es im Entflattern.
Eben um dein Schwesterlein
Rangen sie vergebens
Mit dem Tod, es ist schon sein,
Und sie weinend heben's
Kalt hinweg, dein Nettchen,
Du, im Krankenbettchen
Sitzend singest "Freuet euch des Lebens!
  Freuet euch des Lebens, weil
  Noch das Lämpchen glühet!
  Pflücket Rosen, pflücket Veil,
  Eh' sie sind verblühet!"
  Lämpchen war verglommen,
  Ros' und Veil verkommen,
  Ums Geschiedene warst du ungemühet.

Freu' dich denn des Lebens!
Noch dein Lämpchen glühet!
Pflücke Rosen, pflücke Veil,
Eh' sie sind verblühet.
Deine Kinderschuhe
Tritt nur aus, doch thue
Nie den Sinn ab, den kein Dorn bemühet.
  Mögest du der Wolken Graun
  Mit Gesang zerstreuen
  Und einmal dein Nestchen baun,
  Dich des Lebens freuen
  Mit dem besten Gatten
  In des Daches Schatten,
  Wo zu nisten Schwalben sich nicht scheuen.
       (leicht gekürzt)

Doch trotz manch trauriger Erlebnisse, die
der Knabe in seinem jungen Leben erfahren mußte,
erlebten er und sein Bruder Heinrich in dieser
lieblichen Landschaft der Haßberge und des
Grabfeldgaus unbeschwerte Kinderjahre. Sie
streiften über Wiesen und Felder, wanderten
auf die benachbarten Berge, tummelten sich
an den Bächen Lauer und Leinach und pilgerten
hinüber nach Großbardorf zum befreundeten Pfarrer Neurer.
Richard Böhme schrieb um 1900 in seiner Einleitung in Friedrich Rückerts Werke über die Kindheit in Oberlauringen:
"In dieser ländlichen Stille, die der Reize nicht
entbehrte, trennte ihn keine Schranke von der Natur,
und bei den Streifereien, die ihn durch die ganze
Umgegend führten, berührte sie ihn schon früh mit
dem Hauche ihrer Poesie, gewann er Sinn und Verständnis für die naiv-abergläubischen Vorstellungen, mit
denen einfältige Gemüter einzelne Dinge der Natur

umgeben.

"Der Menschenwelt gefernet
Hab´ ich nur dich gelernet,
Dir nachgesprochen jeden Laut."
Wie er in der Natur gelebt hatte, so lebte später
die Natur in ihm wie kaum bei einem anderen Dichter.
Hier, als steter Genoß der Dorfschuljugend, in völli-
ger Ungebundenheit lernte er wohl auch jene Abneigung
gegen den Formenzwang und die Steifheit im Verkehr,
die ihm sein ganzes Leben lang eigen war..."
Von Oberlauringen kam Friedrich Rückert u.a.
auch zum Kloster Maria Bildhausen, nach Königshofen und als Zehnjähriger besuchte er auch
seine Geburtsstadt. Im Gedicht: "Der Besuch
in der Stadt", vergleicht er in der 3. und
4. Strophe Schweinfurt mit dem vertrauten Dorf
Oberlauringen:
"Nicht der Main war mein Vertrauter,
der so breit dort fließt,
du, o Leinach, die so lauter
sich am Dorf ergießt!
Doch nun gleich der Stadt Wahrzeichen
ging ich zu besehn,
daß ich draußen meinen Eichen
könnte Rede stehn."
Manch bildnisreiches Erzählgedicht, das echte
Natur-Heimatliebe widerspiegelt - meist mit
einer wohltuend erfrischenden Heiterkeit -
schrieb der Vierzigjährige - damals Professor
der Orientalistik in Erlangen - vermutlich
nach einem Besuch im Dorfe seiner Kindheit,
in seinen "Erinnerungen aus den Kinderjahren
eines Dorfamtmannsohns", die zu den schönsten
Zeugnissen gehören, die ein Dichter dem Hort
seiner Kindheit gewidmet hat.
Lassen wir uns von ihm die beiden nachfolgenden

lyrischen Geschichten erzählen:
"Der Vater."
"Jedes Kräutchen, jedes Pflänzchen
Ist die Beute meiner Buben,
Rote Kehlchen, rote Schwänzchen
Die Bevölkrung ihrer Stuben,
Die sie mit gequetschten Schenkeln
Aus den selbstgestellten Sprenkeln
Oder fremden huben.

   Ungescheut des Sumpfs Kibitzen
   Gehn sie die gefleckten Eier
   Aus dem Neste wegstibitzen,
   Selbst verrieten es die Schreier,
   Und die Nüsse, halb erst zeitig,
   Machen sie dem Eichhorn streitig,
   Zu der Kirmeßfeier.
Goldengrün´ und braune Käfer
Halten sie als ihre Herde,
Wie sein Vieh des Dorfes Schäfer,
Oder schirren sie als Pferde;
Fangen ein des Feldes Grillen,
Daß uns fein ergötz´, ihr Schrillen
An dem stillen Herde.

   Vollgestopfet werden Schränke
   Mit des Krähbergs Schneckenhäusern,
   Und gepfropfet Tisch´ und Bänke
   Mit der Leinach Blumensträußern;
   Und die Mutter hat ein stetes
   Kämpfen, sich des Hausgerätes
   Wieder zu entäußern.

Pfauenaugen, Schwalbenspieße,
Stolze Falter, welche tragen
Silber, Gold und bunte Vließe,
Sind ihr ew´ges Jagdbehagen;
Nur die eingefärbten weißen,
Welche mir den Kohl beschmeißen,

Wollen sie nicht jagen.
  Edelhofes Pfauenschweife
  Lassen sie nicht unberupfet...
  Schulzens eingefangner Taube
  Wird die stolze weiße Haube
  Rot und grün betupfet.
Wann am Baum die Kirsche reifet,
Rüsten sie den Kirschenhacken,
Und den hohen Ast ergreifet
Einer auf des andern Nacken;
Und es hat sie nie gehemmet,
Daß am Stamm sind eingeklemmet
Dörner scharf von Zacken.
  Denn es ist in unsrer Markung
  Kein verwehrtes Obst die Kirsche,
  Zu des jungen Volks Erstarkung
  Allen eine freie Pirsche;
  Die nicht ihre Bäume haben,
  Gehen sich an fremden laben,
  Wie am Waldbach Hirsche.
Doch nach Erd- und Heidelbeeren,
Wenn sie diese lieber wählen,
Ziehn sie aus mit Bubenheeren,
Ueber welche sie befehlen;
Und die Tanne oder Linde
Giebt geduldig ihre Rinde,
Wann die Näpfe fehlen.
  Wenn zum Schmuck fürs Fest der Pfingsten
  Sie der Birken Wipfel stutzen,
  Wird dagegen im geringsten
  Nicht des Försters Rüge nutzen;
  Noch auch wann sie zu Weihnachten
  Ganze Fichtenwälder brachten,
  Die der Christ soll putzen.
Wenn sie Pfeifen schneiden wollen,
Wird der Flechter seine Weiden,

Die zu Körben wachsen sollen,
Nicht verwehren unbescheiden;
Und der Weber schilt nicht thöricht
Wenn sie seiner Spulen Röhricht
Zu Schalmein verschneiden.
    Wenn sie Kühe durch die Saaten
    Jagen, wie ein Schwarm von Bremschen,
    Und nicht sehn, was sie zertraten,
    Wo sie pflücken blaue Tremschen;
    Nicht mit Strafen einzuschreiten
    Eilt der Flurer, der vom weiten
    Kennt die roten Wämschen.
In des Dorfes Knabenscharen
Kön'ge sind die Amtmannskinder,
Und wo man sich liegt in Haaren,
Bleiben sie die Überwinder.
Wann sie einst sich müssen ducken,
Werden sie ein wenig gucken,
Werden's lernen doch nicht desto minder."

"An die Vögel." 1.
"Vögel, wenn ihr bauen wollt,
Lasset euch beraten,
Wo ihr Nester bauen sollt!
Nicht dort in die Saaten,
Nicht dort in die Felder,
Nicht dort in die Wälder,
Sondern hier in unsres Gartens Staaten!
    Denn wie ihr in Busch und Strauch
    Möchtet euch verstecken,
    Hoch und tief in Wipfeln auch
    Oder Wurzeln hecken;
    Wir sind Rottenführer
    Aller Nesterspürer,
    Unsre Truppe wird euch doch entdecken.
Was ihr dort ins Nest gelegt,

Wird darin nicht rasten,
Bis die bunte Beut´ umhegt
Unser Eierkasten;
Aber hier wer brütet,
Ist von uns behütet,
Niemand soll ihn wagen·anzutasten.
   Vor dem Häher und dem Gauch
   Sicher sind die Eier,
   Vor dem Weih und.Habicht auch
   Könnt ihr haben Feier;
   Sehr, sie zu verjagen,
   Hängt ans Thor geschlagen
   Eine Ohreul´ und ein Hühnergeier.
Euern Jungen gönnt man´s fein
Allen auszufliegen,
Und nur das Nesthockerlein
Hoffen wir zu kriegen,
Das, wann andre flügge
Fliegen, sinkt zurücke,
Und wenn´s mit will flattern, bleibt es liegen.
   Daß ihr dieses nicht allein
   Ferner braucht zu ätzen,
   Soll ihm unser Schwesterlein
   Mutterstell´ ersetzen;
   Und, ihr Dank zu bringen,
   Sollt ihr lauter singen,
   Hier, als dort im Hof die Spatzen schwätzen."

So entstanden innige Betrachtungen,mit lebhafter
Sprache gemalt. Während andere Autoren ihre
Empfindungen in Prosa niederschrieben, wurden
bei Friedrich Rückert Verse daraus. Alle Gedan-
ken strömen bei ihm wieder in Rhythmus und
Reim. Lauschen wir den Worten von
"Der Winter auf dem Lande."
"Den Winter hör´ ich schelten,

es spricht ein Städter nur:
Im Sommer lass´ ich´s gelten
zu wohnen auf der Flur;
doch in des Winters Schauern,
zieh´ ich mir vor die Mauern,
zu frostig ist mir die Natur.
    Natur, in deiner Fülle
    hat er dich nicht geschaut,
    ihm hat die äußre Hülle
    gefallen an der Braut;
    doch wie du mögest ändern
    mit Farben und Gewändern,
    du bleibst mir immer lieb und traut.
Ich habe dein Erwachen
belauscht im Schneegewand,
wo als dein erstes Lachen
die Anemon´ ich fand;
dann las ich manches Weilchen
als deine Grüße Veilchen,
und Primeln, Winke deiner Hand.
    Ich hab´ an deinem Kranze
    die Blätter wachsen sehn,
    ihn dann im vollen Glanze
    auf deinem Haupte stehn,
    da du betratst die Bühne
    im Festschmuck, und das grüne
    Gewand dir hob der Mailuft Wehn.
Wie aus dem Morgenschleier
du hast geschüttelt Duft,
und bei des Abends Feier
geatmet frische Luft,
ich bin dir nachgeschritten
auf allen blum´ gen Tritten
durch Wies´ und Feld und Wald und Kluft.
    Mein Auge füllten Zähren
    beim Anblick deiner Pracht,

als ob´s die Perlen wären,
die dir der Tau gebracht;
und jeder Regenbogen,
der deinen Saum umzogen,
hat farbig mir ins Herz gelacht.
Wach, wenn die Morgenröte
dir guten Morgen bot,
froh harrend, bis dir böte
Gutnacht das Abendrot;
wie dich die Sonne krönte,
wie dich der Mond verschönte,
warst du mein Früh- und Abendbrot.
Mit deiner Lerchen Schwirren
zum Himmel schwang ich mich,
mit deiner Tauben Girren
durch Büsche schlang ich mich;
mit deinen Nachtigallen,
mit deinen Sängern allen,
in dich hinein versang ich mich.
Aus Bächen und aus Quellen
hast du mir zugerauscht,
aus lichten Waldesstellen
hast du mir zugelauscht;
in Widerhalles Tönen
und in des Sturmes Dröhnen
hast du Gespräch mit mir getauscht.
Es hat kein Zwang der Schulen
mein Herz vor dir verbaut,
ich hatte Zeit zu buhlen
um meine süße Braut.
Der Menschenwelt gefernet,
hab´ ich nur dich gelernet,
dir nach gesprochen jeden Laut.
Ich habe dich gehalten,
o Herzenskönigin,
in wechselnden Gestalten,

erst frohe Schäferin,
geschmückt mit allen Farben,
und dann auf goldne Garben
gelehnet, müde Schnitterin!
   Und als du mir die Rose
   nicht bieten konntest mehr,
   da botest du im Schoße
   die Früchte segenschwer,
   und lächeltest so sinnig,
   mich rührt´ es tief und innig,
   wie du dein Füllhorn gossest leer.
Wenn nun die Blumen fliehen,
die du so zart gepflegt,
die Vögel von dir ziehen,
die du im Nest gehegt;
soll ich dich auch verlassen?
O nein, ich will dich fassen
ans Herz, solang dein Herz noch schlägt!
   Und wenn du nun zum Grabe
   dich geben mußt hinab;
   sieh´, welche reiche Habe
   mir deine Liebe gab!
   Die will ich nicht vergraben,
   mit deinen eignen Gaben
   will ich dir schmücken schön dein Grab.
Du hast mit solchen Strahlen
durchleuchtet mein Gemüt,
daß auf des Herbstes kahlen
Gefilden Frühling sprüht;
du hast mein Herz durchsungen
mit sommerlichen Zungen,
daß ein Gesang der Winter blüht.
   Die Farben sind enthoben
   nun all´ der ird´schen Flur,
   am Himmel blühn sie droben
   verklärter, schöner nur;

durch Wolken-Silberstreifen
gehn Gold- und Purpurschleifen,
und Perlenstränge durch Azur.
Dort wo die Sonne sinket,
da ist kein Abendrot,
wie mit Karmin geschminket
der Sommerabend bot;
das ist ein Meer von Gluten,
von Wunden welche bluten,
ein ew'ges Leben blüht im Tod.
Ja, ob mit Tod durchschauert
das Erdenmark der Ost,
die Liebe blüht und dauert
ein farb'ger Augentrost;
ob Frühlingsglut zerstiebe,
am Himmel glüht die Liebe,
sich spiegelnd hell im Erdenfrost.
Des Baumes Äste ragen
kahl aufwärts in den Raum,
wo sie statt Blätter tragen
der Sterne goldnen Traum;
es ist als ob sich neige
der Mond am höchsten Zweige;
o schöngeschmückter Weihnachtsbaum!
Nicht wenn der Erde Glieder
umhüllet Blumenpracht,
und Nachtigallenlieder
die Lieb' hat angefacht;
die Engel, die sich neigen
der höchsten Liebe, steigen
hernieder in der Winternacht."

Welches der drei in Oberlauringen geborenen
Schwesterchen Friedrich Rückert meinte, ist
ungewiß; doch trifft sein Gedicht vom "Lauerbrünnlein" sowohl auf Magdalena, wie auf Helene

und Susanne zu, die betrüblicherweise alle
nach wenigen Jahren im Kleinkinderalter starben.
"Das Lauerbrünnlein."
Ein Schwesterlein ist angekommen
in vor´ger Nacht.
Wo haben sie es hergenommen?
Wer hat´s gebracht?
Sie sagen: Die Frau Walze,
die stets mit Wurst und Schmalze
versorgt den Drach´, ·
hat es geholt vom Weihersbach.
    Dort, wo das Lauerbrünnlein fließet
    aus hohlem Stein,
    und durch die Seewies her sich gießet
    zum Dorf herein;
    dort geht das Ammenfrälein,
    und schöpft mit einem Schälein
    ein Kindlein ´raus
    wie einen Frosch, und bringt´s ins Haus.
Wie oft nicht stand ich auf der Lauer
im Abendschein!
Neugierig in den Brunn der Lauer
guckt´ ich hinein,   .
· sah schwimmen drin Kaulquäppchen,
 einfing ich eins im Käppchen,
und trug´s nach Haus,
doch ward nicht solch ein Fröschlein draus.
    Doch deine Wunderkraft, o Bronnen,
    bezweifl´ ich nicht;
    denn wo du kommest hergeronnen,
    blühn Blumen licht
    auf Wiesen, die du .tränkest;
    wenn du nun Dasein schenkest
    den Blumen klein,
    könnt´ es nicht auch mit Menschen sein?"

74

Wie empfindsam in seiner Gläubigkeit Friedrich
Rückert war, fühlen wir deutlich in seinen
anmutigen Legenden, die trefflich die Frömmig-
keit der Menschen des Frankenlandes darbieten:
"Der Weichdorn."
"Als Maria heut entwich´,
Heut´ vor Jahren, über
Das Gebirge endelich,
Wunderten darüber
Alle Büsch´ und Bäume sich,
Wie vorüber
So geschwind
Wie ein Frühlingswind sie strich.
 Und sie hätten gern im Gehn
 Gern sie angehalten,
 Durften sich´s nicht unterstehn
 alle jung´ und alten;
 Nur ein Dörnlein hielt im Wehn
 Ihre Falten
 Wie ein Kind,
 Und begann geschwind zu flehn:
Laß von diesen Tropfen Schweiß,
Die auf deinen Wangen
·Stehn als wie die Perlen weiß,
Eine mich empfangen!
Wenn auf mir die Perle leis
Ist zergangen,
Will ich lind
Duften deinem Kind zum Preis.
 Und sie gab von ihrer Wang´
 Ihm ein Tröpflein nieder,
 Das dem armen Dorn durchdrang
 Herz und alle Glieder.
 `Wann dir Blatt und Blüt´ entsprang,
 Kehr´ ich wieder,
 Mein Gesind´!

Jetzo nicht mich bind´ im Gang!´
   Und es läßt der Dorn sie gehn,
   Und der blätterlose
   Sieht sich Blatt um Blatt entstehn,
   Ros´ erblühn um Rose.
   Jede Ros´ ist anzusehn
   Wie im Schoße
   Jesuskind,
   Duftet auch so lind und schön.
Eh´ des Dörnleins Rose roch,
Duftet´s schon am Laube,
Und die Blättlein duften noch
Von der Ros´ im Staube.
Wann sich Blüt´ und Blatt verkroch,
Ob nun schnaube
Winterwind,
Duftet Holz und Rind´ ihm doch.
   Weichdorn soll mich Berg und Kluft,
   Das ist Weihdorn, nennen;
   Wenn man Rosendorn mich ruft,
   Werd´ ich´s nicht erkennen,
   Mich geweiht bei Wieg´ und Gruft
   Soll man brennen.
   Augen blind
   Stärkt als Angebind´ mein Duft.
Ich bin´s, der die Äpfel trägt,
Die, dem Ruhekissen
Des Schlaflosen unterlegt,
Schlummer bringen müssen,
Daß dein Herz in Frieden schlägt,
Wie dem süßen
Himmelskind,
Als es Kripp´ und Rind umhegt."

"Die Espe."
Als den Herr ans Kreuz geschlagen

Nun des Feldes Bäume sahn,
Kam ein Zittern und ein Zagen
Allen fernen, allen nahn.
Nur der Espe Krone
Ließ die Blätter ohne
Beben in die Lüfte ragen,
Gleich als ging sie das nicht an,
Damals ward der Fluch gesprochen,
Und ihn hörte Berg und Kluft:
Daß dir sei dein Stolz gebrochen,
Zittre künftig jeder Luft!
Andre Bäume zittern
Nur in Ungewittern,
Zitternd soll das Herz dir pochen,
Wenn im Wald ein Vogel ruft.
Zittre, wo im Erdenkreise
Künftig du entkeimst dem Staube!
Jedes Blatt soll zittern leise,
Bis es wird des Herbstwinds Raub.
Und in allen Tagen
Soll man hören sagen
Dir zur Strafe sprichwortweise:
Zittern wie ein Espenlaub!

1802 schrieb der Knabe für seine kleine Freundin
Annel Stegemeier (Helmut Prang nennt sie 'Annel
Steigmeyer') einen Dreizeiler in lateinischer
Sprache. Vermutlich ist er Friedrich Rückerts
ältester erhaltengebliebener Vers.
Viel später dichtete er für das damals kind-
lichgeliebte Mädchen das
"Irrkräutlein."
"In dem Tannich droben,
Wo die Irrekräuter stehn;
Wer es will erproben,
Mag da lernen irre gehn.

Gänger oder Reiter,
Weibes oder Mannes Fuß,
Tritt er Irrekräuter,
Augenblicks verirren muß.
Droben in dem Tannich
Hab' ich Beeren auch gesucht,
Und euch sagen kann ich,
Es ist eine böse Frucht.
Droben in dem Tannich
Ward ich völlig irr' im Sinn,
Und noch nicht gewann ich
Die Besinnung, wo ich bin!
Stegemeiers Anne
Ging am Sonntag Nachmittag,
Schlank wie eine Tanne,
Mit mir in den Tannenhag.
Stegemeiers Annel
Pflückte still, ich sah mich satt;
Und von mancher Tannel
War bestreut der Boden glatt.
Seltsames Gedüster
Zog als wie ein Höhenrauch,
Und ein leis Geflüster
Zog sich durch die Tannen auch.
Vor den Augen schwankte
Mir Geflimmer wunderlich,
Und es war, als wankte
Jeder Tannenstamm um mich.
Und ich sah, es grause
Ihr wie mir. 'Wo willst du hin?'
Fragt' ich sie. 'Nach Hause!'
Und wir hatten **einen** Sinn.
Wir verstörten Leutchen
Da wir suchten heim die Bahn,
Traten auf ein Kräutchen,
Und es ging die Irrsal an.

78

Dauerte das Irren,
Bis das Abendglöcklein scholl,
Das mit seinem Schwirren
Jedes Irren brechen soll.
Als wir aus der Irre
Kamen heim, von Beeren leer
Waren die Geschirre,
Und die Herzen voll und schwer."

Nach dem Tod seines Vaters, Ende August 1831,
wanderte Friedrich Rückert nahezu sicher nach
Oberlauringen. Im Brief vom 30./31.VIII. an
seine Frau Luise schreibt er:
"Schreibe mir recht bald, und erinnere mich darin,
daß ich zur Pflege meiner Gesundheit mich schleunig
auf die Fußreise begeben solle, damit es den Meinigen
hier weniger seltsam vorkommt, wenn ich so eile.Ich
gedenke über Oberlauringen gewiß, von da vielleicht
zu Emil [Rückerts Vetter: 1800-1868], oder, wenn
die Lust ausgeht, wieder rechts um zu Dir."
Wie sehr Friedrich Rückert zeitlebens die Heimat
liebte, erkennen wir erneut in einem Brief
des alternden Dichters aus Neuses an die
Schriftstellerin Henriette von Schorn 1858,
in dem er ihr für die Geschichte aus Franken
"Das Musikantenkind" dankte:
"Ich höre leicht und angenehm aus Wendungen, Redens-
arten und Wortformen meinen eigenen, nur unbedeutend
abweichenden, Jugenddialekt heraus, wie ich selbst
als Knabe sprach, da ich erwuchs in einem Dorfe [Ober-
lauringen], das vielleicht gerade halbwegs zwischen
Bettenburg und Nordheim ist, in der Mundart und Volks-
art aber jedenfalls diesem näher als jener. Dieser
unser fränkischer Dialekt ist vielleicht etwas weniger
gemütlich (eigentlich behaglich) als mancher schwäbi-
sche, aber weit behender, schlanker, graziöser."

Maria Bildhausen

Dort, wo die Fränkische Saale, von Bad Königshofen kommend, im Grabfeld bei Heustreu ihren
Buckel zur Rhön hinstreckt, um sich dann jäh
nach Süden den Bädern Neustadt und Kissingen
zuzuwenden, schmiegt sich in einen seitlich
abgelegenen Wiesengrund die auch heute noch
erstaunlich umfangreiche Anlage des ehemaligen
Zisterzienserklosters St.Bihildis. Pfalzgraf
Hermann von Stahleck gründete es 1154 und ließ
es durch Mönche des einst berühmten Klosters
Ebrach im Steigerwald besiedeln.
Als der Knabe Friedrich auf Wanderungen durch
die weitere Umgebung der Heimat seiner Kindheit
- also von Oberlauringen aus, wo sein Vater
um 1800 als Amtmann wirkte - das Kloster Maria
Bildhausen entdeckte, regierte dort der 44.und
letzte Abt Nivard Schlimbach, gebürtig aus
Althausen im Grabfeld. Am 23.Oktober 1786 zum
Abt dieser Cisterzienser gewählt, wurde ihm
nach der Säkularisation am 2.Mai 1803 ein Al-
terssitz auf dem benachbarten Rindshof gewährt,
·wo er am 5.Mai 1812 starb.
Vergleichen wir die letzten beiden Daten, bemerken wir, daß die Aufhebung des Klosters just
zu jener Zeit geschah, da Friedrich Rückert
letztlich seine Ferien (schon als Schweinfurter
Gymnasiast) in Oberlauringen erleben konnte,
da sein Vater beim Reichsfreiherrn Carl August
von Truchseß-Wetzhausen in Ungnade gefallen
war und mit seiner Familie nach Schweinfurt
zurückkehrte.
Andrerseits dichtete Friedrich Rückert in jenem
Mai des Jahres 1812, als Nivard Schlimbach
von seinem höchsten Herrn abberufen wurde,den

Zyklus "Maiengruß an die Neugenesene" für Agnes
Müller aus Rentweinsdorf, ohne zu ahnen, daß
seine Jugendliebste wenige Wochen später dem
Zisterzienserabt von Maria Bildhausen in das
Reich des ewigen Friedens folgen würde.
Zunächst aber schritt der wanderfreudige Dorf-
amtmannssohn durch die anmutige Hügellandschaft
des Grabfeldgaus hinüber zum Kloster St.Bihil-
dis, wo er das Leben der Zisterziensermönche
kennenlernte. Sie ließen den Knaben ihre herz-
haften Speisen und ihm kaum bekannte Früchte
probieren. Doch blieben von dem ehemaligen
Refektorium (Speisesaal) nur die Kellerräume
übrig. Erkennbar ist die Stelle noch durch
den erhalten gebliebenen stattlichen Oktogon-
Treppenturm. Damals stand auch die romanische
Basilika noch, welche leider 1826 abgebrochen
wurde, nachdem das Kloster zuvor bereits im
Bauernkrieg (16.Jh.) - wohl durch den gefürch-
teten "Bildhäuser Haufen" gebrandschatzt worden
war.
Doch beeindrucken die erhaltenen Klostergebäude
auch heute noch den Besucher. Durch das spätro-
manische Tor, über dessen Portal eine gotische
Madonna aus Sandstein (1380) den Ankömmling
begrüßt, betreten wir den geräumigen, mehrglied-
rigen Hof. Links liegt der Friedhof mit den
schlichten, gleichförmigen Grabkreuzen.
Dann bleibt der Blick am 1625 erbauten prächtigen Abteigebäude mit südlichem Erker haften,
dem Mitte des 18.Jhs. ein Rokoko-Treppenhaus
angefügt wurde. Im Obergeschoß wohnte früher
der Abt in kunstvoll ausgestatteten Rokoko-
Zimmern. Die Abtei wird vom wuchtigen Archiv-
turm und der durch einen hübschen Schneckengie-
bel bereicherten Kanzlei abgegrenzt.

Auch die beiden einfacheren Konventsgebäude
des 17.und 18.Jahrhunderts, rechtwinklig zusam-
menstoßend, sind erhalten geblieben; außerdem
ein Wirtschaftsflügel von 1726. Im ehemaligen
Bibliothekssaal wurde eine Kapelle eingerichtet,
während sich die Anstaltskirche für die jetzigen
Klosterinsassen in der einstigen Sepultur (Klös-
terlicher Bestattungsort) befindet.
Bemerkenswert ist schließlich, jenseits hinter
einigen Klostergärten, der schöne neu renovierte
Klosterpavillon, den Benedikt Lux 1766 schuf.
Kloster Maria Bildhausen beherbergt jetzt eine
Werkstatt für Behinderte. Etwa 180 Heimbewohner
werden u.a. von 38 Ordensschwestern und zwei
Priestern betreut.
Nachdem 1897 der Stifter der Ursberger Anstalten
Dominikus Ringeisen die ehemalige Zisterzienser-
Anlage kaufte, zogen 1929 erstmals Behinderte
in die Gebäude hinter den alten Klostermauern
ein. Bis 1970 erfolgte der weitere Auf- und
Ausbau für eine stationäre Langzeitbehausung
für erwachsene Behinderte.

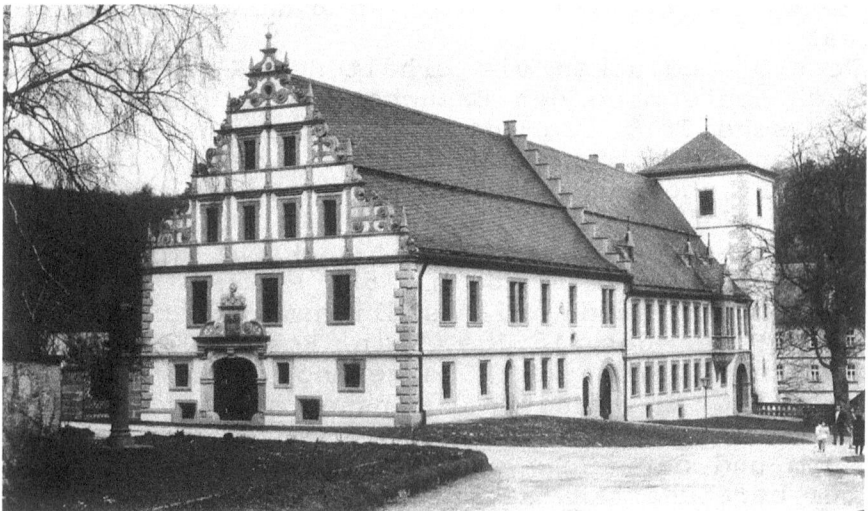

Maria Bildhausen: Zisterzienserkloster St.Bihildis   82

Großbardorf

Großbardorf, südlich der Fränkischen Saale
im Grabfeld gelegen, war ein beliebtes Ausflugs-
ziel der Brüder Friedrich und Heinrich Rückert,
die in den Jahren 1792 bis 1802 ihre Kindheit
in Oberlauringen verbrachten. Die evangelischen
Amtmannsöhne besuchten dort den ihnen freundlich
gesonnenen katholischen Pfarrer Neurer +).In
seinem Gedicht "Pfarrer und Kaplan" erzählt
der Dichter später davon:
"Der Weg nach Großenbarrdorf
War öd´ und etwas fern;
Nach dem kathol´schen Pfarrdorf
Ging ich doch immer gern.
Der Pfarrer dort, Herr Neurer,
War uns ein Freund, ein teurer,
Wir Ketzer waren lieb dem alten Herrn.
Gar finster war sein Zimmer,
Doch seine Seele licht;
Die Köchin zeigt´ uns immer
Ein unhold Angesicht;
Es kam doch mehr vom Fehle
Des Auges als der Seele,
Sie schielte nur, scheel sah sie darum nicht.
Sie hatt´ uns doch am Ende
Nichts Übles zugedacht
Und immer recht behende
Den Tisch zurecht gemacht;
Wo dann der Wirt sich schürzte,
Mit Geist und Laune würzte
Den Kohl, den sie den Gästen fad´ gebracht.
Doch wann zu Haupt gestiegen
Des edlen Weines Dunst,
Begann der Greis zu fliegen
Mit jugendlicher Brunst;

Da sprach er frei und mächtig,
Wenn auch nicht stets bedächtig,
Statt vom Brevier, vom Heiligtum der Kunst."
Pfarrer Neurer weckte in den Jungen mit seiner
Begeisterung für die unsterblichen Dichter
des klassischen Altertums (Catull, Tibull und
Properz) vermutlich den Wunsch und Willen des
Knaben Friedrich, einst selbst lyrische Verse
zu schreiben:
"Warf er den ersten Funken
Vielleicht mir ins Gemüt?
Vom Wein, den er getrunken,
Hat mich ein Hauch durchglüht;
Ich sah von Sternenschleier
Umwoben eine Leier
Von oben, untenher von Ros´ umblüht.
War mir nur aufgegangen
Im Geist des Bildes Schau?
Sah an der Wand ich´s hangen? -
Ich weiß es nicht genau -
Wo wirklich die gemalte
Die Muttergottes strahlte,
Mit Lächeln nannt´ er sie die schöne Frau.
Schon war die Morgenröte
Am deutschen Helikon
Gegangen auf in Göthe...
...Hing fest am Hagedorne
Und nagt´ am Haberkorne
Von Isaak Maus und ward nicht satt davon.
(Vergleiche hierzu: Oberlauringen, S.61)
Da wies der Greis zur Beute
Mich hin auf andres Erz.
Es waren seine Leute
Catull, Tibull, Properz.
Er weiß, daß in der Schule
Um röm´sche Mus´ ich buhle,

84

Da macht er sich zum Nachtisch einen Scherz.
Das Lied war aufgeschlagen,
Leicht Romas schönste Braut,
Obgleich nur übertragen
Aus Sapphos weichem Laut:
ʻDen Göttern scheint zu gleichen,
Ja Götter dem zu weichen,
Der dich, genüber sitzend, hört und schaut!ʻ
  Ich dolmetschtʻ ohne Stocken,
  Daß er es göttlich hieß;
  Dann kam ein dunkler Brocken,
  An dem ich mich nicht stieß;
  Doch schnell mit Lächeln schlug er,
  Geheimnisvoll Unkluger,
  Das Buch zu, daß michʻs voll Gedanken ließ."
Dann schildert der Kaplan Leben und Sitten
fremder Völker so bildhaft, daß die Knaben
gebannt seinen Worten lauschten und sie gedank-
lich das Abenteuer in ferne Welten - vor allem
des Morgenlandes - lockte:
  "Gespräches neue Wendung
  War darauf wohlgethan;
  Nachtrat mit seiner Spendung
  Dem Pfarrer der Kaplan,
  Ein jung besonnen kalter,
  Der, wo sein feurʻger Alter
  Zu lebhaft stürmte, nur ihn leisʻ hielt an.
Nicht eitle Zeitvertreibung,
Belehrung ernst und tief,
Suchtʻ er, wann die Beschreibung
Von Reisen er durchlief,
Und zu des Bilds Belebung
Ausländische Umgebung
Hervor in hundert Blumenscherben rief.
  Es schien ihm nichts zu fehlen,
  Wann, sowie am Altar

Er stand, um zu vermählen
Des Dorfes Paar und Paar,
Er Blumen auch vermählte,
Die er zu Bräuten wählte
Und Kindern, so daß er nicht ehlos war.
Von fremden Ländern Sitten
Wann er erzählt´ einmal,
Da war es mir, als schritten
Gestalten durch mein Thal,
Und überm Berge schauten
Gewölke, welche grauten,
Dahinter schlief vom Orient mein Strahl."
Das stattliche Pfarrhaus mit der Jahreszahl
1654 steht noch heute auf einem Hügel neben
der Katholischen Pfarrkirche St.Magdalena..
Am wappengeschmückten Portal lesen wir unter
dem Namen Franciscus Ludovicus die wie durch
einen geheimnisvollen Schlüssel zu deutenden
Worte:

Faust	/	A.Strom
Berg	/	Raepos (t)
Tus	/	Herbipo

Sind es Namen von Pfarrern, welche im Laufe
der Jahrhunderte von diesem Hause aus die ihnen
anvertraute Kirchengemeinde betreuten? So wie
es einst auch Pfarrer Neurer (Neuland) und
sein Kaplan getan haben?
"Sei Frieden euren Aschen!
Längst beide gingt ihr ein,
Der erste mit dem Raschen,
Der andre warm von Wein,
Der andre bei den Sprossen,
Vor Menschen abgeschlossen,
Ward, wie es schien, nach außen endlich Stein.
Dort aber ging ich trunken

Zurück vom Dorf am Hag,
Wo trümmerhaft gesunken
Der Marter-Bildstock lag.
Mein Alter, wenn sie´s thuen
Ihm kund, spricht: Laßt ihn ruhen,
Gestanden hat er ja so manchen Tag!
   Sie werden´s ihm verdanken,
   Und einen Klagbericht
   Wird selbst mein Küster lenken
   Ans geistliche Gericht;
   Das giebt ihm eine Nase,
   Warum er aus dem Grase
   Den alten Glauben woll´ erheben nicht?
Noch einen andern Weiser
Hab´ ich am Weg erblickt,
Frisch eingeimpfte Reiser,
Frisch wieder abgeknickt.
Wenn der Kaplan geht impfen
Die Wildlinge, so schimpfen
Die Bauern, daß sich nicht das Kuppeln schickt.
   Er wolle sie veredeln,
   Das räumen sie nicht ein;
   An ihren alten Wedeln
   Soll nichts geneuert sein.
   Ja lieber impfen möcht´ er
   Selbst ihre Fraun und Töchter,
   Das würden sie herkömmlich ihm verzeihn."
Von der einstigen Kirche, in der Pfarrer Neurer
(Neuland) damals predigte, ist leider nur noch
der aus dem 14.Jahrhundert stammende Chorturm
mit einer Schieferbarockhaube erhalten geblie-
ben. An ihn wurde vor rund drei Jahrzehnten
(1977) eine neue Kirche am Hügel angefügt,die
den Besucher durch ihren architektonisch inte-
ressanten mehrstöckigen Bau im Inneren angenehm
überrascht; zumal die aus der früheren St.Magda-

lena-Kirche stammenden Altäre, die Orgel und
die Kanzel des ausklingenden 18.Jahrhunderts
in den lichten Weiheraum übernommen wurden.
Am unteren Eingang fanden wir folgende Inschrift
von Anno 1915:

"Bischoff Julius von Gott gesandt
zu nütz und Schutz dem Vatterlandt
Mit grossem eijfer hat bekertt
zum alten Glauben seine Herdt
Thut Kirchen, Schul: vo neiv aufführe
und das Pfarrhauß fein restauriren
Sölches alles zum Glück und segen
Der trewe Fürst thut Gott ergebe."

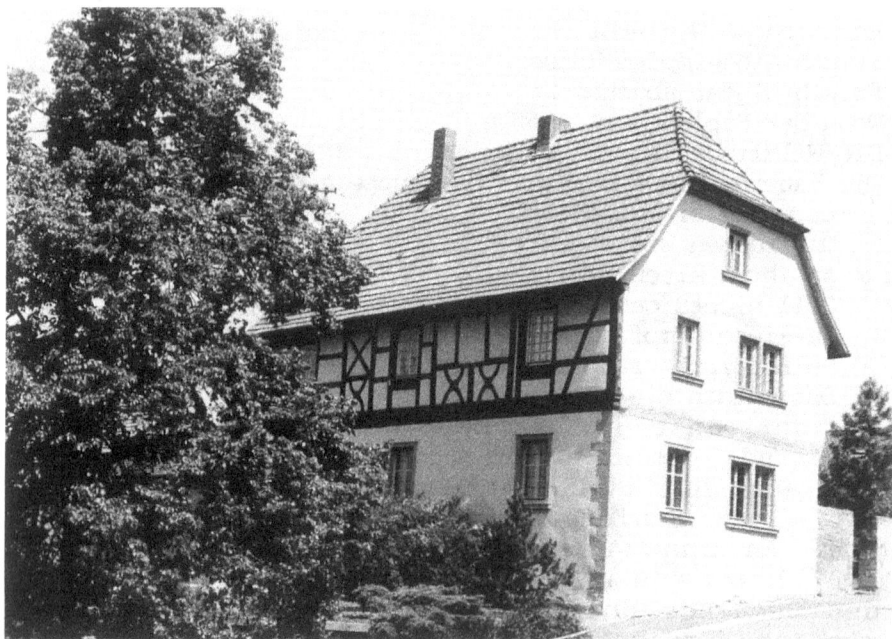

Großbardorf: Pfarrhaus

Bad Königshofen

"Um die Welt zu sehn", ging der Knabe Friedrich Rückert gern und oft auch größere Wegstrecken in seinem Heimatland. So gelangte der "Wanderbursche von Oberlauringen" eines Tages "Bis Königshofen vor daß Thor" und "sieht aufs allerbeste die Stadt sich an, die feste".
Die nach einem karolingischen Königshof im Grabfeld benannte, aber erst im 13.Jahrhundert von den Grafen von Henneberg gegründete Stadt, wurde im 17.Jahrhundert zur Festung ausgebaut. Bestimmt hat Königshofen mit seiner Befestigungsanlage, die erst zwei Jahre vor Rückerts Tod geschliffen wurde, mit dem stattlichen Rathaus des 16.Jahrhunderts und mehreren sehenswerten Häusern am geräumigen Marktplatz, sowie dem schmiedeeisernen Brunnen (Ende 17.Jh.), den Amtmannssohn aus Oberlauringen beeindruckt. Auch den hohen Turm der Katholischen Pfarrkirche Mariae Himmelfahrt (1442-1502) wird Friedrich bestaunt haben. Freilich konnte er damals nicht ahnen, daß die Bürger der Stadt an der Fränkischen Saale rund 100 Jahre später bei Bohrungen auf Mineralquellen stoßen würden, so daß Königshofen zum Kur- und Badeort ausgestattet werden konnte.
In seinem Gedicht "Die Wanderschaft", schildert Friedrich Rückert humoristisch seine kindliche Erkenntnis:
"Schon in der Schule ward mir kund,
daß diese Welt ist kugelrund,
Und man kann sie umwandern
von einem Ort zum andern".

Die Wanderschaft.
"Der Wanderbursche wollte gehn
Aufs Wandern, um die Welt zu sehn,
Von Oberlaueringen,
Wie weit wird er es bringen?
  Bis Königshofen vor das Thor
  Hat er's gebracht und steht davor
  Und sieht aufs allerbeste,
  Die Stadt sich an, die Feste.
Die Festung hat ein Thor allein,
Um desto fester nur zu sein,
Daß Feinde, wenn sie kämen,
Nicht mehr als eins einnähmen.
  Der Wandrer wußt' es nicht zuvor,
  Er wandert' ein zum einen Thor
  Und wollt' hinaus zum andern
  In alle Welt nun wandern.
Doch weil die Stadt ein Thor nur hat,
So mußt' er durch das Thor der Stadt,
Zu dem er eingegangen
Nun auch herausgelangen.
  Er kommt hervor zum selben Thor
  Und steht und sieht und denkt davor;
  Das Land ist doch noch schöner
  Von dieser Seit' als jener.
Je weiter fort er geht ins Land,
Von Ort zu Ort er's schöner fand,
Stets heim'scher von Geberden
Die Gegend schien zu werden.
  Auf einmal blickt er unverwandt:
  Der Kirchturm dort ist mir bekannt,
  Und seine Glocken klingen
  Wie Oberlaueringen.
Schon in der Schule ward mir kund,
Daß diese Welt ist kugelrund,
Und man sie kann umwandern
Von einem Ort zum andern.

Ich habe sie von einem Pol
Zum andern nun umwandert wohl,
Und in der Heimat wieder
Leg´ ich mein Bündlein nieder.
Es war gethan in kurzer Frist,
Allein das größte Wunder ist,
Daß ich zur selben Seite,
Woraus ich zog, einschreite.
Wenn man mich nun zur Rede stellt,
Wo ich gewesen in der Welt?
Setz´ ich mich hintern Ofen
Und sag´ : in Königshofen."

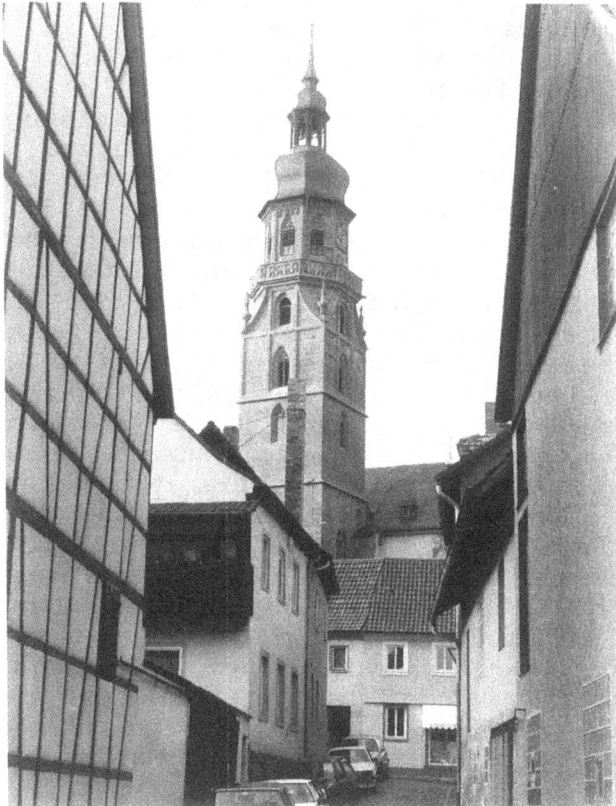

Bad Königshofen:Pfarrkirche Mariae Himmelfahrt

Würzburg

An der alten 1582 begründeten Julius Maximilians-Universität in Würzburg, der schönen fürstbischöflichen Residenzstadt am Main, begann Friedrich Rückert, nach erfolgreich bestandenem Abitur im Kurfürstlichen Gymnasium Gustavianum in Schweinfurt, am 9.November 1805 das Studium der Rechtswissenschaft, mehr auf Wunsch seines Vaters, denn aus eigenem Antrieb.

Der junge Mann wohnte mit zwei Komilitonen zunächst im Hause der Witwe Gedeck, in der Kapuzinerstraße Nr.34, also nicht weit vom Residenzplatz entfernt.

Schon wenige Tage nach Beginn der Vorlesungen erzählt Friedrich Rückert seinem ehemaligen Schweinfurter Schulkameraden und späteren Pfarrer in Gochsheim Lorenz Sixt (1789-1855) in einem Brief vom 18.November von seinem hiesigen Studentenleben und versucht in jugendlicher Offenheit seine Dozenten, die er von ihrer Gelehrtheit her noch gar nicht beurteilen kann, auf Grund seiner Beobachtungen zu charakterisieren, wobei er sicherlich auch karikiert:

"Wisse also, dass das Treibhaus unseres studierenden Kleeblattes, dessen Drittheil ich ausmache, nunmehr ganz wohl bestellt ist;wir sind bis itzt einig und gesund, nur dass Voit seit einigen Tagen über Unpässlichkeit **klagt,** welches aber bei ihm, wie auch Du vielleicht wissen wirst, so gar viel nicht zu bedeuten hat. Ich habe nun die Residenz-Universitätsstadt,in ihren vorzüglichsten Theilen kennen gelernt, und befunden,dass sie etwa ein wenig grösser als Schweinfurt sey. Auch die Professoren habe ich zum Theil kennen gelernt, und befunden, dass sie zwar grösstentheils wackere Männer sind, doch aber auch ihre Eigenheiten

und Fehler haben, die mir nicht behagen. Hufeland
(Gottlieb H. 1760-1817, Jurist) zum Beispiel ist
zwar einer von den modischen philosophischen Juristen,
auch ist sein Vortrag, wie sein Lehrbuch, gründlich;
doch hat er den Fehler, dass er sich nicht recht
deutlich und verstaendlich machen kann, wenigstens
würde ich ihn oft nicht begriffen haben, wenn ich
nicht aus den Beispielen, die er häufig zur Erläute-
rung anführt, seine Meinung errathen hätte. Auch
war mir seine Aussprache in manchen Stücken anfangs
unverstaendlich, zumahl durch die Versetzung des
r. Statt Begriff scheints, als spräche er Begirf;
statt betroffen - betorfen. Überdies vollendet er
oft seine Sätze nicht, und da entsteht dann zuweilen
eine Art von dem Gehack, dessen non plus ultra Dir,
wie mir bekannt ist. - Kleinschrot (Gallus Alois
Kaspar K. 1762-1824, Jurist) setzt oft den Daumen
vor den obern Theil seines Schädels, wackelt mit
dem Kopfe, und ist so erpicht auf seinen Lieblings-
schluss: Davon in der morgenden Stunde, mit dessen
Vollendung er sogleich vom Catheder herunter, aus
dem Lesezimmer in sein Wohnzimmer eilt (er liest
nemlich in seiner Wohnung) dass er ihn am vorigen
Sonnabend anwendete. Metz (Andreas M. 1767-1839,Philo-
soph) spricht döm, Systhöm statt: dem, Systhem, und
schnupft mir zuviel Tobak; übrigens aber gefällt
mir sein Vortrag sehr wohl. - In Professor Rückert
(Joseph Alois R. 1771-1831, Philosoph) habe ich einen
weit solideren Mann getroffen, als man ihn geschil-
dert, und an seiner Gemahlin ein weit alltäglicheres
- ja ungestalteteres Weib, als man sie mir gepriesen
hat.
Ich fand hier mehrere Academiker, als man, bey gegen-
wärtigen Umstaenden erwarten sollte. Prof. Mannert
(Konrad M. 1756-1834, Historiker u.Geograph) hat
ein so zahlreiches Auditorium, als er wegen der An-

nehmlichkeit seines Vortrags nur zu verdienen scheint.
Doch sind auch im Gegentheile manche Kollegien noch
nicht zu Stand gekommen, und manche werden gar nicht
zu Stand kommen. Unter erstere gehört das Naturrecht
bei Prof. Schmidtlein (Naturrechtler), Pandekten
bei Hufeland, auch Tacitus bei Martini (Christoph
David Anton M. 1761-1815, Theologe); doch hat dieser
letztere nun die verlangte Anzahl beisammen (ich
war ungefähr der achte, der sich unterzeichnete),
und wird also nächstens anfangen. Ich wünsche und
hoffe, dass der Inhalt und selbst die innere Form
seines Vortrags besser ausfallen möge, als es die
äussere Form desselben, wegen seiner Aussprache seyn
kann. Unter die letzteren gehören Goldmayers Vorlesungen über Litterärgeschichten und Andres (Andreas,
Philologe) Collegium über Sallust und Virgil, bey
welchem letzteren ich erst vor einigen Tagen der
erste war, der sich aufzeichnete.
Die Bibliothek besuche ich, so oft es mir möglich
ist, auch hat mir Prof. Rückert die Versicherung
gegeben, mir die nöthigen Creditivscheine auszustel-
len, um ein benöthigtes Buch aus derselben nach Hause
erhalten zu können."
In einem zweiten Brief an Lorenz Sixt, geschrieben im Dezember 1805, erfahren wir einige Kurio-
sitäten aus dem Leben des Studenten. Seine
Komilitonen sind Wilhelm Friedrich Handschuh
(1785-1846), später Pfarrer, und Voit, welcher
nicht näher vorgestellt wird..
So wurde bei einer Bücherversteigerung der
Endpreis mancher Werke herabgedrückt, da zuvor
jene Seiten, welche Schätzpreise enthielten,
vor der Anpreisung aus den Büchern herausge-
trennt wurden! Friedrich Rückert konnte zu
seiner Freude mehrere Bücher seines ehemaligen
Conrectors Johann Philipp Raßdörfer (1736-1802)

aus Schweinfurt ersteigern. - Ferner scherzt
er von seiner Eßlust:
"Ich rathe Dir demnach, erstens fein früh aufzustehen,
und nicht, wie Du gewöhnlich zu thun pflegst, bis
8 Uhr in den Federn zu verweilen; zweitens, welches
das Hauptmoment meiner Cur ist, soviel als möglich
Sauerkraut, selbst als Frühstück und Vesperbrod,zu
genießen. Dieß ist ein probates Mittel, dessen Wirk-
samkeit ich selbst empfunden habe...als ich nach
Schweinfurt auf die Schule kam, nahm meine Hypochondrie in demselben Grade ab, in welchem meine Eßlust
zum saueren Kraute sich vermehrte..."
Und weiter schildert er dem Kameraden, daß
"das viele Collegiengehen und Studiren meine Eßlust
bis Mittag so sehr steigert, daß ich nach dem Sauer-
kraute, wie man sagt, die Finger lecke."
Friedrich Rückert beschreibt in diesem Brief
auch die kalte Studentenbude zur Nachtzeit
und berichtet Neuigkeiten aus Würzburg:

"in einigen Minuten wird es 12 schlagen; da will
ich mich hurtig ins Bett schieben und die Augen fein
zudrücken, damit ich nicht der Mitternacht grauße
Geistergestalten erblicke, so wie ich itzt schon
den Athem meines Mundes sehe, welches von der Erkal-
tung des Ofens zeugt, und gleichfalls die Bettwärme
zu suchen rathet.
NB. Heute am Sonntag, sind aus dem Dom, wo das Militär-
depot ist, allerley diesem zugehörige Sachen mit
Wägen auf die Festung geschafft worden; auch Brod
und Wein werden dahin gebracht. Der Main treibt hier
sehr mit Eis. Schneit es oben bei euch eben so, wie
hier?
NB. Ganz sicher ist es auch, daß morgen hier in Wirzburg
die erste Ziehung zum Militärdienste vorgeht."
Im Sommer-Semester hörte Friedrich Rückert
Vorlesungen über Horez des Theologen Christoph

95

David Anton Martini (1761-1815), sowie ein Kolleg über griechische Mythologie bei dem Philosophen Prof. Johann Jakob Wagner (1775-1842). Jener weckte in dem jungen Studenten die Begeisterung zum Studium der Sprachen.
Die Ferien verbrachte Friedrich Rückert 1806 bei seinen Eltern in Rügheim bei Hofheim in Unterfranken.
Erst zu Beginn des Sommer-Semesters 1807 setzte Friedrich Rückert sein Studium in Würzburg fort. Prof. Johann Jakob Wagner dozierte über `Naturphilosophie´, der Jurist Gallus Alois Kaspar Kleinschrod (1762-1824) über `Kriminalrecht´. Zu dieser Zeit hatte der Student ein Zimmer beim Hofgerichtsrat Wolfgang Adam Merck (geb.1762) in der Plattnergasse gemietet, im Schutze des mehr als tausendjährigen Domes St.Kilian, eine der ältesten romanischen Kirchen Deutschlands.
Im Jahre 1807 war Johann Adam Rückert von Rügheim als Advocat und Amtmann dienstlich nach Seßlach versetzt worden. So verbrachte Friedrich diesmal die Sommerferien im neuen Elternhaus.
· Als der junge Student im Spätjahr 1807 nach Würzburg zurückkam, fand er in der Sandergasse 35 eine neue Bleibe. In diesem Haus Ecke Rotlöwengasse mit großen Gauben im steilen Dach, befindet sich in neuerer Zeit eine Buchhandlung. Rückert konnte hier schräg hinüberschauen zur ältesten Barockkirche Würzburgs:die 1662 erbaute Karmeliterkirche. Mit ihrer prächtigen Giebelfront zieht sie in der heutigen Sanderstraße alle Blicke auf sich.
Im Winter 1807/08 beteiligte sich Friedrich Rückert vorwiegend an juristischen Vorlesungen. So hörte er bei Wilhelm Joseph Behr (1775-1851)

`Lehnrecht´, bei Prof. Schmidtlein, Naturrecht-
ler, `Prozeß-Theorie´ und bei Prof. Metzger
`Polizeiwissenschaft in Verbindung mit dem
Polizeirecht´. Außerdem widmete er sich der
hebräischen Sprache bei Prof. Schlosser und
wendete sich somit entschiedener der in sich
fühlenden Berufung des Gelehrten der Sprachwissenschaften zu.
Nachdem Friedrich Rückert während des Sommer-
Semesters 1808 in Heidelberg `Staatsrecht´ bei
dem Juristen und Schriftsteller Karl Salomon
Zachariä von Lingenthal (1769-1843) studiert
hatte, sowie bei dem Philologen Heinrich Voss
d.J. (1779-1822) `Metrik´, reiste er in den
Ferien erneut nach Seßlach und kehrte vom Elternhaus im Herbst noch einmal an die Würzburger Universität zurück. Diesmal wohnte er bei
Herrn Lizentiaten Braunwart im sogenannten
`Kürschnerhof´ - nur wenige Schritte von seinem
zweiten Heim des Sommers 1807 entfernt. Durch
den Kürschnerhof - heute eine lebhafte Geschäfts-
straße mit vorwiegend nach dem Zweiten Weltkrieg
neu erbauten Häusern, einer beachtlichen Buchhandlung und einem großen Kaufhaus - fährt
die Straßenbahn. Doch neun Jahrhunderte überdau-
ernd, beherrscht die romanische Basilika, das
Neumünster, mit seiner wuchtigen Barockkuppel
über der pompösen Giebelfassade, nach wie vor
diesen einst stilleren Winkel der Würzburger
Altstadt.
Im Wintersemester 1808/09 belegte Friedrich
Rückert folgende Vorlesungen: `Weltgeschichte´
und `Staatswissenschaft´ bei Prof. Johann Jakob
Wagner, `Kirchenrecht´, bei Prof. Gregel;außerdem
interessierte er sich für ein Kolleg über den
damals sehr aktuellen `Code Napoleon´ bei Prof.
G.A.K.Kleinschrod.

In jener Zeit, da es überall in Deutschland
und Österreich gärte, Patrioten wie Fichte,
Arndt und Schleiermacher die Deutschen zur
Besinnung auf ihre Nation wachriefen und Erzherzog Karl von Österreich zum Kampf gegen die
das Land beherrschenden napoleonischen Truppen
ermunterte, wollte auch Friedrich Rückert,
wie zahllose Studenten, sich am Freiheitskampf
beteiligen, kehrte jedoch nach der Eroberung
Wiens im Mai 1809 in die neue Heimat der Eltern
zurück. Der Vater war vor kurzem als Rentbeamter
in das schöne alte Städtchen Ebern im Baunachtal
versetzt worden.
Im Herbst 1812 hatte der Großherzog von Frankfurt am Main, Karl Theodor von Dalberg (1744-
1817), Friedrich Rückert auf Empfehlung des
Direktors Dr. Johann Schulze (1786-1869) als
Professor an das Hanauer Gymnasium berufen.
Rückert reiste zwar damals in die Brüder-Grimm-
Stadt am Main, verließ Hanau jedoch Ende Januar
1813 fluchtartig, ohne die Dozentenstelle ange-
treten zu haben.
Der junge Dichter hielt sich zunächst bei seinem
Jugendfreund Pfarrer Johann Peter Bundschuh
in Bonnland auf und lebte einige Zeit des
Frühjahrs auch in Würzburg, wo er u.a. Begeg-
nungen mit dem Juristen Wilhelm Merck (1790-
1857) und Minister Johann Michael von Seufferth
pflegte. Letzterer scheint sich damals schon
für Friedrich Rückerts "Geharnischte Sonette"
erwärmt zu haben, von denen wahrscheinlich
die ersten in jenen Wochen hier in der Bischofs-
stadt wie auch auf der Bettenburg bei seinem
Freund Christian Freiherr von Trußseß-Wetzhausen
(1755-1826) entstanden sind, ehe er ins Elternhaus nach Ebern zurückkehrte.

98

Aus: "Geharnischte Sonette"

"Ihr Deutschen von dem Flutenbett des Rheines,,
Bis wo die Elbe sich ins Nordmeer gießet,
Die ihr vordem ein Volk, ein großes, hießet,
Was habt ihr denn, um noch zu heißen eines?
    Was habt ihr denn noch großes Allgemeines?
    Welch Band, das euch als Volk zusammenschließet?
    Seit ihr den Kaiserscepter brechen ließet,
    Und euer Reich zerspalten, habt ihr keines.
Nur noch ein einziges Band ist euch geblieben,
Das ist die Sprache, die ihr sonst verachtet;
Jetzt müßt ihr sie als euer einziges lieben.
    Sie ist noch eur, ihr selber seid verpachtet;
    Sie haltet fest, wenn alles wird zerrieben,
    Daß ihr doch klagen könnt,wie ihr verschmachtet."

"Vom Himmel laut ruft Nemesis Urania;
Auf, denn heut´ soll die Löwenjagd beginnen;
Das Frührot blutet! Auf, ihr Jägerinnen,
Auf, erste Schützin meines Hains, Germania!
    Auf, Russia! auf, Borussia! auf, Hispania!
    Doch nein, euch ruf´ ich nicht,ihr steht schon
                                    drinnen;
    Du Austria, schau´ nicht müßig von den Zinnen!
    Was säumst du,Suecia? Was entweichst du, Dania?
Auf, Jägerinnen, in vereintem Heere!
Der Löw´ , der meine Herde frißt, soll bluten,
Mischt euer Feldgeschrei, mischt eure Speere!
    Fortgeißeln sollen heut´ ihn eure Ruten
    Vom festen Land, und will er fliehn zum Meere,
    So treff´ ihn Albions Dreizack aus den Fluten!"

Rügheim

Rügheim, heute Teilgemeinde der Stadt Hofheim in Unterfranken, am Rande des `Naturparks Haßberge´ im Nassachtal gelegen, wurde 814 erstmals in einer Schenkung an das Kloster Fulda als "Rugiheimono" erwähnt.

Die Evangelische Pfarrkirche stammt im Kern aus dem 15.Jahrhundert,ihr Turm mit der barocken Laternenhaube wurde im 18.Jahrhundert ausgebaut. Ein früheres Gotteshaus war die Mutterkirche für fast alle Kirchen der Nachbargemeinden. Diese einstige Bedeutung des Ortes drückt sich auch darin aus, daß Rügheim in der Gegenwart weiterhin Dekanatsitz ist.

Da Friedrich Rückerts Vater 1806 als Territorialcommissair nach Rügheim versetzt worden war und Friedrich als Student in den Ferien seine Eltern besuchte, ist es anzunehmen, daß er am Gottesdienst in der Rügheimer Pfarrkirche teilnahm. Sicherlich kannte er auch das alte Schloß noch, welches jahrhundertelang den Herren von Rügheim: den Füchsen von Bimbach und Dornheim gehörte, und das erst 1816 - als Rückert schon Redakteur des Cottaschen "Morgenblatts für gebildete Stände" in Stuttgart war - auf Abbruch verkauft wurde. Die Schloßmühle an der Nassach erinnert noch heute daran.

In einem Brief .vom 10.März 1863 antwortete Friedrich Rückert aus Neuses dem Seilermeister Michael Schad (1806-1874) in Schweinfurt,welcher den Dichter nach dem Wohnhaus der Eltern in der freien Reichsstadt fragte:

"Auch ist mir, als ob nach meines Vaters Abzug nach Rügheim als Districtskommissar, H[err Philipp] Weinich [1772-1834, Rektor der Gewerbeschule in Schweinfurt]

100

selbst dessen Haus gekauft habe; doch will ich das
nicht für gewiß behaupten..."
Leider war gegenwärtig weder das damalige Wohnhaus der Eltern Rückert in Rügheim feststellbar,
noch der Amtssitz Joohann Adam Rückerts. Denkbar
ist aber, daß der Vater im schmucken Fachwerk-
Rathaus von 1544 (Ende des 20.Jhs. Sitz der
Raiffeisenbank) tätig war..
In Gesprächen mit einem der ältesten Dorfbewoh-
ner, Herrn Gustav Koch in der Pfalzstraße,mit
dem ehemaligen Bürgermeister Grasser und dem
Diakon der alten Dorfkirche, mußten wir leider
erfahren, daß in Rügheim keine Stätte der Erinnerung an Friedrich Rückert bekannt ist.
Vermutlich lernte Friedrich Rückert schon in
den Rügheimer Jahren 1806/07 Christian Freiherr
von Truchseß-Wetzhausen, Schloßherr der Bettenburg, kennen und schätzen, mit welchem ihm
fortan eine herzliche Freundschaft verband.

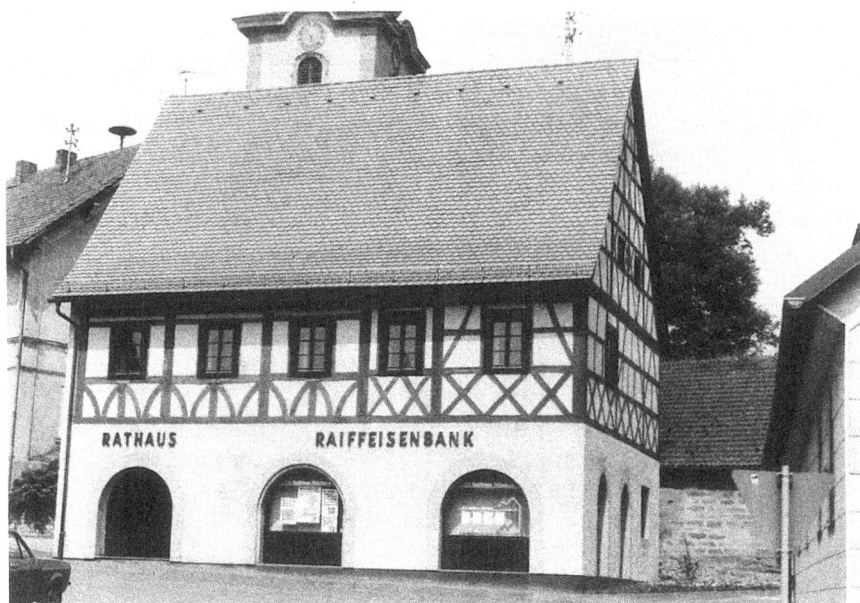

Rügheim: Rathaus

Seßlach

In den Sommerferien des Jahres 1807 kam der
Würzburger Student Friedrich Rückert in das
kleine, schon zu Karl des Großen bekannte Städtchen Seßlach im Rodachtal, wo seine Eltern nun
wohnten. Von Rügheim bei Hofheim in Unterfranken
war der Vater Johann Adam Rückert dienstlich
als Advocat und Amtmann in das auch heute noch
von Mauern umgürtete und nur durch mittelalterliche Stadttore zugängliche malerische Kleinod
fränkischer Baukunst versetzt worden.
Im damaligen Amtsgericht, ein Renaissanceschlöß-
chen mit Treppengiebel, erbaut Ende des 17.Jahr-
hunderts, am Maximiliansplatz, war des Vaters
Dienststätte. Damals war geplant: Anläßlich
der Wiederkehr des 200. Geburtstages des Dichters hier eine Gedenktafel anzubringen, sagten
uns die freundlichen Schusterleute in der Gasse
hinter dem Geyersberger Tor.
Doch wohnten die Rückerts am Kopfe des Marktes,
in einem würdevollen Hause mit Fachwerk-Oberge-
schoß, breitem Tor und Freitreppe. Vielleicht
stand auch damals schon die Pumpe daneben.Heute
hat der Bürgermeister in diesem Bau von 1558
sein Domizil.
Benachbart stehen das Fachwerk-Rathaus des
16.Jahrhunderts, mit großer barocker Freitreppe,
darauf ein stolzer Löwe mit Wappen hockt, und
der Gasthof "Zur goldenen Krone".
Von den zahlreichen schönen Häusern der Stadt
seien stellvertretend die beiden Wirtshöfe
am Maximiliansplatz erwähnt: der Gasthof "Roter
Ochse" trägt die Jahreszahl 1489, die Bierwirt-
schaft Reinwand stammt in dieser Statur aus
dem Dreißigjährigen Krieg, war jedoch schon

102

Jahrhunderte früher als Gasthaus bekannt. Betrachten wir noch die gotische Katholische Pfarrkirche St.Johannes des Täufers. Schräg zur Straße thront sie als Mittelpunkt des Ortes, ein wuchtiger Hallenbau mit verjüngtem Chor und angebautem Turm, welcher einen schlanken, spitzen Schieferhelm trägt.

Verlassen wir Seßlach nach Südosten durch das Geyersbergtor von 1343, erreichen wir nur wenige Schritte von Mauer und Graben entfernt, eine kleine Gedenkstätte für Friedrich Rückert vor einem Waldhang: das "Rückert-Gärtchen", das der hiesige Verschönerungsverein zu Ehren des Dichters anlegen ließ. Vielleicht hat er hier gern verweilt, unter den Linden beim Bildnis der Schmerzensmutter, getragen von einer weinumrankten Säule. Vielleicht schrieb er hier sogar Gedichte, denn während seiner Seßlacher Aufenthalte bei den Eltern in den Jahren 1807-1809 entstanden seine ersten lyrischen Verse.

Hinter diesem Idyll der Ruhe und Erholsamkeit steigt ein Pfad hinan zum Schloß Geyersberg.Der breite aus mächtigen Steinen gefügte Hauptbau mit dem wuchtigen zinnengekrönten Turm, stammt im Kern noch aus dem 17.Jahrhundert. Doch deuten Reste früherer Bauepochen darauf hin, daß Burg Gyirsberg schon seit dem Hochmittelalter die Aufgabe hatte, "Sezzelaha" (Seßlach)zu schützen. Jahrhundertelang waren die Lichtensteiner, jene Adelsherren, deren Stammburg bei Ebern über dem Baunachtal steht, die Besitzer des Schlosses. Seit 1960 befindet sich ein Restaurant im Südtrakt.

Friedrich Rückerts Augen bot sich Schloß Geyersberg noch anders dar, als wir es heute wahrnehmen, denn nicht nur der letzte Lichtensteiner

Ludwig von Lichtenstein, ließ es 1818 (rund ein Jahrzehnt nach Rückerts Aufenthalt in Seßlach) erneuern, bevor er es verkaufen mußte, sondern der neue Burgherr Heinrich August Bernhard von Pawel-Rammingen verfügte vier Jahre später den Abbruch der östlichen Schildmauer, des Tores und der Zugbrücke, sowie das Einebnen des Grabens.

Bemerkenswerter als das Schloß selbst, ist für unser literaturhistorisches Interesse jedoch ein ziegelroter Turm mit Treppengiebeln, welcher etwa 1/4 Km von Geyersberg entfernt, nahe der Straße nach Watzendorf (südöstlich) in einem Hain steht. Eine Sage erzählt, daß die Tochter eines Lichtensteiner Burgherren sich im Walde verirrte und in größter Not erst durch das Läuten eines Glöckchens den Weg nach Hause fand. Aus Dankbarkeit für diese glückliche Heimkehr habe der Vater diesen Turm mit einer Glocke erbauen lassen, welche allabendlich beim Dämmerschein durch ihren Klang den Menschen das Finden des richtigen Weges aus Waldeinsamkeit erleichtern helfen sollte.

Friedrich Rückert schenkte uns mit seiner Ballade vom "Irrglöcklein" eines seiner schönsten Vers-Epen:

Das Irrglöcklein
Ortssage von Seßlach
"Der Tag verlischt, es senket grausend
Die Nacht vom schwarzen Himmel sich,
Und Nebelwinde streichen sausend
Durch Waldesgründe schauerlich;
Das Fräulein irrt mit bangem Schweigen
Allein auf ungebahnten Steigen.
    Sie schreckt das Rauschen jedes Blattes,

104

Sie schreckt des eignen Fußes Tritt;
Es leuchtet aus der Luft kein mattes,
Kein bleiches Sternlein ihrem Schritt;
Sie irrt mit jedem neuen Schritte
Nur tiefer nach des Waldes Mitte.
Da drehet sich vor ihren Blicken,
Im leichten Tanz am schwarzen Moor,
Sie mit Verderben zu bestricken,
Der Waldesgeister reges Chor;
Sie lassen düstre Flammen glühen,
Um täuschend sie hinab zu ziehen.
Sie scheinen Lichter niedrer Hütten,
Sie scheinen fern und sind ihr nah´;
Sie treibt sich an mit schnellen Schritten,
Sie fliegt hinzu, schon ist sie da;
Schon ist sie da! und freudig sehen
Die Argen sie am Abgrund stehen.
Schon will sie in die Tiefe gleiten,
Da ruft sie´s an aus tiefem Wald;
Ihr ist, als wenn ein fernes Läuten
Ihr rückwärts in die Ohren schallt;
Sie wendet sich halb froh, halb bange
Und horcht dem wunderbaren Klange.
Und vor dem Klang in Luft zerflogen
Sind alle Flämmlein fort im Nu;
Sie wandelt mächtig angezogen
Dem wunderbaren Klange zu;
Er führt sie weit auf Weg und Stegen
Und endlich aus des Walds Gehegen.
Und dämmern siehet sie die Häuser
Des Weilers aus der Ferne schon;
Da klingt es leis´ und immer leiser,
Und gar verklungen ist der Ton;
Schnell mit andächtiger Geberde
Senkt betend sie das Knie zur Erde.
Sie weinet frommen Dankes Thränen,

Ihr Haupt verhüllend ins Gewand,
Den Rettern, die mit leisen Tönen
Sie riefen von des Todes Rand;

Dann will sie freudig aufwärts schauen
Und sieht den Tag im Osten grauen.
Und sieht mit rotbestrahlten Zinnen
Auf fernem Berg ihr hohes Schloß;
Sie rafft sich auf und eilt von hinnen
In ihres bangen Vaters Schoß.
Mit Staunen aus der Tochter Munde
Hört er die wundervolle Kunde.
Dann baut er auf derselben Stelle,
Allwo sein Kind sich wiederfand,

Ein kleines Türmlein und Kapelle
Mit Schieferdach und Mörtelwand;
Und in des Turmes höchstem Stocke
Hängt hellen Klanges eine Glocke.
Und bei des Abends ersten Sternen
Schlägt hoch im Turm das Glöcklein an,
Durchhallt des Waldes weite Fernen
Und ruft den irren Wandersmann;
Er folgt getrost mit sichern Schritten
Dem Rufe zu des Weilers Hütten.
Das Glöcklein hängt in der Kapelle
Dreihundert Jahr und drüber schon,
Und immer klingt es klar und helle,
Und immer heller wird sein Ton.
Es heißt, zu seiner Stiftung Kunde,
Irrglöcklein bis auf diese Stunde.

Die Bettenburg

Nordöstlich von Hofheim, dem schmucken unter-
fränkischen Städtchen, thront auf dem langgestreckten Höhenzug der Haßberge - ein Gebirge,
das wie ein freundlicher Wächter die weite
fruchtbare Hügellandschaft zwischen Maintal
und Thüringen überschaut - die Bettenburg,seit
1343 Adelssitz der Truchsesse von Wetzhausen.
Nach der Zerstörung im Bauernkrieg wurde das
Schloß im Grünen auf dem Kamm neu errichtet
und zieht seitdem schon aus der Ferne die Blicke
auf sich, wurde zum Wahrzeichen des Haßgaues.
Schon im Mittelalter stand auf dem Haßbergpla-
teau eine Wehrburg, da dieses hier durch eine
Senke einen natürlichen gutgeeigneten Pfad
über das Gebirge und somit einen wichtigen
strategischen Platz bot. Besitzer der alten
Bettenburg waren die Grafen von Andechs-Meran,
die sie vom Hochstift Bamberg zu Lehen erhalten
hatten, aber Mitte des 13.Jahrhunderts nach
einem Erbfolgekrieg an die Henneberger verloren,
Berühmt wurde die Bettenburg - weit über ihre
heimatliche Region hinaus - in den Jahrzehnten
um die Wende vom 18. zum 19.Jahrhundert, als
in ihr Christian Freiherr Truchseß von Wetzhausen residierte, eigentlich Offizier. Er war
ein gebildeter, sensibler Mensch, der in seinem
Schloß, wie im benachbarten Englischen Garten
mit Geist, Herz und Hand stets bemüht war die
Künste zu fördern und sie in Harmonie mit der
Natur und Landschaft zu verbinden.
Ein Gang zur Bettenburg erfolgt am besten entweder von den Pensionen "Forellen-Hof" und "Burg-
blick" im Süden, bergauf zwischen Eichen, Wild-
kirschen, Ahornbäumen und Holunderbüschen,

oder vom östlich schon auf der Haßberghöhe
gelegenen Dörfchen Manau.
Zur Osterzeit wählten wir den Manauer Feldweg.
Der Wind blies kalt, aber frühlingsfrohe Lerchen
tirilierten, stiegen hoch in den Sonnenhimmel.
Schlüsselblumen leuchteten auf den Wiesen;
am Waldsaum blühten roter Lerchensporn und
Frühlingsfeigwurz. Bedingt durch den Karfreitag
war es feierlich still im Park und Schloßhof.
Nach dem die Bettenburg nach dem Zweiten Weltkrieg ein beliebtes Restaurant war, befindet
sich nun eine "Therapeutische Einrichtung
der Drogenhilfe Tübingen" im Schloß. Den Fahrweg
bis zum Tor säumen mächtige Kastanien. Wir
betrachteten den geräumigen Hofplatz und den
Palas des nach dem Bauernkrieg im fränkisch
freien Mischstil aus Spätgotik und Renaissance
neuerbauten Schlosses und gedachten dabei jenes
romantischen Ritters.
Wir umschritten die alte Burganlage, erkannten,
daß in jüngerer Zeit einige Dächer mit hübschen
roten Schindeln neu gedeckt wurden... Vorbei
an den Wirtschaftsgebäuden - teilweise mit
Fachwerk-Obergeschossen - Ställen und dem Hüh-
nerhof. Das aus Natursteinen gefügte Mauerwerk
der Burg wurde stellenweise mit Ziegeln ausge-
flickt. Gut gefallen uns die geschweiften Volu-
tengiebel, der mit graziöser Schieferhaube
der Renaissance verzierte runde Treppenturm
und der prächtige Erker auf der Rückseite der
Burg, gegenüber einer stattlichen alten Eiche.
Jenseits der Straße (westlich), welche von
Hofheim nach Manau und weiter ins Baunachtal
führt, finden wir noch heute den im ausklingenden 18.Jahrhundert unter Christian Freiherr
Truchseß von Wetzhausen im englischen Stil

von Gartenarchitekt Hirschfeld und Landschafts-
gärtner Schwarzkopf angelegten Garten, welcher
freilich in den mehr als 150 Jahren nach dem
Tod des "letzten Ritter Frankens" von der Natur
zurückerobert wurde und längst Teil des Bettenburger Waldes geworden ist. Dennoch ist es
lohnenswert diesen Landschaftsgarten und Dichterhain zu besichtigen - allein schon im Gedenken an Friedrich Rückert, der hier gewiß oft
mit seinem Freund, dem Truchseß, hier `lustwan-
delte´ - besonders aber nach der 1982-1984
erfolgten Erneuerung durch Maximilian Freiherr
Truchseß von Wetzhausen, unter tatkräftigen
Mitwirkens des Bayerischen Staatsministeriums
für Unterricht und Kultus, der Bundesanstalt
für Arbeit des Landkreises Haßberge, des Naturparks Haßberge e.V. und der Stadt Hofheim,sowie
des Bezirks Unterfranken.
Eine Tafel am Parkplatz weist darauf hin, daß
das Betreten des Geländes auf eigene Gefahr
geschieht, Reiten· verboten ist und Hunde an
der Leine zu führen sind...
Abgesehen vom Eintritt in den Landschaftsgarten
- wenige Schritte vom Parkplatz entfernt -
oberhalb der Kapelle, lohnt sich auch der Spaziergang gegenüber des kleinen trüblehmigen
Sees mit seinen hellgrünen Wasserlinsen-Inseln
auf der anderen Straßenseite in den Wald hinein,
wo im feuchten Grund manche hübsche Pflanze
wächst. Der nach längerer Regenzeit am Anfang
aufgeweichte Boden wird bald von neuangelegten
Treppen und grusbestreutem Pfad abgelöst. Er
führt zur ersten noch erhaltenen Gedenkstätte
jenes einst berühmten Parkes, zum "Denkmal
der Geschwisterliebe", ein Ahnenstein der Truchsesse von Wetzhausen, eine Säule mit Medaillons,

die durch Ketten miteinander verbunden sind und Namen der Mitglieder des Geschlechts mit Geburts- und Todesjahr nennen.
Über eine Holzbrücke gelangen wir zur oben genannten "Totenkapelle". In ihr erinnern Gedenktafeln an Persönlichkeiten, die um 1800 lebten, u.a. auch Georg Herzog von Sachsen-Weimar. Nachdem sich die Kapelle längere Zeit in einem baufällig-häßlichem Zustand befand,erhielt sie nun eine Holzverkleidung ·und wurde farbig getüncht. ·
Unter den Linden, Eichen, Fichten und Hainbuchen blühen Goldnesseln, Sauerklee, Anemonen und Maiglöckchen. Wieder überschreiten wir ein Holzbrückchen und kommen àn einem Immergrünteppich vorüber zu einem Obelisk, dessen Blattverzierungen zum Teil Gesichtern ähneln. Linker Hand an ihm vorbei, erreichen wir bald das Ehrenportal für zwei wackere Ritter, die sich für Recht und bessere Lebensbedingungen der Armen und Schwachen einsetzten: Götz von Berlichingen (1480-1562) und Franz von Sickingen (1481-1523).
Die Gedenkschrift für diese edlen Männer lautet:
"Mit eurem Zeitalter ihr Edlen!
lief
eine große glänzende Periode
in der Geschichte des deutschen Adels
zu Ende.
Und wo ist der Forscher?
der uns sagt:
wie unser Zeitalter sich enden wird.
·im Sommer 1793."

Kehren wir zur Wegsäule (Obelisk) zurück, kommen wir nach wenigen Schritten (links) zum "Hutten-

110

Denkmal", ein Tempelchen mit Treppengiebeln.
Der Obelisk in der Mitte ist mit Harfe, Wappen
und Lorbeerkranz geschmückt und "den Mannen
Ulrichs von Hutten" gewidmet.
Wenig später nähern wir uns einer poetischen
Weihestätte: dem "Minnesängerplatz". Eine breite
Freitreppe führt zum Plateau mit Steinbänken.
Die Staffelgiebelwand zeigt Minnesänger mit
Harfen und Edelleute, die ihren Liedern lau-
schen. Wir lesen die Inschrift:
    "Kehrst du nicht mehr wieder,
    Alte Ritterzeit?
    Zeit der Minne-Lieder!
    Zeit der Biederkeit!
    Wollt nur deutsche Brüder
    Und sie wird erneut."
Und daneben steht geschrieben:
    "Jung sind wir
    Jung waren wir
    Jung bleiben wir
    Zur ewigen Jugend erwachen wir - "
Begleitet wird der Spruch beidseitig von den
Namen W.von Truchseß und C.von Schuler.
Wir sind begeistert und beeindruckt von diesem
ungewöhnlichen Park mitten in der Waldeinsamkeit, der von edler Gesinnung, von der Liebe
zu künstlerischem Wollen und Gestalten seines
Begründers zeugt. Besonders erfreute uns, daß
nach einer Zeit des Verfalls dieser Kulturdenk-
mäler die Wiederinstandsetzungsarbeiten einge-
leitet wurden.
Ein paar Schritte südlicher finden wir die
künstlich angelegte Ruine, "Altenburg" genannt.
Im Bau einer künstlichen Ruine kann ich allerdings keinen Sinn wahrnehmen, denn: so wichtig
und richtig es ist, ein Bauwerk, das zerstört

wurde, bestmöglich als Zeichen der Kunst und
Kultur einer bestimmten Epoche der Menschheit
zu erhalten, so widersinnig erscheint es mir:
willkürlich einen Bau zu errichten, der eine
Zerstörung vortäuschen soll. Doch müssen wir
wohl die Auffassung der Romantiker zu begreifen
versuchen und dürfen diese Dinge nicht allein
mit dem Maß des Kunstverständnisses und den
wohl realistischeren Ansichten unserer Zeit
beurteilen, zumal wir Menschen in der zweiten
Hälfte des 20.Jahrhunderts durch die furchtbaren
Zerstörungen im Zweiten Weltkrieg zu nüchterne-
rem Urteil kommen müssen als jene die begannen
die Schönheit vergangener Zeiten überhaupt
erst richtig zu erkennen und zu erfassen.
In einer Nische der "Altenburg" entdeckten
wir den nachdenklich stimmenden Vers, an den
vier Ecken von römischen Zahlen punktiert,welche
das Jahr der Niederschrift festhalten (= 1811):

M "Könnt ihr im Panzerhemd nach Ritterart   D
   Die alte deutsche Kraft nicht mehr beweisen? -
   Doch Heil war in der Zeit von Eisen
ℂ Ein altes Deutsches Herz bewahrt."   XI

Vielleicht wird mancher Wanderer beim Durch-
streifen des Dichterhains noch andere Gedächt-
nisstätten entdecken, die nicht wie die "Einsie-
delei" verschwunden oder wie der "Freundschafts-
platz" nicht mehr festzustellen sind.
Auf den Fahrweg zurückgekehrt - er ist hier
gleichzeitig der "Friedrich Rückert-Weg" -
schreiten wir etwa 1/2 Km in westlicher Richtung
(links), bis wir bei einer Holzhütte die Wegwei-
ser "Huttenberg", "Löwental" und "Fuchsbau"
sehen. Hier zweigt links ein Waldpfad ab,welcher

zum sogenannten "Dichterhaus" in einem lichten Laubwald, abseits des oben beschriebenen Parkes, führt.

War bislang der Anblick des Gebäudes beklagenswert, so erwartete uns im April 1992 eine erfreuliche Überraschung: Das "Dichterhaus"strahlte nun in hellen Farben und hatte ein neues Dach bekommen. An den getünchten Innenwänden liest der Gast nun lyrische Texte von Dichtern jener Zeit,da der Truchseß mit Friedrich Rückert hier spazierten, u.a. von Friedrich Schiller und dessen Freund Karl Philipp Conz. Schön und beglückend ist noch immer der Blick durch die Fensterhöhlen in das sonnendurchstrahlte Grün. Vögel zwitschern und ein Hauch jener Zeit, da von edlem Wollen und Denken beseelte kunstsinnige Menschen hier hausten, wirkt auch weiterhin wie ein Gruß aus romantischer Vergangenheit herein in unsere Tage.

Christian Truchseß von Wetzhausen war nicht nur ein Freund der Kunst und der Natur, sondern auch ein bedeutender Obstzüchter, unter anderem sorgte er für die Veredelung und Verbreitung der Kirschbäume in Franken -, so ist es nicht verwunderlich, daß er seinen Landschaftsgarten möglichst naturgemäß gestalten ließ. "Kultivierte, aber nicht vergewaltigte Natur", lautete sein selbstgewählter Grundsatz. Und sein Wille war es auch, daß dieser Park nicht nur dem Gutsherrn, seiner Familie und deren Gästen zur Freude und Erholung diente, sondern mauer- und zaunlos blieb und jedermann darin spazieren gehen durfte. Wie sehr Christian Dietrich wirklich sein Volk liebte, beweist, daß er wünschte, "Unter seinen Bauern" auf dem Manauer Friedhof begraben zu werden.

Unter des Truchseß' Gästen befanden sich die Komponisten Ludwig Spohr und Albert Methfessel sowie bedeutende Dichter wie Jean Paul, Gustav Schwab, Heinrich Voß, De la Motte Fouqué und insbesondere Friedrich Rückert, für dessen Dichtungen sich der Burgherr lebhaft interessierte und stets bemüht war, dem jüngeren Freund mit Rat und Tat zu helfen. Dieser geistesadlige Freundeskreis ging als **"Bettenburger Tafelrunde"** in die Kulturgeschichte ein. Selbst Goethe und Schiller sprachen voller Anerkennung von dem gütigen, die Künste fördernden Landedelmann.

Es ist denkbar, daß Friedrich Rückert schon während seiner Semester-Ferien 1806 - damals als Würzburger Student - vom Elternhaus in Rügheim, hinüber zur Bettenburg wanderte und den Truchseß kennen lernte. Und vermutlich hat der junge Dichter in seiner Krisenzeit des späten Winters 1813, nachdem er die ihm anvertraute Dozentenstelle im Hanauer Gymnasium Hals über Kopf verlassen hatte und bei Pfarrer Bundschuh in Bonnland erstes Verständnis für sein Handeln und Freundeshilfe gewährt bekam, von hier aus, wie vom nahen Würzburg, wo er sich vorübergehend aufhielt, Christian Freiherr Truchseß von Wetzhausen aufgesucht und im Kreis ihm wesensvertrauter Persönlichkeiten der "Bettenburger Tafelrunde" zu sich selbst zurückgefunden.

Doch schon 1808, als Karl August Freiherr von Wangenheim, württembergischer Kultusminister und späterer Abgeordneter des Frankfurter Bundestages (1773-1850), zur Bettenburg kam und Friedrich Rückert kennen lernte, war dieser schon Mitglied der "Tafelrunde". Von Wangenheim

114

verband sowohl mit dem Truchseß, wie später auch mit dem Dichter, eine herzliche Freundschaft.

Christian Truchseß war von Anfang an an den Dichtungen des jungen Freundes lebhaft interessiert, bemühte sich um ihn und versuchte ihm weiterzuhelfen. In einem Brief vom 24. Oktober 1814 Friedrich Rückerts an Friedrich de la Motte-Fouqué hören wir davon:

"Schon lange stand es wie ein lichter Punkt der Hoffnung vor mir, einmal als Jünger der Kunst Sie, den Meister begrüßen zu dürfen.Daß dies durch die Vermittlung meines väterlichen Freundes von der Bettenburg jetzt mir möglich geworden, verdank' ich diesem fast eben so sehr, als daß er überhaupt mich mit meiner Poesie vor die Augen der Welt zu bringen unternommen hat. Ich fühle, daß es etwas ganz anderes ist, bei seinen Bestrebungen richtende Blicke der Besten seines Volkes um sich her offen zu wissen, als einsam für sich allein mit seinen Träumereien sich zu umspinnen. Es ist das ein verpflichtendes, heiligendes Gefühl,das ich hier nicht genügend auszusprechen vermag.

Truchseß hat mich wissen lassen, wie Sie meine deutschen Gedichte aufgenommen haben. Ich heuchle keine Bescheidenheit, wenn ich sage: Recht erwogen, begreife ich nicht, wie Sie, aus dem Mittelpunkt, nicht nur einer eigenen unbegränzten poetischen Welt, sondern auch eines so gewaltig bewegten öffentlichen Lebens Ihres Volkes so stark theilnehmend herausblicken können auf das, was ich zu bieten vermag, was ja gewiß die Spuren an sich tragen muß von meiner so sehr nebenausgeschobenen äußeren Lage, die an den Herrlichkeiten der Zeit auch nur den entferntesten Antheil zu nehmen, mich verhindert hat...

Sie haben verheißen, über die deutschen Gedichte öffentlich zu sprechen, und vielleicht ist es schon

geschehen, wenn Sie der Brief erreicht. Allerdings, obgleich schon mehrere Beurtheilungen davon erschienen sind (von denen ich in meiner Einsamkeit fast nur das Dasein erfahren habe), so werde ich mich doch erst dann in´s Publikum eingeführt betrachten, wenn es von Ihnen wird geschehen sein...
Nun aber muß ich schon wieder Truchsessens Namen als Schild vorhalten, daß Sie mir einen neuen Angriff auf Ihre Güte nicht abschlagen können. Der gute liebe Alte, der nun einmal meine junge Poesie zu seinem Pflegekinde gemacht hat, will, ich soll Sie um einen Verleger bitten für ein neues Werk, dem zum Erscheinen weiter nichts fehlt, als ein solcher. Sie müssen sich demnach gefallen lassen, daß ich Ihnen, so gut ich kann, eine Skizze gebe von dem, was es ist. Es soll den Titel führen: Kranz der Zeit, oder vielleicht auch: Eiliger Kranz der Zeit; und ist im Ganzen eine ähnliche Zusammensetzung wie die zwölf Spott- und Ehrenlieder..."
Bei einem Aufenthalt im November 1813 beim Truchseß schrieb Friedrich Rückert einen Teil seiner "Kriegerischen Spott- und Ehrenlieder", denen in den folgenden beiden Jahren weitere ironische, pathetische, ja zum Teil schwulstische politische Verse folgten, die mehr aus dem Geist der damaligen Zeit begriffen werden müssen, als daß sie sonderlichen dichterischen Wert besitzen. Folgendes Beispiel möge genügen:
"An die Widersacher des deutschen Steins

Ihr seid gewiß nicht echtes deutsches Gold
Und scheut euch vor der Probe,
Weil ihr davon durchaus nichts hören wollt,
Daß man den Prüfstein lobe.

Den, der den Busen hat voll Eisenerzen,
Zieht der Magnetstein an;

Ihr habt gewiß nur Kot in euren Herzen,
Weil er nicht ziehn euch kann."

Im Frühjahr 1814 lernte Friedrich Rückert auf
der Bettenburg den verwittweten Theologen Chris-
stian Hohnbaum (1747-1825) kennen und schätzen,
den er später wiederholt in dessen Haus in
Rodach besuchte.
Auf dem Schloß wurden natürlich nicht nur ständig hochgeistige Gespräche gepflegt, sondern
die Herren - und · hierzu gehörte auch der in
Bundorf lebende Bruder des Burgherrn, Gottlob
Freiherr von Truchseß-Wetzhausen (1750-1829)
- spielten gern öfters eine lange Partie "Wist".
Friedrich Rückert erzählt Friedrich de la Motte-
Fouqué in seinem Brief vom 5.Januar 1815 u.a.
davon:
"Auf der Bettenburg, wohin ich gleich zum guten Anfang
des neuen Jahres wieder einmal habe wandern müssen,
bin ich durch so vieles so lebhaft an Sie erinnert,
daß ich trotz der Bedenklichkeit, noch nicht zu wissen, wie Sie meinen ersten Brief aufgenommen, schon
einen zweiten schreiben muß; und zwar würde es ein
recht weitschichtiger geworden sein, da gestern der
ganze Tag zum Schreiben und Abschreiben bestimmt
war. Da ist aber gestern Morgen der Bruder des Burgherrn, Ritterrath von Truchseß, der zwei Stunden
von hier in den Bergen in Bundorf wohnt, zu seinem
allwöchentlichen Besuch hierher gekommen, und da
hat es eine lange Wistpartie gegeben, wobei ich an
Lothario und Jarno im Meister gedacht habe." ["Wilhelm
Meisters Lehrjahre", von Goethe.]
Durch Superintendent Hohnbaum erfuhr Friedrich
Rückert, daß Johann Friedrich von Cotta (1764-
1832), einer der damals bedeutendsten Verleger,
in Stuttgart, bereit war, den "Kranz der Zeit"

in seinem Verlag herauszugeben. Der glückliche
Dichter bedankte sich am 27.April 1815:
"Durch Herr Superintendent Hohnbaum in Rodach bin
benachrichtigt, daß Ew. Wohlgeb. den Verlag des Kranzes der Zeit übernehmen wollen. Es freut mich, meinen
Erstling auf so solennem Wege in die Welt zu schicken,
und ich nehme das verabredete Honorar, 3 Louisd.f.B.
an. Ew. Wohlgeb. belieben nun, einen genau verfaßten
schriftlichen Contract mit Ihrer Unterschrift mir
zur Unterschrift zuzustellen. Die darin zu bestimmende
Größe der Auflage müßte nach dem Rath meiner Freunde
1500 seyn; sollten Sie auf einer Erweiterung bestehen,
so werde ich einer mäßigen nicht entgegen seyn. Das
Honorar baar bey Beendigung des sogleich anzufangenden
Drucks, oder unabhängig vom Druck in einem zu bestim-
menden Termins, z.B. 6 Wochen...
Es freut mich, dieses erste Geschäft als Einleitung
zu einer künftigen größeren literarischen Verbindung
mit Ihnen zu betrachten; und Ihnen zu versichern,daß
ich die hohe Achtung im Vaterland, die Sie erst neulich sich so glänzend befestigt haben, von Herzen
theile. Der edle Herr der Burg (Christian Freiherr
von Truchseß), wo ich dieses schreibe, so wie mein
väterlicher Freund Hohnbaum empfehlen sich mit mir..."
Wenig später berichtet Friedrich Rückert (am
3.Juni) Friedrich de la Motte-Fouqué von einer
Adelshochzeit auf der Bettenburg, an der er
als "Hochzeitsgedichte-Lieferant" beteiligt
war:
"Unterdeß hat sich hier auf der Burg eine weitläufti-
ge Hochzeitsgeschichte angesponnen, deren erster
Theil die wochenlange Erwartung der Braut, der letzte
das Haus voll Gäste war. Ich selbst war von Anfang
bis zu Ende als Hochzeitsgedichte-Lieferant mit
darin verwickelt, und ich bin diese ganze Zeit gar
nicht von hier weggekommen. Sie mögen selbst beurthei-

len, wie gefährlich es war, aus solcher Umgebung heraus an Sie und in Preußenland hinein,nur zu denken, geschweige zu schreiben. Der neue preußische Flammeneifer, von dem wir gehört aber nichts gefühlt haben, hätte uns unfehlbar in der schönen Illusion eines beglückten Friedensstandes, in dem man mit aller Behaglichkeit und Umständlichkeit freit und sich freien läßt, stören müssen. Leider sind wir so schon darin einigermaßen durch russische Einquartierung gestört worden. Wäre dies nicht, so wären wir hier wirklich noch recht tief im Frieden. Ein Landsturm auf dem Papier, der in solcher Art auch nie auf wirklichem Fuß wird stehen können, und ein Verbot, keine gefährlichen deutschen Kleider zu tragen, ist alles, was wir Neubaiern bis jetzt haben. Sie sehen, welcher Unterschied ist von Ihnen zu uns..."

Auf der Bettenburg heirateten in jenem Frühsommer Dietrich Freiherr von Truchseß-Wetzhausen (1790-1847) und Charlotte Freiin von Seckendorf,

Im Mai beschäftigten sich Friedrich Rückert und sein adliger Freund mit Friedrich Bouterweks "Literaturgeschichte", mit Hans Sachs und de la Motte-Fouqués Dichtungen, außerdem verfolgten die patriotisch-humanistischen Männer die höchst politischen Zeitgeschehen, wie Napoleons Flucht von der Insel Elba. In diesen Tagen erfüllte sich auch Friedrich Rückerts Wunsch, Gustav Schwab (1792-1850), den vier Jahre jüngeren Schwabendichter, persönlich kennenzulernen.

Schwab schrieb über Rückert, er sei "ein großer, bleicher Jüngling, von Kopf zu Fuße schwarz-altdeutsch gekleidet, mit langen, schwarzen Schulterlocken". Aufgefallen sind ihm auch "die nicht großen, tiefliegenden, funkelnden braunen Augen". -

Nachdem Friedrich Rückert etwa eineinhalb Jahre als Redakteur an Cottas "Morgenblatt für gebildete Stände" in Stuttgart tätig war - diese Stellung verdankte er dem Truchseß -, traf er im Mai 1817 wieder bei seinen Eltern in Ebern ein.

An seinem Geburtstag weilte er auf der Bettenburg, wo er "mit Torten und ungeheuren Kränzen beehrt" wurde. So teilte es der Dichter am 18.Mai in einem Brief an Georg von Reinbek (Dichter, 1767-1849) und Salomon Michaelis (Literaturprofessor, 1768-1850) in Stuttgart mit.

Daß auch die gute Freundschaft zwischen dem Burgherrn und dem Advokatensohn nicht immer reibungslos verlief, erfahren wir aus Friedrich Rückerts Brief vom 21.März 1819, kurz nach der Rückkehr von seiner Reise durch die Schweiz, durch Italien und Österreich, an Christian Truchseß:

"Ich habe es bis auf die letzte Stunde ankommen lassen, Ihnen, liebster Herr und Freund, zu schreiben, und drum wirds nur wenig werden für dießmal. Das erfreulichste aus Ihrem Briefe war mir zu erfahren, daß Sie nun Ihre bösen Katharrgeschichten losgeworden (so hoffe ich wenigstens, wenn es mit Ihrer damal. Besserung bisher immer besser gegangen). Es thut mir leid, daß ich zu so ungelegener Zeit zu Ihnen angerannt kam; Sie gestehen selbst, sich einigen Zwang angethan zu haben; und mit allen möglichen Neuen, das ich Ihnen recht umständlich auskramen wollte, ging es auch nicht recht. Daß Sie mich sogar einmal ganz grimmig angefahren haben, darüber habe ich Sie bei Hohnbaum (der Veranlassung dazu) verklagt, und es wird eine weitläufige Prozessgeschichte geben."

Doch die Freunde blieben sich treu verbunden bis zum Tode des Truchseß im Februar 1826.

Auch die Standesunterschiede der Männer brachten hin und wieder Mißverständnisse und Verdruß, wie

wir am deutlichsten aus Friedrich Rückerts Brief an seine Braut vom 30.Juli 1821 erfahren:
"An unsere Bettenburger Hin- und Herfahrt denke ich so vergnügt wie Du, und den Truchseß habe ich mir aus dem Kopf geschlagen. Noch hat er nichts von sich hören lassen, doch denke ich daß ich eine Aufklärung von seiner Seite abwarten will, ohne ihm zuerst zu schreiben. Es ist möglich, daß er mir es eben so übel nimmt, daß ich Dich nicht vor Tisch hinaufgebracht, da er noch zu Hause war, wie ich ihm, daß er nicht ganz zu Hause geblieben. Er mag mir jenes eben so sehr für Stolz nehmen, wie ich ihm dieses für Vernachlässigung. Es war auch allerdings Stolz, aber ich denke, am rechten Orte; und wenn mich diese mit ihm auseinander bringt, so thut es mir leid,doch kann ichs nicht ändern. Unser gegenseitiger, bürgerlicher und adeliger Stolz, ist so schon einigemale hart gegeneinander getroffen, und früher oder später mußte es einaml so kommen. Ich stimme ganz mit Dir überein, daß wir die Leute, die wir nicht brauchen, fahren lassen, uns an die unsern und insbesondere an uns selbst halten..."
Nach dem mißglückten Spaziergang zur Bettenburg im Juli 1821 - Rückert wollte dem Truchseß seine Luise vorstellen, doch war dieser nicht anwesend - kam am 17.November eine Begegnung zwischen dem Schloßherrn und dem Brautpaar zustande. Der Dichter hatte am Vortage schriftlich um diesen Besuch gebeten:
"Morgen am Sonnabend ist Ihnen, theuerster Herr Major, der besprochene Brautbesuch zugedacht. Ich komme allein mit meiner Braut auf Mittag und kehre Nachmittag zurück. Nähmlich auf den Fall, daß Sie nicht anderwerts sind, noch sonstige Verhinderungen haben, welches Sie mir durch umkehrenden Bothen kürzlich melden lassen mögen..."

Wie schon früher erwähnt, war Christian Freiherr von Truchseß-Wetzhausen ein bedeutender Züchter von Kirschensorten, so daß Obstgärtner ihm den Namen "Kirschentruchseß" verliehen. Der beachtliche Anbau von Kirschen in jener Region - vor allem in Nassach - ist weitgehend sein Verdienst. Friedrich Rückert bat damals Joh. Friedrich von Cotta im Brief vom 1.September 1819 aus Ebern für das Werk: "Systematische Classification und Beschreibung der Kirschensorten", von Christian von Truchsess, hrsg. von Friedrich Timotheus Heim (Pfarrer in Effelder, 1751-1820), noch Kupferbilder nachzuliefern:

"Bei Truchseß fällt mir noch eine wichtige Angelegenheit bei, eine kurze Anfrage an Sie, halb in Auftrag des alten Herrn, halb aus eigener Lust. Ist es Ihnen thulich und anstehend, zu dem Truchseß-Heim'schen Kirschenbuche, die beiden Gesichter der Herren Kirschenpatrone in Kupfer, auf Einem Blatte, nachzuliefern? Truchseßen wird es Freude machen, nicht sowohl um sich, als um seinem befreundeten Werkhelfer, der nun in die Ewigkeit hinüber gegangen, noch eine Ehre angethan zu sehen..."

Am 4.Oktober 1819 sandt Friedrich Rückert dem Freund auf der Bettenburg sein Gedicht von den "Östlichen Rosen", mit fröhlich humorvollen Zeilen:

"Hier das Gedicht, und meine Gratulation zum schönen October, nach römischer Sitte, wo man sich felice Ottobre wünscht, um nun, nach überstandenem Sommer ein ganzes Monat in einemfort zu fressen und zu saufen..."

"Östliche Rosen
Zu Goethes west-östlichem Divan
Wollt ihr kosten
Reinen Osten,

Müßt ihr gehn von hier zum selben Manne,
Der vom Westen   .
Auch den besten
Wein von jeher schenkt aus voller Kanne.
Als der West war durchgekostet,
Hat er nun den Ost entmostet;
Seht, dort schwelgt er auf der Ottomane.
    Abendröten
    Dienten Goethen
    Freudig als dem Stern des Abendlandes;
    Nun erhöhten
    Morgenröten
    Herrlich ihn zum Herrn des Morgenlandes.
    Wo die beiden glühn zusammen,
    Muß der Himmel blühn in Flammen,
    Ein Divan voll lichten Rosenbrandes.
Könnt ihr merken
An den Stärken
Dieses Arms, wie lang´ er hat gefochten?
Dem das Alter
Nicht den Psalter
Hat entwunden, sonder neu umflochten,
Aus iran´schen Naphthabronnen
Schöpft der Greis itzt, was die Sonnen
Einst Italiens ihm, dem Jüngling, kochten.
    Jugendhadern
    In den Ardern,
    Zorn und Glut und Mild´ und süßes Kosen;
    Alles Lieben
    Jung geblieben,
    Seiner Stirne stehen schön die Rosen.
    Wenn nicht etwa ew´ges Leben
    Ihm verliehn ist, sei gegeben
    Langes ihm von uns gewognen Losen.
Ja von jenen
Selbst, mit denen

Du den neuen Jugendbund errichtet,
Sei mit Brünsten
Unter Künsten
Aller Art, in der auch unterrichtet,
Wie Saadi in jenem Orden
Über hundert Jahr alt worden,
Und Dschami hat nah´ daran gedichtet."

Die freundschaftliche Verbindung zwischen dem
Truchseß und dem Dichter scheint sich auch
auf Rückerts Familie ausgedehnt zu haben, denn
in einem Brief Rückerts von 1819 aus dem Elternhaus in Ebern lesen wir:

"Mein Vater dankt für das Mätzlein Weizengraupe,das
morgen verspeist werden soll, und überschickt eine
kleine Buteille Steinwein vom seligen Fröhlich, zur
Probe. Sie mögen bestimmen wieviel und wie hoch,ob
auf Strich oder aus freyer Hand Sie zu nehmen gedenken..."

Wieviel Geltung Friedrich Rückert dem Urteil
des Freundes beimaß, erfahren wir aus einem
Brief vom 2.Januar 1820 an Johann Friedrich
von Cotta:

"Jene neuen Proben aber fürs Morgenblatt habe ich
meinem alten Freunde Truchseß auf der Bettenburg
geschickt, um mir ein Vorurtheil von ihm einzuholen,
da er zwar wegen seiner Gutmüthigkeit und Liebe für
mich ein sehr inkompetenter Richter, aber doch der
kompetenteste ist, den ich hier in der Nähe habe..."

In jener Zeit schreibt Friedrich Rückert häufig
an den Truchseß. Im Januar 1820 überreicht
er ihm eine Probe seiner Übersetzung aus "Hafis
Werken" (persisch) mit köstlichen Spottgedanken:

"Freilich sitz ich noch in persicis, und tiefer als
je. Der Hafis ist ein Teufelskerl, der´s einem anthun
kann, aber wenn mich´s nicht wieder einmal mit ihm
trügt, wie schon dreimal, so hoff´ ichs endlich auch

124

mit ihm den Leuten anzuthun. Ich bin nämlich jetzt an der vierten, sage vierten Bearbeitung dieses alten Sünders. Einmal in Wien, einmal voriges Frühjahr hier, und das dritte Mal im Herbst. Indeß bin ich doch eben durch dieses dritte Mal Herr über den Stoff geworden, und nun das um Neujahr begonnene vierte Mal soll davon die Probe geben. Um diese Probe an Ihnen mit einem winzigen Pröbchen zu machen, lege ich ein von mir dem Hexenmeister **untergeschobenes** Zauberstückchen bei, das ich nächstens auch will drukken lassen, um die verfluchten Puristen zu ärgern, weil es ganz mit fremden Reimwörtern gespickt ist, auf welchen eben das Hauptverdienst dieser Kinderei, die Jovialität beruht."

Ausgelassenheit (aus `Östliche Rosen´ 1819/1820)

Ros´ in Locken, Glas in Handen,
Liebste an der Brust mir;
Heut´ einmal in meinen Banden
Tanzt die Welt nach Lust mir.
    Weg mit diesen Kerzenlichtern!
    Meine Liebste leuchtet,
    Daß auf allen Angesichtern
    Es mir Vollmond deuchtet.
Der Prophet erlaubt das Trinken,
Wo Huris kredenzen.
Wo nicht deine Augen blinken,
Soll auch Wein nicht glänzen.
    Sagt es nicht den Obrigkeiten,
    Daß hier wer sich freuet.
    Denn so übel sind die Zeiten,
    Daß man Frohe scheuet.
Seht, Herr Pfaff! wie ich mich reine
Von dem Sündenschlamme:
Fluten nehm´ ich von dem Weine,
Von der Liebsten Flamme.

Ist mir gar kein Ruhm gelassen?
Nüchterne! nun weichet.
Taumelnd zieh´ ich durch die Straßen,
Wer ist, der mir gleichet?
    Was ihr auch habt drein zu sprechen,
    Feuers Funken sprühen:
    Küssen muß Hafis und zechen,
    Wenn die Rosen blühen."

Doch Spott und Ironie treffen wir seltener
bei Friedrich Rückert an - sehen wir von seinen
politischen Gedichten ab - als Scherz und Humor.
So lesen wir mit Vergnügen in einem Brief an
seine Luise vom 24.Juni 1821 von der Geburts-
tagsfeier beim Truchseß auf der Bettenburg:

"Deine beiden Briefblätter fanden mich in Bettenburg,
als Barth und Dr.Böhmer schon angekommen waren und
meine Reiseunschlüssigkeit durch eindringliches Zure-
den überwunden hatten. Wir blieben noch den Donnerstag
bis Mittag auf der Burg, um den Geburtstag des alten
Herrn mitfeyern zu helfen. Ich hatte ein artiges
Fräulein (Sophie) von Sturmfeder (1796-1876) zu meiner
Tischnachbarin, u.hätte mich fast in ihre wunderschönen feuerfarbenen Haarflechten verliebt, wenn mir
nicht eingefallen wäre, daß ich für mein künftiges
Leben es ausschließlich mit den schwarzen zu halten
hätte..."

Einige Jahre früher, als Friedrich Rückert
an Cottas "Morgenblatt" Redakteur war (1816/17)
und nicht "am Geburtstag des Freiherrn Truchseß
auf Bettenburg" teilnehmen konnte, sandt der
Dichter dem väterlichen Freund als Geschenk
ein "Rosenlied"

"Rosen, Rosen, rote Rosen,
Und auch die von weißem Glanz
Will ich unter Zephyrs Kosen
Flechten heut´ in **einen** Kranz.

Und ein andrer Zephyr trage,
Heut´ am Tage folgsam ganz,
Mir den Kranz, wohin ich sage,
Den geflochtnen Rosenkranz.
   Hin zu einem Rosenfest
   Ist der Rosenkranz bestimmt,
   Wo der Rosen-Greis, der beste,
   In Empfang die Rose nimmt,
   Der der Jahre Rosenleiter
   Heute weiter aufwärts klimmt,
   In der Rosenzeit, die heiter
   Ganz in Rosendüften schwimmt.
Die ihr unter Rosendüften,
Engel, einst sein Leben schuft,
Unter duft´gen Rosenlüften
Es soweit habt abgestuft;
Unter Rosendüften schweben
Laßt sein Leben einst zur Gruft,
Doch zuvor noch lang´ umgeben
Sein vom frischen Rosenduft.
   Heut´ den Rosentag zu feiern
   Soll man früh´ Auroran sehn,
   Angethan mit Rosenschleiern
   Auf Gewölk von Rosen stehn,
   Einen langen Rosenfaden
   Durch den graden Himmel drehn
   Und auf lauter Rosenpfaden
   Spät in Rosen untergehn.
Draußen in dem Rosengarten
Um die Burg am Rosenhag,
Wo die Rosen kaum erwarten
Konnten diesen Rosentag,
Soll von Rosen sich erschließen,
Was da sprießen irgend mag,
Heute muß ihr Herr genießen,
Seiner Rosen-Ernt´ Ertrag.

Rosenmädchen, rosenwangig,
Rosenlipp- unf fingrig auch,
Heut´ zum Rosenfest verlang´ ich,
Daß sie ziehn zum Rosenstrauch,
Rosen bringen ihm mit Grüßen,
Und nach süßem Rosenbrauch
Unterm Rosenkranz ihn küssen
Mit des Mundes Rosenhauch.
   Rosenfarbene Gewänder
   Soll heut´ tragen, wer im naht,
   Und am Hute Rosenbänder,
   Wer ihm aufzuwarten hat,
   Daß er, wie den Blick er drehe,
   Rosen sehe, Rosensaat,
   Ganz umrost von Rosen stehe,
   Rosenherr im Rosenstaat.
In die große Rosenkette,
Die den Rosengreis umzieht,
Flecht´ ich hier an fremder Stätte
Dieses kleine Rosenglied;
Daß, wenn heut´ vor seinen Blicken
Rosen nicken, die er sieht,
Rosen auch sein Ohr erquicken,
Wenn er hört mein Rosenlied.
   Sagt ihm, Rosen, die ich sende,
   Sagt dem lieben´ Rosenmann,
   Daß mir´s rosig hier ohn´ Ende
   Rost von Rosen um und an,
   Daß mir ganze Rosenhallen
   Sind zu wallen aufgethan,
   Nur daß von den Rosen allen
   Ich ihm wenig schicken kann.
Schickt´ ich alle Rosenblüte,
Die in meinem Rosenhain
Für ihn sproßt hier im Gemüte,
Soviel Rosen würden´s sein,

Als im Park ums Wasserbecken
Rings an Hecken her sich reihn,
Und von Stuttgart sich erstrecken
Bis hinaus zum Kahlenstein."
Immer wieder erfahren wir aus Friedrich Rückerts
Briefen an den älteren und später auch kränkli-
chen Freund, daß der Dichter, wenn es nur eben
möglich war, anläßlich seines Aufenthaltes
im Eberner Elternaus, auch Christian Freiherr
von Truchseß auf der Bettenburg besuchte und
stets besorgt war um dessen Wohlergehen:
"In 8 Tagen hoffe ich mit meiner Familie nach Ebern
auf Besuch zu kommen (vielleicht aber erst in 14)
dann werde ich bei Zeiten nach Ihnen und der alten
Burg sehen. Es thut mir ganz eigen, daß ich diesen
Mai so in die Stadt gesperrt bleiben soll".

(Coburg, Mai 1823)
"Gott zum Gruß, und meinen herzlichsten Glückwunsch
zu Ihrem Besserbefinden! -
Nun ich solange gewartet, will ich es lieber noch
eine kurze Frist. Nämlich in ungefähr 8 Tagen oder
wenig drüber, soll meine Frau nach Koburg zurück; ich
will sie dahin allein lassen, und dann von hier zu
Ihnen abziehn. Doch könnte es seyn, daß dieser Plan
sich änderte, und ich dann noch vorher zu Ihnen käme.
Ich freue mich von ganzem Herzen darauf, Sie frisch
und gesund wieder zu sehen..."

(Ebern, 6.Juni 1823)

Anfang Dezember 1824 weilte Friedrich Rückert
wieder einmal auf der Bettenburg und schrieb
einen liebevollen Brief an seine Frau Luise
in Coburg (5.XII.):
"Wahrhaftig, wenn ich unter unserm letzten häuslichen
Verwirrungen zuweilen etwas vergessen hätte, wie
von Herzen ich Dich liebe; so hab' ich mich dessen
hier in der Einsamkeit wieder vollständig erinnert.

Ich sehne mich zu meinem lieben guten Weibe, wie einst zu meiner Braut, zurück: und ich habe mir auch ernstlich vorgenommen, Dich künftig weniger durch meine Heftigkeit und Mürrischkeit leiden zu lassen. Du aber präge Dir es von neuem recht lebhaft ein, daß wenn ich je wieder mich vergessen sollte, es eben nur ein augenblickliches Vergessen ist, das von Dir nur einer liebevollen Erinnerung bedarf, nicht eine Verwandlung meines Dir unwandelbar zugewandten Herzens. Du weißt es, Du bist nicht nur meine einzige Liebe, sondern auch mein einziger Freund; Du nur mögest mich nie mißverstehn, dann kann ich alle andere Mißverständnisse tragen...

Was aber unsere Kinderzucht betrifft, so benutze Du, wie auch ich thue, die kurze Zeit unserer Trennung dazu, uns, ohne Worte, durch bloses ruhiges liebevolles Nachdenken, uns darüber dauernd zu verständigen. Ich habe Dir es schon unter mancherley Gesichtspunkten gezeigt, daß ich durch eine verfehlte Erziehung, vorzüglich durch fehlende väterliche Autorität, ein höchst zerrissener unglücklicher Mensch geworden; und daß nur eine unverdiente Gnade Gottes mich durch meine Liebe zu Dir und Deine zu mir, so weit geheilt, daß ich durch Fortbewahrung dieser Liebe für in meiner Art gesund gelten kann. Sage mir doch ja nicht wieder, daß Du ja zufrieden mit mir seyst u. auch zufrieden, wenn Dein Heinrich nur wie ich würde. Nein! vertraue mir! und er soll mit Gottes Hülfe und durch unser Einverständniß, besser und glücklicher werden. Ich darf nicht auf ein göttliches Wunder, das ihn vom Verderben rette, rechnen, weil mich selbst nur ein solches gerettet; sondern jenes Wunder ist eben darum an mir geschehen, damit keines mehr an meinem Sohne zu geschehen brauche, wenn ich meine theuer erkaufte Erfahrung und meine mit wunderbarer Gewalt jetzt sich mir erneuernde Jugenderinnerungen recht benutze

und Du mich darin recht unterstütztest...
Zurückkommen aber werd' ich ehr als Du glaubst. Schon am Dienstag kehre ich nach Ebern zurück, u. also vermuthlich am Donnerstag nach Koburg. Deine Sendung habe ich erst gestern hier erhalten, da der Bote bei unserer Abfahrt von Ebern noch nicht . gekommen war. Die Schwestern werden Dir darüber geschrieben haben.
Einen herzlichen Kuß, liebes Weib! und küsse mir die lieben Kleinen, und grüße herzlich alle die Deinigen.

Dein Rückert.
Die Hiesigen grüßen Dich schönstens.

Als der Dichter im Mai 1825 Freund Truchseß besuchte, muß der Schloßherr schon sehr leidend gewesen sein, denn Friedrich Rückert schreibt von der Bettenburg am 6.Mai an seine Luise, die damals mit den kleineren Kindern im Hause der Schwiegereltern in Ebern zu Besuch war:
"Nur auf dem Flug schicke ich Dir einen herzlichen Gruß, liebes Weib. Du bist doch wohl mit dem Kleinen gesund in Ebern angelangt? Mich verlangt es recht,Dich zu umarmen. Ich komme ganz gewiß am Tage vor meinem Geburtstag den 15.Mai, um dann zu sehn, wie lange unseres Bleibens in Ebern seyn kann. Grüße mir schönstens die Eltern und Geschwister. Du gehst doch hübsch mit Deinen Buben in die Blüten hinaus? Hier ist es wirklich unbeschreiblich schön von außen her, Truchseß ist aber, ich fürchte für immer auf dem Hund, und es will selbst Wangenheim nicht gelingen etwas rechts mit ihm anzufangen. Der Bothe geht ab.
Ich küsse Dich tausendmal; Du bist meine liebe Seele.

Dein treuer Rückert."
Am 19.Februar 1826 ist Christian Freiherr von Truchseß-Wetzhausen im 71.Jahr gestorben. Für

Friedrich Rückert war der Tod des Freundes
ein herber Verlust. Da auch nur wenige Monate
zuvor Rückerts Eltern von Ebern nach Schweinfurt umgezogen waren, endete für den Dichter
ein wesentlicher Lebensabschnitt. Die ihm lieb-
gewordenen Orte Ebern und Bettenburg beherberg-
ten nicht mehr die geliebten Menschen. Hinfort
kam er nur noch selten in die Landschaft der
Haßberge.

Blick auf die Bettenburg bei Hofheim/Ufr.

Manau

Manau, ein ländliches Idyll des Friedens, auf dem Gebirgskamm der Haßberge gelegen, in Sichtweite von der Bettenburg entfernt, ist durch die Jahrhunderte stets schicksalhaft mit den Ereignissen im Schloß und in seiner unmittelbaren Nachbarschaft eng verbunden gewesen. Gleiches gilt für das Leben der Manauer und ihrem jeweiligen Freiherrn, dem Truchseß-Wetzhausen. Freundliche Kontakte zur Bevölkerung pflegte vor allem Christian von Truchseß-Wetzhausen (1755-1826), als `letzter Ritter Frankens´ geehrt. Wie sehr er wirklich sein Volk liebte,beweist, daß er sich wünschte"unter seinen Bauern" auf dem Manauer Friedhof begraben zu werden. Dies geschah auch nach seinem Tod im Jahr 1826, jedoch ist sein Grabstein seit einiger Zeit verschollen.
Friedrich Rückert kam immer wieder nach Manau, wenn er seinen väterlichen Freund auf dem Schloß besuchte oder mit ihm im benachbarten Dichterhain (im heutigen Bettenburger Wald) spazieren ging.
In Manau traf er sich gern mit Pfarrer Georg Wilhelm Eller (1767-1844) zu einem fruchtbaren Gespräch und übernachtete gelegentlich auch im Pfarrhaus neben der schlichten, durch Junker Hanns Eitel Truchseß von der Bettenburg 1608 erbauten Evangelischen Pfarrkirche. Der Chorturm mit dem hübschen glockenförmigen Helm wurde gar erst 1807 errichtet - also nur wenige Jahre, bevor der Dichter erstmals zum Plateau des Rennweges, jenem alten Kurierpfad vom Grabfeld zum Main, emporstieg.
Erstmals erwähnt Friedrich Rückert den Namen

des Pfarrers in einem Brief vom 25.Juli 1819 an den Truchseß. Durch den Major läßt er auch "Ellers" am 19.3.1820 "schöne Grüße" ausrichten. Ausführlicher erzählt er in seinem Bettenburger Brief vom 17.Juni 1821 an seine Braut Luise Wiethaus-Fischer (1797-1857) von den Manauer "Pfarrleuten":

"Ich fuhr vorgestern unterm schönsten Morgenhimmel, Dich in hellen freudigen Gedanken tragend, mit der frohesten Erwartung der langevermißten Bettenburg und ihrem Wirthe entgegen. Eine Spanne unterhalb der Burg vor dem Manauer mir befreundeten Pfarrhaus halten, mußt´ ich erfahren,daß eben ein ganzer Schwarm mir ungelegener Gäste droben sey...
Ich ließ mich gern von den Pfarrleuten auf Mittag zurückhalten, in Hoffnung, daß Abends die Gäste droben abziehen würden. Das thaten sie auch zum Theil, ein Theil blieb hocken..."

Rückert "blieb geduldig die Nacht im Pfarrhause. Truchseß hatte unterdessen grade beim Schlafengehen mein Naheseyn erfahren, und mir aus seinem liebevollen Herzen (gleichsam die Verstimmung des meinigen ahnend und beschwichtigend) gleich auf der Stelle noch einige Zeilen geschrieben, die ich früh des andern Tags noch im Bette erhielt, worin er mir freundliche Vorwürfe macht über meine seltsamen Bedenklichkeiten, mich durch die Anwesenheit Anderer von seiner Burg abhalten lassen zu wollen."

Ende Juli 1821, als Luises Eltern aus Coburg erstmals bei Friedrichs Familie in Ebern zu Gast weilte, wollten die Brautleute von Manau aus auch den Truchseß besuchen, denn Rückert wollte dem Freund gern seine Braut vorstellen. Aber Christian Dietrich war nicht anwesend,was den Dichter kränkte, obgleich er nicht ganz schuldlos war am Nichtzustandekommen der vereinbarten Begegnung, wie er Luise gesteht;

134

"Es ist möglich, daß er mir es eben übel nimmt, daß ich Dich nicht vor. Tisch hinaufgebracht [zur Betten-burg], da er noch zu Hause war, wie ich ihm, daß er nicht ganz zu Hause geblieben. Er mag mir jenes eben so sehr für Stolz nehmen, wie ich ihm dieses für Vernachlässigung..."

Die Begegnung zwischen Christian von Truchseß und dem jungen Paar kam dann Mitte November in erfreulicher Herzlichkeit zustande.

Bei jenem sommerlichen Gang zum Schloß hatten Friedrich Rückert und Luise wohl Moos im Bettenburger Wald gepflückt, von dem sich die Braut einige Tage später brieflich einige Triebe erbat. Betrübt antwortete ihr der Dichter am 30.Juli 1821 aus dem Elternhaus:

"Leider kann ich Dir nicht einmal etwas Moos von Manau schicken, die Schwester hat eben erst gestern eine Stunde vor Ankunft Deines Briefes, den Strauß zum Fenster hinausgeworfen. So soll Dir nun kein Andenken von unserm ersten gemeinschaftlichen Ausfluge in die wildfremde Welt bleiben; da werde ich wohl noch einmal ein Lied aufbieten müssen, ob Du mich gleich großmüthigst von allen weiteren dispensirest. Aber ich werde gewiß von nun an bis in Ewigkeit nie aufhören können, von Dir zu empfinden, und folglich auch von Dir zu dichten..."

Anfang November 1821 weilte Friedrich Rückert wieder einige Tage in Manau und auf der Betten-burg. Seinem Brief vom 4.November aus dem Manau-er Pfarrhaus an Luise entnehmen wir, wie sehr er sich nach ihr sehnt, wie lang ihm die Wochen bis zur Hochzeit am 2.Weihnachtstag werden,ja, er ist sogar leicht vergrämt, da Luises Eltern offensichtlich sehr daran interessiert sind,das Brautpaar vorerst noch möglichst wenig Zeit gemeinsam verleben zu lassen. (Dies ist auch

aus anderen Briefen jenes Spätherbstes erkenntlich.)So schreibt Rückert am 4.XI. aus Manau:
"Ich habe mich doch von dem so schön anlassenden Morgen heute verführen lassen, hieher zu kutschiren; nun ist es ein Wind, daß einem selbst in der Stube Hören und Sehen vergeht, und es ist mir angst, von hier auf die Bettenburg zu gehen. Ich will einige Tage hier [in Manau] zu verschleifen suchen, da Du, Böse, Dein Kommen nach Ebern um einige hinausschiebst. Also möchten Deine Eltern Dich doch lieber wieder nicht zu mir lassen? Es ist doch seltsam. Wenn ich nun ganz mit Dir von Koburg weggienge, müßten sie sich doch auch drein geben; nun sollen sie Dich den ganzen Winter um sich behalten, und wollen mir um einige Tage geizen...
Ich befinde mich eben unbehaglich und gestört, und es wird nicht eher besser, als bis wir auf unseren Zimmern neben der Gersdorf zusammen wohnen." (Eleonore von Gersdorf (1763-1836; Rückerts ehemalige Zimmerwirtin in Coburg, im Hause von Luises Eltern.)
"Ich wollte, Du bekämst eine rechte Sehnsucht nach Deinem Rückert, nicht eine so stille heimliche, die einen ruhig sitzen bleiben läßt, sondern so eine recht gewaltige, daß Du Dich fern, je eher je lieber, in den Wagen setzest, zu mir zu eilen.
Jetzt kommt der Pfarrer [Eller] aus der Mittagskirche, und ich gehe mit ihm auf die Bettenburg. Schöne Empfehlungen von allen hiesigen. Die lieben Bäschen freuen sich darauf, Dich vielleicht bei Deinem Besuch in Ebern zu sehn. Tausend Küsse, liebes Weib! Mit herzlichem Verlangen Dein Rückert."
Noch öfters erwähnt Friedrich Rückert den Manauer Pfarrer Wilhelm Eller, bzw. die gesamte Pfarrfamilie,in Briefen an Luise oder den Truchseß, letztlich im Brief vom 6.Mai 1829

136

aus Schweinfurt, wo Rückert an der Hochzeit
seiner Schwester Sophie teilnimmt,an seine
Frau in Erlangen:

"Gäste kommen nicht viel, außer Eller (ohne Weiber)
der mit dem Bräutigam [Pfarrer Theodor Kremer] einge-
rückt, steht nur noch der Sonnefelder Onkel [Johann
Heinrich Rückert (1771-1837] zu erwarten...
Jetzt solls in den Garten gehn und dann zu einem
Spiele mit Eller."

Abschließend seien aus dem einzigen uns erhalten
gebliebenen Brief Friedrich Rückerts an Wilhelm
Eller vom 2.Weihnachtstag 1826 aus Erlangen
einige Sätze wiedergegeben, allein schon um
vorzuführen wie herzlich und natürlich sich
der Dichter meistens gegenüber Freunden und
Verwandten zu geben und wie munter zu plaudern
verstand. Und der Manauer Pfarrer war offenbar
Rückerts "Freund und Vetter" zugleich, wie
wir aus den "freundschaftlichsten" Grüßen an
Eller erfahren, den er auch mit "Lieber Herr
Vetter!" anredet:

"Sie werden nicht zum Besten von mir denken, daß
ich Ihnen noch nicht einmal den Empfang Ihrer, mir
noch dazu großmüthigst zum Geschenk gemachten Bibel
gemeldet habe...
Uns geht es hier gut genug, wir sind alle gesund
und schon leidlich eingerichtet und eingewohnt. Ich
selbst sitze Tag und Nacht über den Psalmen, um zum
neuen Jahr, wo ich zu lesen anfange, etwas leidliches
aufzutischen. So muß ich nun mit aller Gewalt ein
Stück von einem Theologen werden; aber ich lass'
es mir wirklich einen rechten Ernst seyn. Ich freue
mich sehr darauf, auch Sie und alle die lieben Ihrigen
meiner neuen Verwandlung wiederzusehn, sobald ich
nächstes Jahr, nach meiner bestandenen ersten Probe,
eine Erholungsreise machen kann. Viele schöne Grüße

von mir und meiner Frau! Wir wünschen, daß Sie alle...
recht gesund das neue Jahr erleben mögen."
18 Jahre nach Wilhelm Ellers Tod, wurde im
Pfarrhaus zu Manau (1862) der später bekannte
Theologe, Christian Geyer, Hauptprediger in
der Nürnberger St.·Sebaldkirche, geboren.
Im ausklingenden 20.Jahrhundert lebte im später
baulich veränderten Pfarrhaus neben der Kirche
Pfarrer Fritz Fränkel, ein liebenswürdiger
älterer Herr, mit seiner Gattin. Ihm verdanken
wir neben einem freundlichen Gespräch in Hof
und Garten, die Ansicht des ursprünglichen
Pfarrhauses, ein Gmälde, das er uns hilfreich
für ein Foto zur Verfügung stellte.

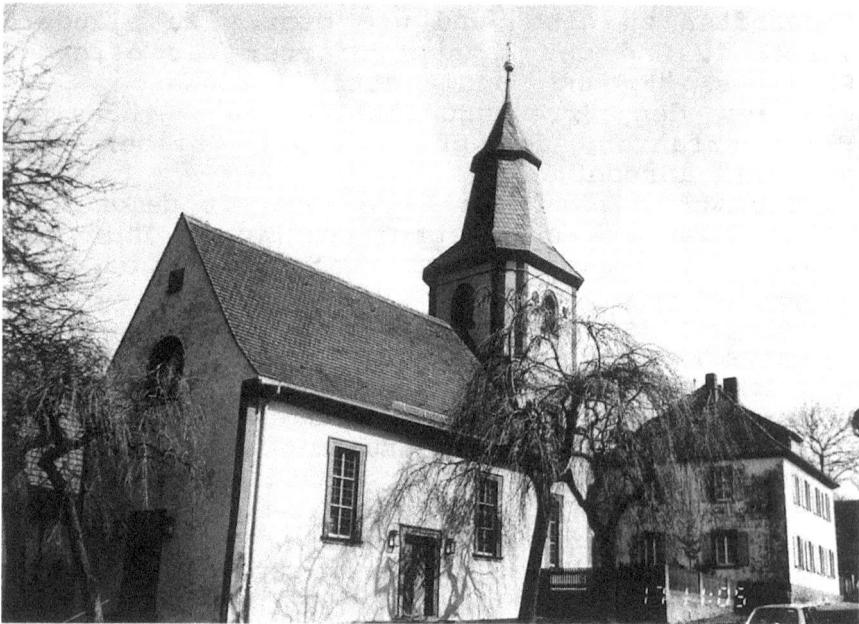

Manau: Evangelische Pfarrkirche und Pfarrhaus

Rodach

Zwischen Meiningen und Coburg, zwischen dem Thüringer Wald und den Haßbergen, liegt, im Tale des gleichnamigen Flüßchens, das Thüringen mit Franken verbindet, das schon 899 erstmals urkundlich erwähnte Land-und Kurstädtchen Rodach an den Langen Bergen. Es gehörte seit Mitte des 12.Jhs. dem an der Schleuse erbauten Kloster Veßra, kaum zwei Kilometer vom Werragrund entfernt und erhielt schon 1362 Markt-und Stadtrechte.

Im Dreißigjährigen Krieg hatten Wallensteins Truppen Rodach angezündet und die einstige St.Johannes des Täufers und Evangelisten geweihte Kirche bis auf den gotischen Turm und Chor gesprengt.

Als Friedrich Rückert bei seinem adligen Freund Christian Freiherr von Truchseß-Wetzhausen(1755-1826) im Frühjahr 1814 auf der Bettenburg den als ´Patriarchen´ geschätzten Christian Hohnbaum (1747-1825) kennenlernte und bald dessen Einladung in das Rodacher Superintendentenhaus folgte (im Mai), fand er bereits das dreißig Jahre vor seiner Geburt dort vollendete neue barocke Kirchenschiff vor, welches der Baumeister Johann Jakob Deumler nach dem Vorbild in seiner Heimatstadt, der Coburger Moritzkirche, errichten ließ.

Friedrich Rückert fühlte sich in dem stattlichen Pfarrhaus von 1800 (Herrengasse 6), an dem vielleicht damals schon der Wein üppig rankte, mit der zweiseitigen Freistiege und dem großzügig gewalmten Dach, sehr wohl, zumal Christian Hohnbaum, der ihm bald ein väterlicher Freund wurde, ihn nicht nur als jungen Dichter mit ungewöhnlicher Sprachbegabung schätzte, sondern sich auch mit seiner Familie als ein liebevoller Gastgeber auszeichnete. Die Freundschaft dehnte sich bald auch auf den Sohn des ʽAlten von Rodachʼ Ernst Friedrich Carl (1780-1855) aus. Friedrich Rückert vollendete in jenem ʽRodacher Sommerʼ 1814 nicht nur seine "Geharnischten Sonette", er arbeitete auch an seinen "Deutschen Gedichten" und beschäftigte sich mit Calderons Werken.

Aus "Geharnischte Sonette":

"Was schmiedst du, Schmied?
        ʽWir schmieden Ketten, Ketten!ʼ
Ach, in die Ketten seid ihr selbst geschlagen.
Was pflügst du, Bau'r?
        ʽDas Feld soll Früchte tragen!ʼ
Ja, für den Feind die Saat, für dich die Kletten.

Was zielst du, Schütze?
        ʽTod dem Hirsch, dem fettenʼ.
Gleich Hirsch und Reh wird man euch selber jagen.
Was strickst du, Fischer?
        ʽNetz dem Fisch, dem zagen.ʼ
Aus eurem Todesnetz wer kann euch retten?

Was wiegest du, schlaflose Mutter? ʽKnaben.ʼ
Ja, daß sie wachsen und dem Vaterlande,
Im Dienst des Feindes, Wunden schlagen sollen.

Was schreibest, Dichter du? ʽIn Glutbuchstaben
Einschreib' ich mein und meines Volkes Schande,
Das seine Freiheit nicht darf denken wollen.ʼ

+++++

Du Sprachbegaber, o Erzeugter Maias,
Und all' ihr, im Olympos Kronenträger,
Du, o Alkid' Herakles, Löwenjäger,
All ihr Heroen Gräcias und Achaias!

140

Und ihr Erlesene vom Volk Judaias,
O Moses, steinernen Gesetzes Präger,
O David, auf dem Thron ein Harfenschläger,
Und du, in Nacht ein Gottesblitz, Jesaias!

Und, hohe Namen aus Thuiskons Hainen,
Ihr Lieder eurer Barden, o Hermanne,
Ihr Flammen eurer Krieger, o Thusnelden!

Euch alle ruf' ich, daß ihr sollt erscheinen,
Damit mein Volk zu Helden sich ermanne,
Und ich, daß ich ein Sänger sei der Helden."

Aus: "Deutsche Gedichte" - auch "Zeitgedichte"
genannt:

"Barbarossa

Der alte Barbarossa,
Der Kaiser Friederich,
Im unterird'schen Schlosse
Hält er verzaubert sich.
        Er ist niemals gestorben,
        Er lebt darin noch jetzt;
        Er hat im Schloß verborgen
        Zum Schlaf sich hingesetzt.
Er hat hinabgenommen
Des Reiches Herrlichkeit,
Und wird einst wiederkommen
Mit ihr, zu seiner Zeit.
        Der Stuhl ist elfenbeinern,
        Darauf der Kaiser sitzt;
        Der Tisch ist marmelsteinern,
        Worauf sein Haupt er stützt.
Sein Bart ist nicht von Flachse,
Er ist von Feuersglut,
Ist durch den Tisch gewachsen,
Worauf sein Kinn ausruht.

Er nickt als wie im Traume,
Sein Aug' halb offen zwinkt;
Und je nach langem Raume
Er einem Knaben winkt.
  Er spricht im Schlaf zum Knaben:
  Geh hin vors Schloß, o Zwerg,
  Und sieh, ob noch die Raben
  Herfliegen um den Berg.
Und wenn die alten Raben
Noch fliegen immerdar,
So muß ich auch noch schlafen
Verzaubert hundert Jahr."

Zum Jahrestag der Völkerschlacht im Oktober
1814 wäre Friedrich Rückert offensichtlich
gern bei seinem neuen Freund in Rodach gewesen,
denn er schreibt ihm am 18.Oktober aus dem
Elternhaus in Ebern:
"Um ein Haar wäre ich heute nach Rodach gelaufen,um
den Straufhain brennen zu sehen und die Gleichberge,
wohin man, wie ich höre,dreißig Klafter Holz zu Ehren
aller Deutschen geschafft hat. Aber wir zünden heute
auch hier die deutschen Feuer an, (die denn doch,mit
Ihrer Gunst zu reden, länger brennen sollen,als die
deutschen Gedichte); und ich denke, daß ein solches
Fest jeder zu Hause feiern muß, ob ich hier gleich
keine so ausgezeichneten Ansichten finden werde.
Mein Vater hat aber eine sehr praktische Ansicht
gehabt. Er hat förmlich im ganzen Haus bei Groß und
Klein bescheeren lassen, und mein kleines Schwesterlein [Marie] hat auf die Frage, was das Schießen,Läu-
ten u.s.w. bedeute, die Antwort lernen müssen: Weil
die Franzosen von den Preußen Schläge gekriegt haben.
Wir sind nämlich hier mit unserer Feier um einen
Tag zu früh herausgeplumpt. Es war heute Hochamt(statt
morgen), wobei der Dechant eine sehr schöne Rede

hielt; nachher sprach auch der Landrichter etwas zum paradirenden Bürgermilitär, und damit das bayerische Salz nicht fehle, sagte er zum Schluß: er bringe den hohen Alliirten ein herzliches Lebewohl (nämlich Lebehoch). Zum Glück ist er kein satirischer Mann und auch kein zweideutig gesinnter. - Morgen werde ich vielleicht nach Bamberg gehen, wo gar alle Teufel los sind. Wie sich nur die Bayern zu solchem Jubel bequemen können, da sie doch auch noch mit bei Leipzig auf der Seite der gebläuten Böcke waren! Daran scheint vor lauter Freude Niemand zu denken und das ist recht."

Der Straufhain erhebt sich unmittelbar hinter den Dörfern Roßfeld und Rudelsdorf (nahe der ehemals deutsch-deutschen Grenze) und trägt die Ruine der rund 1200 Jahre alten Burg Strauf. Im Mittelalter (um 1200) fanden dort glänzende Feste statt mit Minnesängern und Turnierrittern. Daneben tauchen der Große und Kleine Gleichberg bei Römhild in Thüringen auf, von denen letzterer schon in keltischer Zeit eine bedeutende `Steinburg´ trug; noch heute sind riesige Mauerringe erhalten.

Von der Grenzwarte außerhalb Rodachs bietet sich ein weiter schöner Blick ins Thüringer Land mit den Gleichbergen, dem Straufhain (ca 3,5 Km) und dem Hildburghausener Stadtberg (ca 10 Km).

Kurze Zeit später wanderte der Dichter nach Rodach, wohnte in einem der Mansardenstübchen und schrieb ein Loblied auf das Städtchen und Christian Hohnbaum, mit dem er den verehrten alten Herrn beim Abschied überraschte und ihm ein literarisches "Denkmal der Gastfreundschaft" und Dankbarkeit setzte:

143

Rodach - Ein Denkmal der Gastfreundschaft

(Auszüge aus der Hymne)

In der Mitte von zwei herzoglichen Hof-Residenzen,
Die von einander so weit, oder so nahe vielmehr,
Daß, wenn hier von der einen, nach eingenommenem
    Frühstück,
Nicht zu langsamen Schritt hebet ein wandernder Mann,
Er zum Thore der andern gelangt dort, wann von
    dem Turme
Ladet Hungernde mittägliches Glockengeläut;
Liegt, gleichweit von beiden, ein Städtchen zwischen
    den Städten,
Das Ursache nicht hat, neidisch auf eine zu sein.
Denn wenn irgend was Schönes und Festliches soll
    in der einen
Oder der andern geschehn, hört es das Städtchen
    denn auch
Und kann gehn zu der Stadt. Doch eigentümlich
    im Städtchen
Sind Vorzüge daheim, welche nicht gehn zu der Stadt.
Preisen will ich hier nicht die Behaglichkeit
    oder die Stille
Oder die freiere Luft oder den freieren Sinn;
Sondern die Fluren umher, die fruchtbaren,
    die es umgeben,
Sind der eigenste Schatz, den es besitzt und benutzt.
Denn, wenn, nahend vielleicht den fürstlichen Sitzen,
    der Wandrer
Schlösser siehet und Dach leuchten in hellerem Glanz;
So hier sieht er dagegen, den letzteren Hügel
    besteigend,
Der ihm das Städtchen entdeckt, glänzen ein
    dunkleres Grün,
Das schon fern ihm verkündet die Üppigkeit, bis er,
    genaht nun,

Mißt den Klee mit den Knieen und mit dem Haupte
   das Korn.
Ja so, scheint es, erwählte zum Lieblingskinde
   der Himmel
Diesen gesegneten Gau unter den Nachbarn umher...

            ...aber der irdische Fluß,
Der durchhin sich schlängelt, ein winziger, nennet
   sich Rodach,
Der Taufpate der Stadt, welcher den Namen ihr lieh...
Hat ein gütiger Gott hier mit verschwenderischen
Händen gemacht, und darein als fruchtbaren Baum,
   in die Mitte
Seines Gartens gepflanzt einen gesegneten Mann.
Reich in sich, in den reichen Umgebungen, wohnet
   der Ober-
Geistliche dieses Bezirks, welchen die Muße besingt...

Er, ein lebender Mann ist er und doch ein Gedicht,
Nicht im ländlichen Hofe die Herd' allein und
   den Hirten,
Auch die fürstlichen Höf' hat er, die nahen, gesehn.
Und noch oft, wo dahin ihn Zufall oder Bestimmung
Führt, mit Freundesempfang ehret ihn Fürstin
   und Fürst...

Laßt uns preisen den Mann, der nach Maßgabe
   des Standes,
Den mit Gott er gewählt und nach des Herzens Beruf,
Solche Staffel erstiegen hat ausgezeichneter Ehren...

Vom Hofmeister beginnend, durch dörfliche
   Predigerämter,
Bis Superintendent irgend ein Städtchen ihn grüßt...

Wie glückselig der Mann, dem städtische
   Sinnesverkehrtheit
Nicht zum Steine des Anstoßes auf jeglichem Schritt
Wird in des heiligen Amts Ausübungen; welcher
   den Samen

Seiner Lehren getrost kann auf empfänglichen Grund
Streun am siebenten Tage...
                              wenn er mit Stimmen
Heller Glocken zu sich seine Gemeinde beruft...

Wenn die Klänge der Orgel, die Töne des
      Menschengesanges,
Wie ein rauschendes Meer wogen im Hauche des Herrn;
Drauf urplötzlich Stille vom Himmel fällt, und das
      Meer schweigt,
Und im Tempel gehört nichts als das einzige Wort
Wird des Dieners des Herrn, des Verkündigers
      seiner Gebote;
Dem das Amt ist verliehn, unter des heiligenden
Geists Einflusse, der Schriften geoffenbartes
      Geheimnis
Auszulegen dem Volk und ihm zu deuten den Weg...

Wer Seelsorger zuerst sich vor der Welt hat genannt;
Wenn für die himmlischen Bürger, auf irdischer Reise,
      die Seelen,
Höchste Beseligung ihn, selige Sorge beseelt.
Feierlich stehet er da, gleich am Eingange des
      Lebens...
Meldet ein Pilger sich an, nimmt er ihn sanft
      in Empfang...
Ladet den durstenden drauf und hungernden Gast
      zu des Bundes
Mahle, wo Gott zum Trank selbst und zur
      Speise sich giebt...
Und wann endlich zu Schlaf sich und Ruh' der
      gesättigte Gast neigt,
Steht er am Grab und schließt Pforten des
      Himmels ihm auf...

Recht als ein Hirt in Wahrheit erscheinest du,
      welcher der Herr hat
Über die Herde gesetzt, welche dir willig gehorcht,

146

Die du mit Freude geleitest zu Wasserbächen
   des Glaubens
Und zu Triften der Gottseligkeit führest mit Lust.
Aber es hat zu den Hürden, darin du die Deinen
   versammelst,
Gott ein eigenes Haus dir auch in Frieden bestellt,
Hirtlich fromm, und darin das Glück dir gegeben
   als Hausrat...

Doch wie ein Lehrgedicht kündet der eine sich an.
Auch zu Trauergedichten gemacht hat Tod dir die einen,
Aber als Freudengesang wandeln die anderen fort.
Über Berge dahin, selbst über Meere gewandert,
Sind sie die Werke, wodurch auch in   . die Ferne
du wirkst.
Doch als idyllische Kränz', als lyrische Blumen
   der Liebe,
Blühn im Hause dir fort Töchter und Enkelinnen...

O wie ist es erfreulich, die tägliche Stube betreten,
Wo Beschäftigung wohnt, traulich der Stille gesellt;
Wo der Pinsel des Vaters mit Bildern seiner Geliebten,
Mit Landschaften wohl auch rings hat die Wände
   geschmückt;
Wo am offnen Klavier ein Lied, vom Vater gedichtet
Und vom Bruder gesetzt, wird von der Tochter gespielt;
Wo in der Mitte der Tisch, die Familie fassend,
   noch einen
Auszug birgt, daß Platz find' auch ein
   kommender Gast...

Oft im begeisterten Strom fließet die Rede von Kunst
Feurig dahin, wie ein Becher des Rheinweins zwischen
   die Mahlzeit,
Wissenschaft und Kritik dämpfet als Wasser die Glut.
O wie ist es erfreulich, die freundlichen Töchter
zu sehen,
Wie mit liebendem Blick eine die andere sucht,
Eine der andern reichet die Hand, daß still und
   geräuschlos

Ihnen gehe hindurch häusliches Wochengeschäft...

Dreimal seliger Mann! im verworrenen Lotto des Lebens,
Wo der Nieten so viel, hast du mit glücklicher Hand,
Wenn nicht das große Los, doch gewiß ein großes
    gezogen;
Welch ein großes, das hast selbst du am schönsten
    bekannt,
Als du freudiges Rühmens und dankbar sprachest,
    das weiter
Nichts, als zweierlei dir fehle: ein Wunsch
    und ein Feind.
Wie kann Feinde denn haben der Mann, deß Freund
    ist der Himmel?
Und was wünschen kann der, welchen beseligt
    der Herr? ...

Vom trübsinnigen Gast , heiterer Wirt, sei gegrüßt!
Was ich heute verschlossen im oberen Stübchen
    gebrütet,
Hast du beim Abendtisch lächelnd umsonst mich befragt.
Laß mich die einzige Nacht noch ruhn im gastlichen
    Dache,
Morgen im leeren Nest findest du dieses Gedicht."

Wiederholt hat Friedrich Rückert Christian
Hohnbaum besucht oder ist ihm auf der Bettenburg
beim Truchseß begegnet. Korrespondiert hat
er hinfort nicht nur mit dem Theologen, sondern
auch mit dessem Sohn Karl (1780-1855), einem
Arzt, mit dem ihn eine herzliche Freundschaft
verband. In seinem Brief vom 10.Juni 1816 aus
Stuttgart, wo Friedrich Rückert Redakteur an
Johann Friedrich Cottas (1764-1832) `Morgen-
blatt für gebildete Stände´ tätig war, nennt
er Karl Hohnbaum "Liebster bester Freund!"Er
berichtete ihm von einer Reise nach Heidelberg

und Frankfurt am Main mit dem befreundeten württembergischen Minister Karl August Freiherr von Wangenheim (1773-1850) und äußerte sich über seine `Napoleon´-Komödie und die `Deutschen Gedichte´:

"Was Sie mir über meinen Napoleon schreiben, hat mich, was Sie selbst betrifft, gefreut, was Sie ihm von der Welt profezeyn, hat mich einigermaßen nachdenklich gemacht. Aber Sie werden ganz recht haben. Ich werde an diesem nun auch die Tadel müssen ertragen lernen, wie an den Deutschen Gedichten das Lob; aber das Lob trägt sich eben immer leichter, doch ist auch jener heilsam...
Wenigstens werde ich mich wohl hüthen, mit der Fortsetzung hervorzurücken, wenn sich der Wind nicht dreht. Denn ob das Ganze gleich eine Posse ist, so hat sie mich doch ernsthafte Arbeit gekostet, thuts noch, und wirds noch weiter thun, und [sie] will ich nicht für Teufelsdank übernommen haben."

Weiter bittet Rückert den Freund für ein bestimmtes Geld "Exemplare eines Büchleins [zu] kaufen", welches ihn "Wahrhaft entzückt" hat,

"und ob es gleich ein Kinderbuch ist, so können doch noch andere Leute, als ich, einen rechten Gefallen daran finden..."

Diese Aussage bezeugt als Beispiel, wie sehr sich Friedrich Rückert für Werke anderer Dichter und Schriftsteller begeistern konnte und wie er sich für solche Bücher einsetzte. Er bittet Karl Hohnbaum,

"das Büchlein: Die Ostereyer, ein Ostergeschenk vom Verfasser der Genofeva [Christoph von Schmidt] (1768-1854) zu vertheilen und verwenden, wie Sies am zweckmäßigsten finden".

Rückert hatte auch Wangenheim ein Exemplar geschenkt,

"mit einigen eingeschriebenen Reimen..., die ich
noch im Gedächtnis habe:
  "Die wohlgefärbten Ostereyer
  Schick' ich dir hier zur Pfingsttagfeyer;
  Sie sind in all den sieben Wochen
  Nicht abgefärbt und nicht zerbrochen;
  Sie sind nicht faul geworden auch,
  Wie sonst ist andrer Eyer Brauch,
  Sie werden, ohne zu veralten,
  Sich bis zur nächsten Ostern halten."
In diesem Brief vom 10.Juni 1816 lesen wir
auch einige bemerkenswerte Sätze, die den ver-
ehrten Vater Christian Hohnbaum betreffen:
"Ich freue mich herzlich, daß es in Ihrem Hause wieder
gut geht u. Sie durch die häusliche Mühsal durch
sind. Wir haben eben alle unsere Plage, und Sie doch
unter allen Ihren Patienten keinen so unheilbaren,
wie ich im Morgenblatt.
Ihrem verehrungswürdigen Vater habe ich auch schon
lang zu schreiben; er hat mir einen gar lieben Brief
geschrieben... nämlich die Ankunft Ihres Bruders
[Gottfried Hohnbaum (1785-1857, Mechaniker] , der
auch für mich was über die See mitgebracht, nämlich
eine ganz köstliche englische Matrosenanekdote, mit
der ich hier schon sehr viel Glück gemacht. Ich habe
eine andere mit von Frankfurt gebracht, die ich Ihnen
hier gebe, damit Sie sie samt dem Brief dem Vater
geben, wenn er jetzt eben zu Hause ist... Der Witz
aber ist folgender, die Form muß der Mund des Vaters
selbst erst dazu finden: Ein Reisender der über den
Rhein will, stößt, einige Stunden oberhalb Mainz,
auf eine österreichische Schildwache, die ihn nach
dem Paß fragt: Haben Sie einen Paß? He hat der Herr
'nen Paß? - Nein! - Nun, so passir der Herr halters
nur. - Lieber Freund, wenn ich nun aber einen Paß
gehabt hätte? - Ja, seh der Herr, da hätt der Herr

halters nacher Mainz gemüßt, und hätte den Paß visiren lassen müssen. - Es ist wirklich ein recht erquicklicher Gedanke jetzt über den Rhein zu dürfen, ohne Paß, und ohne Douanenkrallen durchsucht zu werden...
Nun einen ganzen Vorrath von herzlichen Grüßen! Den schönsten davon ins Haus, an die Hausfrau und die Kindlein, dann an den Vater...
Neulich habe ich in Büschings wöchentl. Anzeigen [Wöchentliche Nachrichten für Freunde der Geschichte] Ihren Namen gelesen, Hohenbaum geschrieben, wie ichs that im Rodacher Idyll. Sind Sies? Es wird dort ein Räthsellied gegeben, daß der besagte D.Hohenbaum in der Gegend v. Stuttgart gehört habe..."

In manchem Brief an dritte spricht der Dichter stets gütig von seinem väterlichen Freund,so daß wir mit Recht daraus schließen dürfen:Friedrich Rückert hat Christian Hohnbaum wohl noch mehr verehrt als den Freiherrn von der Bettenburg, ihren gemeinsamen Freund, mit welchem Rückert durch dessen Adelsstand gelegentlich in seelischen Mißklang geriet.

Im Brief vom 1.September 1816 an den "Hochzuverehrenden Herr und Freund" Carl von Schuler (1756-1838), Kammerherr in Hildburghausen,bedauert Friedrich Rückert, daß die Prinzen von Sachsen-Hildburghausen während eines Besuches "hier herum", wo er sie im Theater gesehen hatte, nicht "den Hohnbaum" mitgebracht hätten, sondern ihn

"im Bade sitzen lassen, wo er sich langweilt, wie es scheint. Ich bitte Sie, ihn herzlich zu grüßen; nächstens werde ich ihm selbst schreiben, wenn erst eine Crise, worin ich jetzt bin, vorüber ist, weil er doch dabei nicht helfen kann."

Am 20.Dezember 1814 schrieb Friedrich Rückert

seinem Gefährten Friedrich Schubart (1789-1872)
Schulmann aus Ebern: er hoffe, ihm bald begegnen
zu können,

"und wir plaudern eine ganze Woche in einem fort.Wie
wird es mich erquicken! denn ich habe eigentlich
gar Niemand mit dem ich plaudern kann. Ein paar vortreffliche alte Herrn habe ich mir durch meine Poesie
gewonnen, den Truchseß von der Bettenburg, und einen
Superintendent Hohnbaum von Rodach..."

Mitte April 1815 kam Friedrich Rückert mit
seinem Onkel Christian Grimmer (1759-1820),
Wildmeister, von Hildburghausen nach Rodach,wo
sie mit Christian Hohnbaum mit Vergnügen versuchten eine Szene aus William Shakespeares
"A Pleasant Conceited Comedié Called, Loves
Labors Lost", die Heinrich Voß d.J. (1779-1822,
Philologe) übersetzt hatte, dichterisch zu
gestalten. Rückert berichtete Heinrich Voß
am 15.April brieflich darüber:

"Unterdeß hatte mein Onkel durch einen unvollständigen
Bericht vom Inhalt Ihres Briefes meine Neugierde
aufs höchste gespannt, und ich fiel ganz heißhungrig
darüber her, als er ankam. Weil nun dabei auch Depe-
schen waren, die mich nach Rodach beriefen, so
schleppt' ich ihn ungesäumt mit da hinaus, und gleich
am Abend bis tief in die Nacht versuchten wir gemein-
schaftlich unser Glück an dem Hirsch des Holofernes.
Wir schossen lange hin und wieder, und hatten am
Ende doch nur fehl geschossen, auch wenn wir was
rechtes getroffen zu haben glaubten. Freilich ist
das L das eigentliche Dickicht, in das das Wild sich
immer wieder versteckt, wenn es daraus hervorspringen
soll. Hohnbaum that einmal einen fürchterlichen Freu-
denschrey, als er es gefunden zu haben dachte. Der
Fund war Elster (Elstern reden). Das El am Anfang
mit dem ster am Ende, sollte der Aushelfer werden;

aber er half nicht aus, ob sich gleich auch das Hunde-
gebelfer drauf reimte. Hohnbaum fand ferner als End-
reim der beiden letzten Verse o schnell L und LL
(Ellell). Es thut mir leid, daß ich Ihnen seine ganze
entworfene Übersetzung nicht geben kann; ich nahm
sie als Umschlag von Zinsgeldern für seinen Sohn
[Carl Hohnbaum] mit herein, von dem ich sie mir nicht
vor Abgang der Post holen kann. Weil Sie selbst am
L verzweifeln, und um auch Ihren vorgeschlagenen
Reim hundert bewundert anzubringen, gebe ich Ihnen
folgendes, dem die Schlußspitze fehlt:
"Die preißliche Prinzessin pirscht' ein Wildprett
    prangend prächtig,
Obs Spießer war? Kein Spießer wars, bis es der
    Schuß durchbohrte,
Obs war ein Hirsch, der aufgesetzt? Ihm zugesetzt
    ward mächtig;
Obs Hirsch nun oder Spießer war, der Jagdtroß
    der rumorte.
Fürwahr es war ein wunder Hirsch, drum ward er
    so bewundert;
Gieb ihm ein Null so macht er zehn, zwei Null,
    so macht er 100."
Erfreut schreibt Friedrich Rückert von der
Bettenburg am 27.April 1815 an Johann Friedrich
Cotta Freiherr von Cottendorf (1764-1832).Durch
Christian Hohnbaum hatte er erfahren, daß der
Stuttgarter Verleger seinen Erstling "Kranz
der Zeit" herausgeben wolle:
"Durch Herrn Superintendent Hohnbaum in Rodach bin
ich benachrichtigt, daß Ew. Wohlgeb. den Verlag des
Kranzes der Zeit übernehmen wollen. Es freut mich,
meinen Erstling auf so solennem (festlichen) Wege
in die Welt zu schicken, und ich nehme das verabredete
Honorar, 3 Louisd.f.B. an..."
Wie Friedrich Rückert am 14.Mai 1816 Friedrich
de la Motte-Fouqué (1777-1843) mitteilte,äußerte

sich Hohnbaum über Rückerts "Kranz der Zeit" wie folgt:

"Ich hätte nachgerade Lust, allen politischen Gedichten wieder den Rücken zu wenden; aber da stecke ich noch in dem sogenannten Zeitkranze, von dem Hohnbaum neulich in einem Briefe treffend sagte; Er werde ein Kranz zur Unzeit werden. Wenigstens wird er,vorzüglich von vornherein, unbeschreiblich trocken ausfallen."

In einem undatierten Brief (vermutlich vom Sommer 1816) an Carl Hohnbaum lesen wir Friedrich Rückerts Bekenntnis zu `Vaterlandsgefühlen´, die in jener Zeit, nach der Eroberung Deutschlands und etlicher Länder Europas durch Napoleons Truppen, jedem aufrechten Menschen ein Selbstverständnis waren, gleich wo er sich politisch beheimatet fühlte:

"Und das Gefühl des Triumphes, gemischt mit einigen aufregenden Bitterkeiten, will ich mit Gottes Hilfe nun noch durch eine weit größere Sammlung vaterländischer Gedichte zu Tage fördern. Ich denke, wenn ich der ich mit nichts weniger, als besonderer Empfänglichkeit für Vaterlandsgefühle ausgestattet bin,die Begeisterung des Schaffens für mich zu erhalten vermag, so müssen Leser, denen ich wenigstens eben so viel Vaterlandssinn zutrauen muß, auch das Lesen ertragen können. Anders wäre es, wenn ich ein ganz besonderer Enthusiast in diesem Fache wäre, dann wäre leicht zu besorgen, ich möchte weniger fieberischen Nerven des Publikums zu viel Erregbarkeit zutrauen... Uebrigens glaube ich im Ernste, daß Sie, Ihr Vater und Truchseß mehr Freude an mir haben, als ich selbst je werde haben können..."

Daß Friedrich Rückert das Urteil seines älteren Freundes hoch schätzte, bemerken wir auch daran, daß er Hohnbaums Manuskripte sandt und um sein

Urteil bat, so im Brief an den Truchseß vom 21.März 1819 aus dem Elternhaus in Ebern:
"Für den mitgetheilten Hohnbaums. Brief wie für den Cotta'schen, danke ich schönstens. Letzterem schick [ich] demnächst eine Ladung Gedichte; an erstern habe ich geschrieben, und ihm versprochen oder vielmehr gedroht, ihm eine unbillige Menge von Stücken aus oder nach dem Persischen, woran ich bisher ununterbrochen geloborirt, zuzuschicken. Er soll Ihnen dann Bericht erstatten, ob und was davon er meint, daß auch vor Ihren Ohren sich wagen dürfte. Er soll, soviel er von dem Zeug lesen wird, denn alles zu lesen ist keiner Christen- geschweige Superintendenten-Seele zuzumuthen (so schrecklich viel ist's und wird noch täglich mehr)..."
"Rodach - eine moderne Idylle" wurde im "Frauentaschenbuch auf das Jahr 1825" veröffentlicht. Friedrich Rückert hat dieses Werk Christian Hohnbaum zum 50jährigen Amtsjubiläum am 10.Februar 1825 zugesandt, wie wir in einem Brief vom 9.Januar aus Coburg an Christian Freiherr von Truchseß lesen:
"Die Idylle Rodach habe ich noch nicht abgesandt,aus weiser Sparsamkeit, um sie zum nächsten eintreffenden Jubileum des alten Herrn zu benutzen. Damit erspare ich ein eigenes Gedicht, das ich Schandenhalber hätte machen müssen; die Rodacher haben mir es angesonnen, und Sekr. Fleischmann (der Fanny Bruder [Thurecht Fleischmann, geb.1794, Reg.rat in Coburg])kam neulich deswegen zu mir. Ich habe ihm dann gesagt, ich habe meinen Beitrag schon fertig; was auf das Fest selbst zu machen sey, werde er selbst oder ein anderer der Rodachen Herrn viel besser als ich zu machen im Stande seyn. Eine stehende Redensart, mit welcher ich diejenigen, die Gelegenheitsgedichte von mir verlangen, abspeiste. Hier aber traf sichs ganz artig, der junge

Mann schien nur auf etwas ähnliches von mir gewartet zu haben, u. sogleich mit nicht mehr als nöthiger Schüchternheit rückte er mit einer bereits fertigen eigenen poetischen Arbeit hervor, die ich wirklich mit gutem Gewissen recht sehr loben konnte. So wird denn der alte Herr [Christian Hohnbaum] von mehr als einer Seite her tüchtig angesungen werden..."
Christian Hohnbaum wurde zu jenem Jubiläum zum Kirchenrat ernannt, starb aber leider noch im selben Jahr (am 13.November 1825). Dies war ein wesentlicher Verlust für Friedrich Rückert, und er vermißte den väterlichen Freund bald wohl noch stärker, als nur 1/4 Jahr später auch der Truchseß von der Bettenburg von der Erde abberufen wurde.

Erwähnen möchten wir noch, daß im Rodacher Pfarrhaus mit dem rotverschindelten Walmdach auch der Komponist Felix Draesecke (1845-1870) Jugendjahre verlebte. Eine Gedenktafel über der Tür erinnert an ihn.
Am 1.November 1907 - zum 160. Geburtstag - wurde vor dem ehemaligen barocken Jagdschloß (1748/49 von Joh. David Steingruber erbaut) - heute 'Haus des Gastes' und Bücherei mit 'Rodacher Heimatmuseum - ein Gedenkstein für Superintendent Christian Hohnbaum, dem wohl bedeutendsten Sohn Rodachs (geb. 6.11.1747) enthüllt.

Eduard Wagner schuf das ausdruckstarke Brustbild im Zentrum des mächtigen oben dreieckig abgeschrägten Felsblockes. Nahebei finden wir die 1905 entstandene Rückertschule am Schloßplatz.

Rodach, seit Ende des 2.Weltkrieges Grenzstädtchen, vom thüringischen Hinterland abgekoppelt, entwickelte sich damals in seinem abgeschiedenen Winkel im nördlichen Coburger Land dennoch

156

zum erfreulich lebendigen Mittelpunkt, insbesondere seit der Einweihung des Thermalbewegungsbades zu Pfingsten 1976 und der Verleihung des Prädikats: "Staatlich anerkannter Heilquellen-Kurbetrieb" 1982. Doch auch das alte Rodach bietet manches Sehenswerte hinter der Stadtbefestigung des 16.Jhs., wie das schmucke Renaissance-Rathaus und das stolze Fachwerk-Giebel-Eckhaus des Gasthofes `Zum Goldenen Löwen´ am Markt. Hier führt die Hildburghäuser Straße zum spätmittelalterlichen Kupferturm des abgebrochenen Hildburghäuser Tores. Wie oft mag Friedrich Rückert auf seinen Reisen nach Thüringen hier vorübergegangen oder durchs Tor gefahren sein? Vor allem wenn er seine nahen Verwandten im nahen Hildburghausen besuchte, die Familie des Onkels Heinrich Rückert (1771-1831, Regierungsrat), seiner Cousine Ernestine Grimmer (1786-1845), welche bei Friedrich Rückert und seiner Familie später wiederholt in Neuses auf dem Gut zu Gast war.

Abschließend möchten wir ein Verdienst der Stadt Rodach und ihrer Bürger, insbesondere der Mitglieder des 1976 gegründeten `Rodacher Rückert-Kreises´ - ein Verein für Heimatgeschichte - würdigen:die Enthüllung des Friedrich Rückert-Denkmals am 27.März 1977 vor den Stadtmauern, unter einer hohen Ulme, neben· zwei jungen Ahornbäumchen. Den Festvortrag hielt der höchst verdienstvolle Rückert-Biograph Prof.Dr. Helmut Prang über das Thema:"Friedrich Rückert - Wegbereiter der Weltpoesie". Gisela Gerharz-Zöller, Kunstkeramikerin und Leiterin des Grafica-Studios im Annawerk zu Rödental (bei Coburg), verdanken die Rückert-Freunde das harmonische, ja beglückende, zeitlos aussa-

gestarke Denkmal: Zwei Halbmondbogen werden
durch eine senkrechte Säule - fast schwerelos -
zur Einheit gefügt, bilden eine Lemniskate,das
Zeichen der Unendlichkeit.
Die wunderschönen Sternblumen-Ornamente in
den Bögen schuf die Künstlerin mit dem Retholz,
in altbewährter Manier der Töpferkunst. Trägt
die eine Seite der Säule eine Huldigung an
Friedrich Rückert, den Dichter der"Idylle Rodach", geschrieben 1814 für den Freund Christian
Hohnbaum als "Denkmal der Freundschaft", mit
Bildnis der Stadt, so ist die andere Seite
geprägt dem Gedenken des orientalischen Gelehrten, dessen Werk `Die Weisheit des Brahmanen´
zu den bedeutendsten künstlerischen Schöpfungen
des 19.Jhs. zählt. `Sarasvati´(die Wasserreiche)
- Gemahlin Brahmas und Göttin der Weisheit- ver-
körpert das Thema aus dem Morgenlande.
Aus: "Weiheit des Brahmanen - 12.Stufe: Frieden

"Als Knabe hab' ich einst die Frucht am Baum gesehn,
Und sehe nun als Greis die Blütenknospen stehn.
  Vom Menschen wird nur das,was er nicht hat,gesucht,
  Der Blütentrieb vom Greis,vom Kind die reife Frucht.
Warum nach reifer Frucht das Kind begierig greift?
Weil es die Blüt' ist,die der Frucht entgegen reift.
  Warum das alte Herz an jungen Trieben hängt?
  Weil die getriebne Frucht zu neuen Trieben drängt.
Wo trägt die Gegenwart der Zukunft Blütenkrone?
Wo sich ein Vater sieht verjüngt in seinem Sohne.
  Der Gärtner sei gelobt, der diesen Baum begießt,
  Wo Frucht aus Blüt' und Blüt' aus Frucht unendlich
                                      sprießt."

Bundorf

Friedrich Rückert, gern gesehener Gast und Freund des Schloßherrn Christian Freiherr von Truchseß-Wetzhausen (1755-1826), lernte während seiner Aufenthalte in der Bettenburg auf dem Haßbergkamm, auch dessen Bruder, den Ritterrat Gottlob Freiherr von Truchseß-Wetzhausen (1760-1829) kennen. Er kam wöchentlich aus seiner Residenz in Bundorf zu Besuch.

In seinem Brief vom 5.Januar 1815 an den verehrten Dichter Friedrich de la Motte-Fouqué (1777-1843), berichtet Friedrich Rückert u.a. von seinem Leben auf der Bettenburg und der Begegnung mit dem Bruder des adligen Freundes:

"Da ist aber gestern Morgen der Bruder des Burgherrn, Ritterrath von Truchseß, der zwei Stunden von hier in den Bergen in Bundorf wohnt, zu seinem allwöchentlichen Besuch hierher gekommen, und da hat es eine lange Wistpartie gegeben, wobei ich an Lothario und Jarno im Meister gedacht habe".

(Wilhelm Meisters Lehrjahre", von Joh.W.von Goethe).

Bundorf mit seinem malerischen 3-flügeligem Schloß - noch aus dem Mittelalter stammend - und der sehenswerten barocken Katholischen Pfarrkirche Heilige Dreifaltigkeit und St.Laurentius (1731), liegt nördlich der Haßberge im obersten Baunachtal und ist (mit dem Auto) in rund 10 Minuten von der Bettenburg über Stöckach - Kimmelsbach oder Schweinshaupten - Neuses zu erreichen.

Ebern

"Hier lebte und hier schuf
unsterbliche Werke im Frieden
des Elternhauses 1809-1821
    Friedrich Rückert
Der große Dichter und
Meister der deutschen Sprache."

Diese Zeilen lesen wir über der vornehmen Holz-
tür des ansehnlichen Barockhauses in der Ritter-
gasse, Ecke Rückertgasse zu Ebern. Dient heute
das 1722 erbaute zweiflügelige Gebäude des
Finanzamtes Zeil am Main als Domizil für seine
Außenstelle in Ebern, war es ursprünglich das
Amtshaus des Fürstbistums Würzburg.
Ab Sommer 1809 residierte hier Johann Adam
Rückert (1763-1831) als Rentbeamter des damals
1200 Einwohner zählenden Städtchens im Baunachtal. Wie oft mag Friedrich Rückert in den nun
folgenden Jahren die Freitreppe des heute tonrot
angestrichenen und mit grauen Fensterumrahmungen
ausgestatteten Hauses emporgestiegen sein,um
die geliebten Eltern zu besuchen. Doch wohnte
der Sohn selbst wiederholt längere Zeit hier,nur
ein Gäßlein entfernt vom langgestreckten Marktplatz mit dem wunderschönen Fachwerk-Rathaus
des 17.Jahrhunderts.
So kehrte der Student nach einigen Semestern
Jura, Philologie und Philosophie an den Universitäten Würzburg und Heidelberg schon kurz
nach Einzug der Eltern im Amthause ein um sich
mit philologischen Studien zu befassen. Aber
auch Spaziergänge in die friedliche Einsamkeit
der fränkischen Heimat, selbst weitere Wegstrecken bis nach Hildburghausen in Thüringen

zu Verwandten und nach Coburg, wo sein Freund
Dr.Christian Stockmar (1787-1863), Arzt und
Staatsmann, lebte, legte der naturliebende
Wanderer zurück.Hierbei lernte Friedrich Rückert
auch die reizende Agnes Müller (1795-1812)in
Rentweinsdorf, südlich Eberns, kennen, wie spä-
ter im Norden des Baunachtales die heiter-ver-
spielte Maria Elisabeth Geuß (1796-1833) im
Gasthaus zur `Specke`. Beiden jungen Mädchen
schenkte der Dichter zahlreiche Liebesgedichte,
die ihn nach Jahren als Sonettenkränze "Agnes'
Totenfeier" und "Amaryllis ein Sommer auf dem
Lande" weithin bekannt werden ließen. Die jungen
Leute vergnügten sich damals auch bei Tänzen
und Freudenfeiern im nachbarlichen Schloß Gereuth.
Aus: "Agnes' Totenfeier":
    "Süß ist der Sonne.Blick nur, weil zu strahlen
    Er scheint so hell,als einst gestrahlt der deine;
    Süß ist der Lüfte Hauch nur, weil ich meine,
    Daß sie von dir den lauen Odem stahlen;
        Bäume,weil sie mit deiner Schlankheit prahlen,
        Quellen,weil sie dir gleichen fast an Reine,
        Schatten,weil du,mein Licht,einst hattest keine,
        Blumen, weil du sie hattest ohne Zahlen.
    Als süß kann Erde selbst und Himmel gelten,
    Nur,weil sie dir zum Grab dient,wie ich wähne,
    Nur,weil er dir zum Haus dient,wie ich glaube;
        Und auch das Meer will ich nicht bitter schelten,
        Weil es kann scheinen eine Perlenthräne,
        Vom Himmel selbst geweinet deinem Staube."

Aus: "Amaryllis - ein Sommer auf dem Lande":
    "Ich bracht' ihr Blumen; als ich die nun immer
    An ihrer Brust nicht sah und drüber klagte,
    Versetzte sie getrost: Weil mir's behagte,
    Recht lang' sie blühn zu sehn, blühn sie im Zimmer.

Band kauft' ich ihr,und als ich das auch nimmer
An ihrem Arm erspäht', und spitzig fragte:
Wo blüht nun das,sprach sie: Im Schrank; ich zagte,
Die Sonne bleich' ihm den zu feinen Schimmer.
  Nun spräche jemand, der das nicht verstünde:
  O welche Liebe, die mit solcher Treue
  Bewahrt solch ein vergänglich Angedenken.
Ich aber sprech, der ich's wohl ergründe:
  O daß dich selber solche Lieb' erfreue,
  Die,was ans Herz soll, niederlegt in Schränken."

Mehrere der frühesten Gedichte Friedrich Rük-
kerts entstanden damals in den Eberner Jüng-
lingsjahren, u.a. "Die drei Moosrosen" und
"Rös'chens Sterbelied". So erfahren wir aus
dem Brief vom 29.Juni 1811 aus Jena, wo Friedrich Rückert 1811/12 nach seiner Promotion
und Habilitation als Privatdozent der Altphilo-
logie wirkte, an Jean Paul (Friedrich Richter,
1763-1825), dem er einige Texte überreichte -
unter anderem "Deutschland in Europas Mitte":
  "Das Spielwerk, dem es zum Träger dient, der Mittelpunkt überschrieben, wollte ich Ihnen beilegen, weil
  es mich, wenigstens von fern her, als ihren Landsmann
  legitimieren soll. Vielleicht ist Ihnen bekannt,wo
  die Baunach fließt; dort sind auch diese Lieder geflossen."
Zu den in Ebern entstandenen Versen zählt jenes
Gedicht vom 20.Februar 1812: "Die drei Sterne
auf Erden:
  "Drei Sterne fielen von Himmelshöhn;
  Was wollen wir thun auf Erden?
  Ich will als Ros' auf den Auen stehn.
  Ich will zur Nachtigall werden.
  Ich will mein himmlisch Licht
  In ein holdlächelndes Angesicht,
  Als Mägdlein will ich wandeln.

Die Rose blühte, die Nachtigall sang,
Das Mädchen horchte und schaute.
Die Rose den Tau dés Himmels trank,
Die Nachtigall Himmelslaute;
Das Mägdlein sog den Himmelsschein
In ihre lebenden Augen hinein
Und strömt' es aus in ein Blicken.
   Und als der Frühling beschloß den Lauf,
   Da fühlte die Ros' ein Schauern,
   Die Nachtigall hörte zu singen auf,
   Das Mägdlein begann zu trauern.
   Willst,Frühling,du länger nicht weilen allhier,
   So nimm uns trauernde Schwestern mit dir
   Zu unsern heimischen Reichen.
Er nahm die Ros' in die rechte Hand
Die Nachtigall in die Linken,
Das Mägdlein hüllt' er in sein Gewand,
An den Busen ließ er es sinken.
Die Geister zogen den Sternen zu,
Ihr Staub fiel nieder zu irdischer Ruh',
Wer wird von neuem ihn wecken?"

Der junge Dichter beschäftigte sich damals auch gern mit heimatlichen Sagen und versuchte, einige davon als Balladen poetisch neu zu erzählen. Am bekanntesten ist das "Irrglöcklein".Aber auch die Verse vom "fehlenden Schöppe", welche an eine Geschichte im mittelalterlichen Ebern erinnern oder die Mär vom "versunkenen Dorf", haben ihren Reiz durch bildhafte Darstellung und Interesse weckende Spannkraft.

"Das versunkene Dorf.

Es ist eine Wüstung gelegen,
Ist Abermannsdorf genannt;
Es heißt noch ein Dorf bis heute,
Aber die ältesten Leute
Haben das Dorf nicht gekannt.

Es ist verschlungen worden,
In den Erdboden hinein
Ist es worden verschlungen
Mit Alten und Jungen,
Mit Mann, Maus und Stein.
  Kein Malzeichen ist blieben,
  Kein Trumm und keine Spur;
  Von den Häusern kein Gebälke,
  Von den Mauern kein Gekälke;
  's ist ebene Wiesenflur.
Als Knab' hab' ich noch gesehen
Von der Dorflind' einen Stumpf;
Jetzt ist auch der versunken,
Es hat wie mit Armen den Strunken
Gezogen hinab in den Sumpf.
  Wenn man's Ohr legt auf den Boden,
  Höret man's drunten wohl,
  Wie die heimlichen Wasser brausen,
  Wie sie fressen mit Grausen
  Den Boden unter uns hohl.
Wohl hat es auf der Erde
Das Böse weit gebracht.
Wenn sie wollt' alle Schande
Verschlingen, wer im Lande
Wär' sicher bis Mitternacht?"

"Der fehlende Schöppe.

Zu Ebern hält man Hochgericht
Über Leben und Blut;
Zwölf Stühle sind zugericht'
Für die zwölf Schöppen gut,
Elfe sind gekommen,
Han ihre Stühl' eingenommen.
  Der zwölfte Stuhl bleibt unberührt
  Niemand drauf sitzen darf;
  Denn der Schöppe, dem er gehört,

Ist aus Abermannsdorf;
Aber Abermannsdorf ist versunken,
Sein Schöpp' hält Gericht bei den Unken.
Da reitet von den elfen
Ein Bot' hinaus zu Roß,
Der den fehlenden zwölften
Herein laden muß.
Der Bot' b'hält 's Roß am Zügel,
Den linken Fuß im Bügel.
Mit dem rechten Fuß dreimal
Stampft er auf den Grund
Und den Schöppen dreimal
Ruft er mit lautem Mund:
`Zu Ebern ist Schöppengericht,
Schöppe, säume dich nicht!´
Da wird es unter der Erde laut
Von furchtbarem Geton.
Der Bot' nicht vor- noch rückwärts schaut,
Sondern springt auf sein Roß;
Und muß schnell fort sich machen,
Sonst verschlingt ihn der Erde Rachen."

Ende des Jahres 1812 schreibt Friedrich Rückert
an seinen Freund Christian Stockmar (1787-1863),
halb scherzend, halb ratlos, da ihm der Gedanke:
Im nächsten Frühjahr eine Professur in Hanau
annehmen zu sollen, bedrückt:
"Wir sind glücklich hier [in Ebern] angekommen, und
ich schneye immer mehr und mehr in Unbehagen und
Unthätigkeit hier ein, wenn Sie nicht bald mit einem
Schlitten kommen und mich daraus erlösen. Ich erbitte
mir durch die umgehende Bötin wenigstens Bücher,
Bücher, Bücher, welche immer es seyn mögen von den
mir versprochenen. Mit meiner Hanauer Professur rückte
es wieder weiter ins Feld hinaus. Man will mir Lehr-
gegenstände aufbürden, die zu tragen mir der spärliche
Gehalt der Stelle nicht der Mühe Werth scheint, unter

anderen Geographie. Wenn ich's nicht redressiren (wieder einrenken) kann, kündige ich den ganzen Handel auf, obs gleich darüber mit meinem Herrn und Vater einen neuen setzen wird..."

Tatsächlich hat Friedrich Rückert nach einem kurzen Aufenthalt in Hanau im Januar 1813 die Stadt fluchtartig verlassen und versuchte in einem Brief den ihm wohlwollenden Schuldirektor und Schriftsteller Johannes Schulze (1786-1869) sein Handeln zu erklären. Vermutlich fürchtete der junge Dichter, daß durch den Schuldienst sein lyrischer Quell versiegen könnte.

Ehe er jedoch nach Ebern zurückkehrte, suchte er Verständnis und Selbstbesinnung bei Pfarrer Johann Peter Bundschuh (1787-1862), einem Jugendfreund in Bonnland (heute Truppenübungsplatz bei Hammelburg).

Da anhand eines Tagebuches Friedrichs der Vater die seelischen Nöte des Sohnes verstand, bemühte er sich persönlich um Bereinigung der unangenehmen Situation und bat beim Direktorium in Hanau um ordnungsgemäße Auflösung des Lehramt-Vertrages. Darauf kehrte der `verlorene Sohn` ins Elternhaus zurück.

Wenn wir zusätzlich bedenken in welchem Zwiespalt des Herzens damals Friedrich Rückert lebte - zwischen Hoffnung und Zweifel,die geliebte Wirtstochter Marielies von der `Specke` für sich zu gewinnen, fällt es leicht, zu verstehen, wie völlig `außer sich` der junge Mann damals war. Aber intensives Arbeiten half ihm über diese Krise hinweg. Und so kann er am 8.März 1813 dem Freund Stockmar berichten:

"Du fragst mich, was ich sonst treibe? Nichts! Aber mich treibt die Poesie zu nichts als zur Poesie.Ich schwimme in Meeren von Entwürfen. Lustspiele und

Trauerspiele, Sonette und Vaterlandsgesänge fluten durcheinander wie Schaumberge Abgrund und Spiegelflächen. Ich glaube bestimmt zu fühlen, daß das Lustspiel mein eigenstes seyn wird; denn ich ganz zusammengesetzt aus dem Gefühle der Nichtigkeit und Vergänglichkeit, Lächerlichkeit allen erhabensten, was der Brennpunkt eines Wahren nicht hausbackenen Lustspieles ist. Ich habe bis itzo fünf Entwürfe, wozu die deutsche Philosophie und der politische Wirrwarr den Stoff wirkt. Außerdem habe ich Lust, vielleicht diesen Sommer noch mit einem kleinen Bändchen lyrischer Gedichte hervorzutreten, wenn nicht die höchste Lyrik der Kriegstrommete dazwischen tritt, vor der ich bescheiden und meinen Unwerth fühlend, gerne schweige. Jetzt arbeit' ich Romanzen; heute Nacht noch oder morgen früh eine meiner Reise-Rosendorn-Stock feyern, den Du in Koburg mußt gesehen haben..."
Und beglückt fügt er an:
"Mit meinem Vater stehe ich aufs Beste."
Doch schon Mitte April 1813 klagt Rückert Christian Stockmar, wie unzufrieden er mit sich und seinen Leistungen sei:
"In der That war ich noch in keinem Frühjahr todter, als in diesem, das auf zweifache Art so lebendig angeht, Gott beschütze die kecken Blüten! Ich für meinen Theil habe seit meinem wieder dahier im Geschirr-Sein noch keinen einzigen gescheidten Gedanken zusammengebracht, etwa den heutigen ausgenommen,daß der grüne Donnerstag noch nicht leicht so grün für die Felder und für mich so dürr war. - Mort Dieu! (franz.Fluch). Ich sitze hier und sehe in den Frühling hinaus, wie in etwas, das mich nichts angeht; - ich sehe die Bäume an, wie Tantalus seine fliehenden, ich sehe die Luft an mir vorüberziehen und kann sie nicht ergreifen. Jede schöne Stunde dauert mich,weil sie zu nichts ist. - In solchen Umständen kann ich

Dir auch nichts schicken, das Du lieb habest, da ich selbst an mir nichts lieb habe. Ich schaffe durchaus nichts, und das Geschaffene ekelt mich an als nicht geschaffen, höckerig, zwerghaft, aufgedunsen, leer."

Ende Juni/Anfang Juli 1813 war Friedrich Rückert während eines Ausflugs nach Hildburghausen auch Gast bei Pfarrer Friedrich Heim (1751-1820) in Effelder (Thüringen), dessen Tochter Friederike (1790-1867) ihn sehr beeindruckte.Für sie, die herzliche, anmutige und geistvolle Freundin schrieb er später die "Heimweh-Lieder". In jener Zeit sandt Friedrich Rückert Caroline Bergner (1786-1866) - welche mit Christian Stockmar in einem Hause in Coburg wohnte - das Gedicht "kleiner Haushalt":

"Einen Haushalt klein und fein /Hab' ich angestellt;
Der soll mein Freund sein, /Dem er wohlgefällt.
Der Specht,der Holz mit dem Schnabel haut,
Hat das Haus mir aufgebaut;
Daß das Haus beworfen sei,
Trug die Schwalbe Mörtel bei,
Und als Dach hat sich zuletzt
Obendrauf ein Schwamm gesetzt.
Drinnen die Kammern / Und die Gemächer,
Schränke und Fächer, /Flimmern und flammern;
Alles hat mir unbezahlt /Schmetterling mit Duft bemalt
O wie rüstig in dem Haus
Geht die Wirtschaft ein und aus.
Wasserjüngferchen, das flinke,
Holt mir Wasser, das ich trinke;
Biene muß mir Essen holen,
Frage nicht, wo sie's gestohlen.
Schüssel sind die Eichelnäpfchen,
Und die Krüge Tannenzäpfchen,
Messer, Gabel, / Rosendorn und Vogelschnabel.

Storch im Haus ist Kinderwärter,
Maulwurf Gärtner, /Und Beschließerin im Häuslein
Ist das Mäuslein. / Aber die Grille
Singt in der Stille,
Sie ist das Heimchen, ist immer daheim
Und weiß nichts, als den einen Reim.
Doch im ganzen Haus das Beste /Schläft noch feste.
In dem Winkel, in dem Bettchen,
Zwischen zweien Rosenblättchen,
Schläft das Schätzchen Tausendschönchen,
Ihr zu Fuß ein Kaiserkrönchen.
Hüter ist Vergißmeinnicht,
Der vom Bette wanket nicht;
Glühwurm mit dem Kerzenschimmer
Hellt das Zimmer. / Die Wachtel wacht
Die ganze Nacht, /Und wenn der Tag beginnt,
Ruft sie: Kind! Kind! /Wach' auf geschwind.
Wenn die Liebe wachet auf,
Geht das Leben raschen Lauf.
In seidnen Gewändern,
Gewebt aus Sommerfaden,
In flatternden Bändern, /Von Sorgen unbeladen,
Lustig aus dem engen Haus /Die Flur hinaus.
Schönen Wagen / Hab' ich bestellt,
Uns zu tragen / Durch die Welt.
Vier Heupferdchen sollen ihn
Als vier Apfelschimmel ziehn;
Sie sind wohl ein gut Gespann,
Daß mit Rossen sich messen kann;
Sie haben Flügel, / Sie leiden nicht Zügel,
Sie kennen alle Blumen der Au
Und alle Tränken von Tau genau.
Es geht nicht im Schritt; / Kind kannst du mit?
Es geht im Trott! / Nur zu mit Gott!
Laß du sie uns tragen /Nach ihrem Behagen;
Und wenn sie uns werfen vom Wagen herab,
So finden wir unter Blumen ein Grab.

Dem Freund fügte der Dichter drei seiner Liedlein vom Glück bei:

Liedlein vom Glücke. 1.

Ich hört' oft genug, / Das Glück sei auf Reisen.
`Da ist's ja nicht klug /Sich der Ruh' zu befleißen!´
So macht' ich mich auf /In rüstigem Lauf,
Um auch auf den Wegen /Dem Glück zu begegnen.
Ich sah auf den Gängen /Viel Volkes sich drängen,
Viel Lärm und viel Plunder,
Das Glück war nicht drunter.
Und that ich wen fragen: /Wo kann ich's erjagen?
Merkt keiner auf mich, /Sucht 's jeder für sich,
Ich kam zu 'ner Brücke: /Verweilt hier das Glücke?
`Es ist hier vor Jahren / Vorüber gefahren.´
Zu 'nem Stadtthor ich trat: /Ist's Glück in der Stadt?
`Wir passen hier eben, /Ihm Einlaß zu geben.´
Da paßt' ich auch lange, /Da kam es doch nicht:
Bis daß ich zum Gange /Mich wieder gericht' .
Und als ich auswandern / zum einen Thor that,
Zog ein in die Stadt /Das Glück just zum andern.
`Willst länger mit Schnaufen   .
Ihm auch nicht nachlaufen;
Wer weiß,wenn du's hast, /Ob's wert ist der Last.´
Da hab' ich ein Eckchen /Im Wald mir erschaut
Und mir auf dem Fleckchen /Ein Häusel erbaut.
Ich hab' es erbaut / Mit eigener Haut,
Mit eigener Hand, /Ohn' Glücks Beistand.
Hier Glück ist mein Haus, /Mein Bett und mein Schrein;
Willst kommen,kehr' ein, /Willst nicht,so bleib' aus!

Wie wenig zufrieden Friedrich Rückert öfters
mit seinem Schaffen war, hören wir aus dem
Brief (Juni 1813) an die verehrte. nur zwei
Jahre ältere Hofrätin Caroline Bergner:
    "Uebrigens kann ich doch nicht unterlassen, für den
    liederlichen [Christian Stockmar] eine mit Fleiß

recht liederliche poetische Arbeit beizulegen, die
so überschriebenen drey Liedlein vom Glück, die so
holperig sind, als wären sie nicht vom Glück, sondern
vom Unglück, wie es denn eigentlich auch ist. Für
Sie selbst lege ich dagegen etwas niedlicheres, zarte-
res bei, aber auch etwas sehr unbedeutendes, lassen
Sie sich den kleinen Haushalt wenigstens um der vier
ersten Zeilen willen gefallen. Gern möchte ich Ihnen
recht bald etwas größeres zum Opfer bringen, aber
die bösen Musen lassen mich ganz im Stich..."
Öfters besuchte Friedrich Rückert seinen väterlichen Freund Christian Freiherr von Truchseß-
Wetzhausen (1755-1826) auf der Bettenburg in
den Haßbergen. Maßgeblich dort, unter dem Ein-
druck bedeutender literarischer, künstlerischer
und politischer Gespräche, zum Teil durch die
Begegnung mit Persönlichkeiten des Kultur-und
Geisteslebens, wie aber auch in Ebern schuf
der Dichter, entflammt für den Aufstand der
Deutschen, welcher zu den `Freiheitskriegen´und
somit zur Befreiung des Vaterlandes von napoleo-
nischer Herrschaft in Europa führte, im November
1813, seine "Geharnischten Sonette",sowie "Krie-
gerische Spott- und Ehrenlieder". In überarbei-
teter Form wurden die Sonette im Sommer 1814
als "Deutsche Gedichte von Freimund Reimar"
(Pseudonym Friedrich Rückerts) von Abraham
Voss(1785-1847),Theologe in Heidelberg gedruckt
und veröffentlicht. Innerhalb kurzer Zeit wurden
dem jungen Dichter Begeisterung und Anerkennung
zuteil und ließen ihn berühmt werden.
Manche der "Geharnischten Sonette" mögen die
Menschen unserer Zeit nicht mehr so zu überzeu-
gen, noch weniger begeistern, sehen wir die
Welt nach drei furchtbaren Kriegen (1870/71
- 1914-18 und 1939-45) doch mit anderen Augen,

und die einst feindlichen Nachbarn sind, gottlob, längst unsere Freunde geworden. Dennoch
sind manche Gedanken in diesen mit glühendem
Herzen geschriebenen Strophen heute so aktuell
wie eh und je, und es wäre töricht zu meinen,
Friedrich Rückerts Gedankenwelt wäre uns heute
fremd; im Gegenteil: wünschten sich nicht zahllose Deutsche jahrzehntelang nach dem Zweiten
Weltkrieg ein einiges Vaterland in Freiheit
und Selbstbestimmung? Sowie eine kulturelle
Einheit innerhalb Europas so weit die deutsche
Sprache reicht? Und selbst der europäische
Gedanke: ein friedvolles Zusammenleben der Völker - damals im Sinne der Befreiung des Kontinents von den französischen Truppen - kommt
in Rückerts Versen deutlich zutage:

"Ihr, die der Himmel hat bestellt, als Lichter
Zu leuchten denen, die im Finstern klimmen,
Wie habt ihr also euer Amt zum Schlimmen
Mißbraucht, ihr Lehrer, Denker, Forscher, Dichter!
   Den Schlaf der Trägheit, aller Kraft Vernichter,
   Drin aufgelöst ihr euer' Volk seht schwimmen,
   Statt es zu wecken draus mit euren Stimmen,
   Wiegt ihr's noch mehr in eitle Traumgesichter.
Eins ist uns not! Wach sein zum Kampfgewitter.
Wollt ihr nicht mehren selbst der Kämpfer Summe,
Schmelzt sie nur nicht durch Klimpern eurer Zither.
   Hört wohl ein Gott eur loses Wortgesumme?
   Er hör's,daß er die Leir euch schlag' in Splitter,
   Und euch schlag' auf den Mund, daß er verstumme."

"Ihr Ritter, die ihr haust in euren Forsten,
Ist euch der Helmbusch von dem Haupt gefallen?
Versteht ihr nicht den Panzer mehr zu schnallen?
Ist ganz die Rüstung eures Muts zerborsten?
   Was sitzet ihr daheim in euren Horsten,
   Ihr alten Adler, habt ihr keine Krallen?

Hört ihr nicht dorther die Verwüstung schallen?
Seht ihr das Untier nicht mit seinen Borsten?
Schwingt eure Keulen! denn es ist ein Keuler;
Er wühlt, er droht, voll Gier nach schnödem Futter,
Stürzt er den Stamm,nicht bloß des Stammes Blätter.
    Es ist ein Wolf, ein nimmersatter Heuler,
    Er frißt das Lamm, er frißt des Lammes Mutter;
    Helft,Ritter,wenn ihr Ritter seid, seid Retter!"

Friedrich Rückert rief gar den Geist des großen
Preußenkönigs an:
"Es steigt ein Geist, umhüllt von blankem Stahle,
Des Friedrichs Geist, der in den Jahren sieben
Einst that die Wunder, die er selbst beschrieben,
Er steigt empor aus seines Grabes Male,
    Und spricht:es schwankt in dunkler Hand die Schale,
    Die Reiche wägt, und meins ward schnell zerrieben.
    Seit ich entschlief, war niemand wach geblieben;
    Und Roßbachs Ruhm ging unter in der Saale.
Wer weckt mich heut' und will mir Rach' erstreiten?
Ich sehe Helden, daß mich's will gemahnen,
Als säh' ich meinen alten Ziethen reiten.
    Auf meine Preußen, unter ihre Fahnen!
    In Wetternacht will ich voran euch schreiten,
    Und ihr sollt größer sein, als eure Ahnen."

"Der alte Fritz saß drunten in den Nächten,
Auf einem Thron aus Thatenglanz gewoben,
Und dachte, weil den Busen Seufzer hoben,
An sein einst freies Volk, das ward zu Knechten.
    Da kam, solange von des Schicksals Mächten
    Im ird'schen Stand des Lebens aufgehoben,
    Sein alter Bruder kam jetzt her von droben,
    Den sah er und hub an: Will Preußen fechten?
Der aber sprach mit Siegesglanz im Blicke:
Ich komme dir als Bote, das erschienen
Nun ist die Stunde,wo es bricht die Stricke.

Da sprang der alte König auf mit Mienen,
Als ob er selbst zu neuem Kampf sich schicke,
Und sprach:`Jetzt will ich wieder sein mit ihnen´."

Daß der patriotische Dichter mit seinen Rufen
damals alle Schichten des Volkes anrief und
anspornte mitzuhelfen, das Joch der Besatzungs-
macht abzuschütteln, ist gut begreiflich und
insbesondere aus dieser historischen Sicht
müssen und wollen diese "Geharnischten Sonette"
verstanden werden:

"Dich möcht' ich sehn, der du in dumpfem Zorne
Jetzt, alter Rhein, ziehst deine Flutenbahnen
Meerniederwärts, da sich zum Unterthanen
Dem Fremdling zwang das Schicksal,das verworrne;
　　Dich möcht' ich sehn, wann über deinem Borne
　　Du einst des ersten deutschen Heerzugs Fahnen
　　Siehst wieder flattern,und im Freiheitsahnen
　　Dich richtest auf mit neugewachsnem Horne;
Und rufst mit lautem Ruf aus deinem Schilfe
Den Deinen zu, ein weitvernommner Rufer:
Auf,ihr Tritonen, auf ihr Knechtschaftsdulder!
　　Herbei ihr alle zu vereinter Hilfe!
　　Siegjauchzend tragt mir an das linke Ufer
　　Das erste deutsche Schiff auf eurer Schulter!"

"Es stieg ein trüber Nebelwind vom Rheine,
Auf dessen Fitt'gen kam herangeflogen
Ein Nachtgewölk am deutschen Himmelsbogen,
Darob verfinstert wurden alle Haine.
　　Die Freiheit, die im Maiensonnenscheine
　　Lustwandeln ging an den krystallnen Wogen,
　　Sah's und erschrak, und flüchtete betrogen
　　Zur tiefsten Grotte, daß sie einsam weine.
Nun hat ein starker Nordwind sich erhoben,
Und hat mit scharfem Grimm das nebelgraue
Gewölk zurück vom Horizont geschnoben.

174

Nun auf,o Freiheit,deutsche Jungfrau schaue
Getrost du wieder, wie vordem, nach oben,
Aus blauem Aug' empor zum Himmelsblaue."

"Nicht mehr das Gold und Silber will ich preisen;
Das Gold und Silber sank herab zum Tande,
Weil würdiglich vom ernsten Vaterlande
Statt Golds und Silbers ward erhöht das Eisen.
　　Wer Kraft im Arm hat, geh', sie zu beweisen,
　　Ein Eisenschwert zu schwingen ohne Schande,
　　Es heimzutragen mit zerhaunem Rande,
　　Und dafür zu empfahn ein Kreuz von Eisen.
Ihr goldnen, silbren Ordenszeichen alle,
Brecht vor dem stärkeren Metall in Splitter,
Fallt,denn ihr rettetet uns nicht vom Falle.
　　Nur ihr,zukünft'ge neue Eisenritter,
　　Macht euch hinfort zu einem Eisenwalle
　　Dem Vaterland,das Kern jetzt sucht statt Flitter."

"Wir haben lang' mit stummem Schmacherröten
Geblickt auf uns und unsres Landes Schande,
Zu dir aufhebend unsres Armes Bande:
　　Wie lang', o Herr,willst du sie noch fester löten?
　　Jetzt willst du dich, o Retter in den Nöten,
　　Erbarmen wieder über deinem Lande;
　　Die Rettung kommt, sie kommt im Städtebrande
　　Von dir, sie kommt in blut'gen Morgenröten.
O Herr, vom Schweren kann nur Schweres lösen,
Und wir sind schwergebückt in unsrem Staube;
O eile du die Kraft uns einzuflößen
　　Zum Auferstehn! Laß nicht dem Sturm zum Raube
　　Uns werden in der Rettung Sturmgetösen;
　　Panier sei Hoffnung,unser Schild dein Glaube!"

Und schließlich wird der Wunsch des Dichters
nach Frieden und Versöhnung wach:

"Ja, ja, gelingen muß, ja ist gelungen,
Was so, als wie aus eines **Herzens** Mitte,
In alle Glieder und in alle Tritte
Von **einem** Geist des Lebens ist durchdrungen;
   Daß fremde Völker,von so fremden Zungen,
   So fremder Abkunft und so fremder Sitte,
   Doch so verkittet sind von **einer** Kitte,
   Doch so in **einem** Einklang sind erklungen.
O Wunder! Nein! kein Wunder; denn wir alle,
Wir beten ja zu **einem** Gott im Himmel,
Der alle unsre Sprachen kann vereinen.
   Der giebt den Geist der Eintracht unsrem Schwalle,
   Daß so in Freuden unser bunt Gewimmel
   Zusammenwirkt, noch besser, als wir's meinen."

"Ihr deutschen Wälder rauscht in euren Frischen,
Und schüttelt eure Locken unverwirret;
Die Taub' ist's, die in euren Schatten girret;
Der Geier,der sie scheucht,hat ausgekrischen.
   Und ihr,o deutsche Ströme,braust dazwischen;
   Ihr dürft die Silbergleise ungeirret
   Nun wieder ziehn; die Rosse sind entschirret,
   Die streitig machten eure Flut den Fischen.
Ihr deutschen Auen, künftig unzertreten,
Ihr sollt jetzt Scharen tragen dichter Ähren,
Nicht starre Saaten mehr von Speer und Spießen;
   Und nicht der Tod als Schnitter sei gebeten,
   Und nicht die Ernte soll von Blut und Zähren,
   Vom Tau des Friedens soll sie überfließen."

Bewundernswert erscheint uns immer wieder die
oftmals verblüffende Selbstkritik Friedrich
Rückerts an seinen Werken; er erkannte häufig
- nicht immer - seine literarischen Grenzen und
spürte instinktiv, wenn ein Text mißlungen
zu sein schien. Diese ehrliche, menschliche
Art zeichnet diesen Dichter vor vielen Persön-

lichkeiten aus, die ihre Leistungen, ihr Werk, vielfach im besten Licht besahen. In seinem Brief an Friedrich de la Motte-Fouqué (1777-1843) vom 24.Oktober 1814 äußerte sich Rückert zum Beispiel über seine "Deutschen Gedichte":

"Sie haben verheißen, über die deutschen Gedichte öffentlich zu sprechen, und vielleicht ist es schon geschehen, wenn Sie der Brief erreicht. Allerdings, obgleich schon mehrere Beurtheilungen davon erschienen sind..., so werde ich mich doch erst dann in's Publikum eingeführt betrachten, wenn es von Ihnen wird geschehen sein...

Es ist so gar übereilig mit der Zusammenstoppelung des Bändchens hergegangen, daß ich gleich acht Tage, nachdem Voß das Manuskript mit nach Heidelberg genommen hatte, ich es gerne zurückgewünscht hätte, um es nochmals zu sichten. Dann würde ich herausgeworfen haben, was ich jetzt leider blos, als mir mißfällig, Ihnen anzeigen kann. Die beiden ersten Abtheilungen, die zwölf Spott- und Ehrenlieder nämlich, und die ersten zwei Dutzend Sonette, sind mir noch recht; sie erscheinen mir **beide als** Ganzes, das man lassen muß, wie es ist... Aber alles, was nachher kommt, hat mich so geärgert, daß ich, um das Aergerniß wenigstens nicht vor Augen zu haben, es in meinen Exemplaren, soviel ich deren hatte, herausgerissen habe. Was gäbe ich darum, wenn ich es in allen hätte thun können! Es wäre dadurch zwar auch etwas gutes weggefallen, aber noch viel mehr schlechtes... Die ganze zweite Abtheilung der geharnischten Sonette endlich erkenne ich als mißlungen; das Sonett überschreitet hier seinen gesteckten Kreis, es will aus dem lyrischen in's epische hinüber...

Verzeihen Sie, daß ich Sie so ausführlich mit diesen Kleinigkeiten unterhalte; dem Anfänger ist es nachzusehn, wenn er wegen eines falschen Eindrucks seines

ersten Probestückes in Sorge ist. Und ich wollte
Sie auch gerne sehen lassen, daß ich gesonnen bin,
streng gegen mich selbst zu sein."
Würde ich gefragt, was ich an Friedrich Rückerts
Lyrik gelegentlich nicht gut gelungen finde,so
wäre die Antwort: Er verkürzt hin und wieder
Wörter um des Rhythmus willen; zum Beispiel:
"Die Taub' (Taube)" - "Aus blauem Aug' (Auge)"
"will mir Rach' (Rache)", usw. Desto begeister-
ter nehme ich seine Wortschöpfungen wahr:"Eisen-
ritter" - "Schmacherröten" - "Sturmgetöse" -
"Knechtschaftsdulder" - "Freiheitsahnen" -
"Traumgesichter" - "Glutbuchstaben", u.a.

Noch im gleichen Jahr, in der Adventszeit 1813
dichtete Friedrich Rückert die "Fünf Märlein
zum Einschläfern für mein Schwesterlein", Maria
Ludovika (1810-1835), welche am 15.November
1810 zur Welt gekommen war. Wie er in einem
Brief Christian Stockmar mitteilte, sei "dieses
ein Spaß, in einer einzigen Nacht ausgeheckt.
Ich möchte sie zum Christtag für sein [Vaters]
Aeffchen, meine kleine Schwester, gedruckt
haben."
Diese Märlein sind auch heute noch beliebt,da
sie munter und bildnisreich erzählt werden,
einprägsam durch die sich wandelnden Wiederho-
lungen der Geschehnisse, ohne warnenden Zeige-
finger, dennoch lehrsam und für ein Kind reiz-
voll rhythmisch.
Wer kennt nicht die Geschichte "Vom Büblein,das
überall mitgenommen hat sein wollen" - "Vom
Bäumlein, das andere Blätter hat gewollt" oder
"Das Männlein in der Gans"?

178

Vom Büblein, das überall mitgenommen hat sein wollen.

"Denk' an! das Büblein ist einmal
Spazieren gangen im Wiesenthal;
Da ward's müd' gar sehr,
Und sagt: Ich kann nicht mehr;
Wenn nur was käme / Und mich mitnähme!
  Da ist das Bächlein geflossen kommen
  Und hat's Büblein mitgenommen;
  Das Büblein hat sich aufs Bächlein gesetzt
  Und hat gesagt: So gefällt mir's jetzt.
Aber was meinst du? das Bächlein war kalt,
Das hat das Büblein gespürt gar bald;
Es hat gefroren gar sehr,
Es sagt: Ich kann nicht mehr...
  Da ist das Schifflein geschwommen kommen
  Und hat's Büblein mitgenommen;
  Das Büblein hat sich aufs Schifflein gesetzt
  Und hat gesagt: da gefällt mir's jetzt.
Aber siehst du? das Schifflein war schmal,
Das Büblein denkt: da fall' ich einmal;
Da fürcht' es sich gar sehr
Und sagt: Ich mag nicht mehr...
  Da ist die Schnecke gekrochen gekommen
  Und hat's Büblein mitgenommen;
  Das Büblein hat sich ins Schneckenhäuslein gesetzt
  Und hat gesagt: da gefällt mir's jetzt.
Aber denk! die Schnecke war kein Gaul,
Sie war im Kriechen gar zu faul;
Dem Büblein ging's langsam zu sehr;
Es sagt: ich mag nicht mehr...
  Da ist der Reiter geritten gekommen,
  Der hat's Büblein mitgenommen;
  Das Büblein hat sich hinten aufs Pferd gesetzt
  Und hat gesagt: So gefällt mir's jetzt.
Aber gieb acht! das ging wie der Wind,
Es ging dem Büblein gar zu geschwind;

Es hopst drauf hin und her
Und schreit: Ich kann nicht mehr...
   Da ist ein Baum ihm ins Haar gekommen
   Und hat das Büblein mitgenommen;
   Er hat's gehängt an einen Ast gar hoch,
   Da hängt das Büblein und zappelt noch.
       Das Kind fragt:
   Ist denn das Büblein gestorben?
       Antwort:
   Nein! es zappelt ja noch!
   Morgen gehn wir 'naus und thun's 'runter."

Vom Bäumlein, das andre Blätter hat gewollt.

"Es hat ein Bäumlein gestanden im Wald,
In gutem und schlechtem Wetter;
Das hat von unten bis oben
Nur Nadeln gehabt statt Blätter;
Die Nadeln, die haben gestochen,
Das Bäumlein, das hat gesprochen:
   Alle meine Kameraden
   Haben schöne Blätter an,
   Und ich habe nur Nadeln,
   Niemand rührt mich an;
   Dürft' ich wünschen, wie ich wollt',
   Wünscht' ich mir Blätter von lauter Gold.
Wie's Nacht ist, schläft das Bäumlein ein
Und früh' ist's aufgewacht;
Da hatt' es goldene Blätter fein,
Das war eine Pracht!
Das Bäumlein spricht: Nun bin ich stolz;
Goldne Blätter hat kein Baum im Holz.
   Aber wie es Abend ward,
   Ging der Räuber durch den Wald,
   Mit großem Sack und großem Bart,
   Der sieht die goldnen Blätter bald;
   Er steckt sie ein, geht eilends fort
   Und läßt das leere Bäumlein dort.

Das Bäumlein spricht mit Grämen:
Die goldnen Blätter dauern mich;
Ich muß vor den andern mich schämen,
Sie tragen so schönes Laub an sich;
Dürft' ich mir wünschen noch etwas,
So wünscht' ich mir Blätter von hellem Glas.
Da schlief das Bäumlein wieder ein
Und früh' ist's wieder aufgewacht;
Da hat es glasene Blätter fein,
Das war eine Pracht!
Das Bäumlein spricht: Nun bin ich froh;
Kein Baum im Walde glitzert so.
Da kam ein großer Wirbelwind
Mit einem argen Wetter,
Der fährt durch alle Bäume geschwind
Und kommt an die glasenen Blätter;
Da lagen die Blätter von Glase
Zerbrochen in dem Grase.
Das Bäumchen spricht mit Trauern:
Mein Glas liegt in dem Staub,
Die andern Bäume dauern
Mit ihrem grünen Laub;
Wenn ich mir noch was wünschen soll,
Wünsch' ich mir grüne Blätter wohl.
Da schlief das Bäumlein wieder ein
Und wieder früh' ist's aufgewacht;
Da hatt' es grüne Blätter fein,
Das Bäumlein lacht
Und spricht: Nun hab' ich doch Blätter auch,

  Da kommt mit vollem Euter
  Die alte Geiß gesprungen;
  Die sucht sich Gras und Kräuter
  Für ihre Jungen!
  Sie sieht das Laub und fragt nicht viel,
  Sie frißt es ab mit Stumpf und Stiel.

Da ward das Bäumlein wieder leer,
Es sprach nun zu sich selber:
Ich begehre nun keine Blätter mehr,
Weder grüner, noch roter, noch gelber!
Hätt' ich nur meine Nadeln,
Ich wollte sie nicht tadeln.
Und traurig schlief das Bäumlein ein
Und traurig ist es aufgewacht;
Da besieht es sich im Sonnenschein
Und lacht und lacht!
Alle Bäume lachen's aus;
Das Bäumlein macht sich aber nichts draus.
Warum hat's Bäumlein denn gelacht,
Und warum denn seine Kameraden?
Es hat bekommen in einer Nacht
Wieder alle seine Nadeln,
Daß jedermann es sehen kann;
Geh' 'naus, sieh's' selbst, doch rühr's nicht an.
Warum denn nicht?
Weil's sticht.

Im Oktober 1814 erlebte Friedrich Rückert die
Freudenfeste zum Jahrestag der Leipziger Völkerschlacht mit, welche zur Befreiung von den
napoleonischen Truppen aus Mitteleuropa führte,
und die damals überall in Deutschland gefeiert
wurden. In seinem Brief vom 18.10. erzählt
er seinem älteren Freund, dem Theologen Christian Hohnbaum (1747-1825) in Rodach, bei dem
er wiederholt zu Gast war, von den Ereignissen
in Ebern und in seinem Elternhaus;
"Um ein Haar wäre ich heute nach Rodach gelaufen,um
den Straufhain brennen zu sehen und die Gleichberge,
wohin man, wie ich höre, dreißig Klafter Holz zu
Ehren der Deutschen geschafft hat..."
Zwischen 1814 und 1817 schrieb Friedrich Rückert
manches Zeitgedicht zum politischen Geschehen

182

in Deutschland und in Europa. Aus dieser Sicht müssen heute vorrangig jene Verse gelesen und verstanden werden, wollen wir dem Freiheitssänger und Patrioten, der immerhin die Empfindungen und das Denken von Millionen aussprach, nicht nur in Deutschland, sondern in vielen Ländern Europas, die damals von der Fremdherrschaft befreit wurden, gerecht werden. Und so tönen in diesen Gedichten häufig auch Lob und Dank für die hilfreichen Briten, Russen, Dänen, Spanier u.a.:

Der rückkehrenden Freiheit Lied (Auszug)

"Ich edele Jungfraue, / Freiheit bin ich genannt;
Allhier auf deutscher Aue / War einst mein Vaterland,
Von wo ich ward vertrieben /·Mit schweren Geißelhieben .
Ich saß am Fuß der Eiche / Und hütete mein Lamm,
Als vom Verräterstreiche / Getroffen ward der Stamm;
Die Fäuste sah ich greifen...
Da sprang ich auf und flohe/Die Länder all hindurch...
Da kam ich noch ans Meer./Da flog auf freien Schiffen
Die Rettung mir daher; Aufnahm auf meine Bitte
Mich in sein Schiff der Britte.
Und führte mich willkommen/Nach England hin als Gast,
Wo ich ward aufgenommen/Im herrlichen Palast..."
"Nicht,wie man sonst Verbannte/Aus den Exilen holt,
Durch fürstliche Gesandte,/Ward ich zurück geholt;
Die Fürsten sind,die frommen,
Selbst dazu hergekommen..."

Der künstlerische Wert solcher Dokumentar-Zeitgedichte ist zweitrangig. Wir fügen hier einige Beispiele an:

"Die Gräber zu Ottensen - Drittes Grab

Zu Ottensen, von Linden / Beschattet, auf dem Plan,
Ist noch ein Grab zu finden,
Dem soll, wer trauert, nahn.

Dort in der Linden Schauer/Soll lesen er am Stein
Die Inschrift,daß die Trauer/Ihm mag gelindert sein.
Mit seiner Gattin lieget/Und ihrem Sohne dort
Ein Sänger,der besieget/Den Tod hat durch ein Wort.
Es ist der fromme Sänger,/Der sang des Heilands Sieg,
Zu dem er,ein Empfänger/Der Palm',im Tod entstieg.
Es ist derselbe Sänger,/Der auch die Hermannsschlacht
Sang,eh' vom neuen Dränger
Geknickt ward Deutschlands Macht.
Ich hoffe,daß in Frieden/Er ruht' indes in Gott,
Nicht sah bei uns hienieden
Des Feinds Gewalt und Spott.
Und so auch ruht' im Grabe/Sein unverstört Gebein,
Als ob geschirmt es habe/Ein Engel vorm Entweihn.
Es sind der Jahre zehen/Voll Druck und Tyrannei,
Voll ungestümer Wehen,/Gegangen dran vorbei.
Sie haben nicht die Linden/Gebrochen, die noch wehn,
Und nicht gemacht erblinden
Die Schrift, die noch zu sehn.
Wohl hat,als dumpfer Brodem
Der Knechtschaft uns umgab,
Ein leiser Freiheitsodem/Geweht von diesem Grab.
Wohl ist,als hier den Flügel
Die Freiheit wieder schwang,
O Klopstock,deinem Hügel/Enttönt ein Freudenklang.
Und wenn ein sinn'ger Waller/Umher die Gräber jetzt
Beschaut,tret' er nach aller/Beschaun an dies zuletzt.
Wenn dort ein frühes Stöhnen/Den Busen hat geschwellt,
So ist als zum Versöhnen/Dies Grab hieher gestellt.
Die Thränen der Vertriebnen,
Des Feldherrn dumpfe Gruft,
Verschwinden vorm beschriebnen/Stein unterm Lindenduft ;
Wo wie in goldnen Streifen/Das Wort des Sängers steht:
Saat von Gott gesät,/Dem Tag der Garben zu reifen."

184

Allgemeines Grablied

Saat von Gott gesät, zu reifen
Auf der Garben großen Tag!
Wieviel Sicheln sind zu schleifen
Für so reichen Erntertrag,
Als in allen deutschen Gauen
Hat der Tod gesät mit Grauen.
    Saat sie all', und alle Garben
    Werden sie dereinstmal sein,
    Alle die im Kampfe starben,
    Ruh' in Frieden ihr Gebein,
    All die große Volksgemeinde,
    Und mit Freunden selbst die Feinde.
Wenn des Lebens Stürme brausen,
Feinden sich die Menschen an,
Können nicht zusammen hausen,
Friedlich gehn auf einer Bahn;
Wenn des Odems Hauch entwichen,
Ist der Hader ausgeglichen.
    Die einander mußten morden,
    Von des Lebens Drang verwirrt,
    Ruhn in stiller Eintracht Orden
    In den Gräbern ungeirrt;
    Einst vor Gottes Richterschranken
    Werden sie sich auch nicht zanken.
Blumen nicht die blutigroten
Werden nur der Gruft entblühn,
Sondern Lieb- und Friedensboten,
Weiß und blau und stilles Grün;
Wenn dazwischen Lüfte stöhnen,
Wird's nicht wie ein Kriegslied tönen."

Unter diesen Versen finden sich auch Lobgesänge
auf die Helden der Befreiungskriege, u.a. auf
Andreas Hofer, Scharnhorst, mehrere auf Blücher.
Als Beispiel stellen wir vor:

Körners Geist

"Bedeckt von Moos und Schorfe,
Ein Eichbaum hoch und stark,
Steht bei Wöbblin, dem Dorfe,
In Mecklenburger Mark.
    Darunter ist von Steine
    Ein neues Grab gemacht,
    Draus steigt im Mondenscheine
    Ein Geist um Mitternacht.
Er richtet auf die Rinden
Des Baums den Blick und liest
Den Namen, der zu finden
Dort eingegraben ist.
    Dann sucht er mit den Händen
    Ein Schwert, das liegt am Ort,
    Und gürtet um die Lenden
    Sich dieses Schwert sofort.
Langt dann nach einer Leier,
Nimmt sie vom Ast herab
Und setzt in stiller Feier
Sich singend auf sein Grab:
    Ich war im Jugendbrause
    Ein rascher Reitersmann,
    Bis hier im dunklen Hause
    Ich Ruh' und Rast gewann.
Ich war ein freier Jäger
In Lützows wilder Schar,
Und auch ein Zitherschläger,
Mein Schwertlied klang so klar.
    Nun reiten die Genossen
    Allein auf ihrer Fahrt,
    Da ich vom Roß geschossen
    Und hier begraben ward.
Ihr mögt nur weiter traben,
Bis daß ihr kommt ans Ziel,
Ihr habet mich begraben,
Wie es mir wohlgefiel.

Es sind die beiden Lieben,
Die mir im Leben wert,
Im Tode mir geblieben:
Die Leier und das Schwert.
Ich seh' auch meinen Namen,
Daß er unsterblich sei,
Geschnitten in den Rahmen
Der Eiche schön und frei.
Es sind die schönsten Kränze
Gegeben meiner Gruft,
Die sich in jedem Lenze
Erneun mit frischem Duft.
Die Eich ob meiner Scheitel,
Wie ist der Kranz so groß;
Mein Ringen war nicht eitel,
Ich ruh' in ihrem Schoß.
Man hat in Fürstengrüften
Bestatten mich gewollt;
Hier in den frischen Düften
Ihr ruhn mich lassen sollt.
Hier sei noch mit Kräuseln
Der Eiche Laub bewegt,
Wenn in des Windes Säuseln
Mein Geist die Saiten schlägt."

Blücher und Gneisenau

"Der Blücher hat die Macht,
Der Gneisenau den Bedacht,
Drum hat's Gott wohl gemacht,
Der sie zusammen gebracht;
Drum sei den beiden,
Den beiden
Ein Lebehoch gebracht;
Der Gneisenau in der Nacht
Hat guten Plan erdacht,
Der Blücher am Tage der Schlacht

Hat's drauf noch besser gemacht;
Drum sei den beiden,
Den beiden
Ein Lebehoch gebracht!"

Deutscher Spruch auf den deutschen Stein

"Das ist der deutsche Stein,
Von Trug und Falsch entblößt;
Wer an den Stein sich stößt,
Der kann kein Deutscher sein.
   Das ist der deutsche Stein,
   Mit Treu und Mut betraut;
   Wer auf den Stein nicht baut,
   Das muß kein Deutscher sein.
Das ist der deutsche Stein,
In Not und Tod erprobt;
Und wer den Stein nicht lobt,
Das muß ein Welscher sein."

Das bekannteste Gedicht aus den "Zeitgedichten" ist jenes vom Kaiser "Barbarossa". Es wurde Volksgut und fehlte jahzehntelang in keinem deutschen Schul-Lesebuch:

"Der alte Barbarossa, / Der Kaiser Friederich,
Im unterird'schen Schlosse/Hält er verzaubert sich..."

(siehe Rodach.)

Aber auch für die vom Volke hochverehrte, gütige Luise von Preußen, dichtete Friedrich Rückert mit "Magdeburg" ein bleibendes Denkmal des Geistes:

Magdeburg

"O Magdeburg,du starke, / Des Reiches fester Halt,
Ein Riegel vor der Marke/Der preußischen Gewalt;
Du Hort,uns einst genommen/Durch unseren Verrat,
Und nun zurückgekommen /Durch Gott und unsre That!
Daß man dich recht bezeichne /Als unsren Edelstein,

Soll man dir eine eigne /Schutzheilige verleihn.
Die Königin Luise, / Die reine Himmelsmagd,
O Magdeburg, sei diese, /Warum? sei hier gesagt.
Als mit uns Friede machen,/Von unserm Gut ein Stück
Der Sieger gab verlachend, /Dich gab er nicht zurück;
Damals nach der Befehdung/In siegetrunknem Sinn
Begehrt' er Unterredung / Mit unsrer Königin.
So sollst du reine treue/ Vor dem nun stehen itzt,
Der kaum noch ohne Scheue/Auf dich auch Gift gespritzt?
Sie wollte dies auch dulden,/Die viel geduldet schon,
Und trat in ihren Hulden / Hin vor Napoleon.
Da ward der starre Kaiser,/Getroffen von dem Strahl
Der Anmut,zum Lobpreiser/Der Schönheit auch einmal:
`Ich hoffte eine schöne /Königin hier zu schaun,
Und finde, die ich kröne/Als schönste aller Fraun.´
Er pflückte eine Rose/Vom nahen Stocke dort,
Sie dir, o Makellose, /Darreichend mit dem Wort:
`So zu verdientem Ruhme,/Zum Zeichen ihres Rechts,
Reich' ich die schönste Blume
Der Schönsten des Geschlechts.´
Hinnahm, ihr Herz bezähmend,/Die Königin das Pfand;
Wohl stach, die Rose nehmend,
Ein Dorn sie durch die Hand./ Daß er sie ehrend kränke ,
Begehrt' er hochmutsvoll,
Daß sie noch ein Geschenke/Von ihm erbitten soll.
Sie sprach in hohen Sitten/Mit königlichem Sinn:
`Ich habe nichts zu bitten/Als Preußens Königin;
Als Mutter meiner Söhne/Thu' ich die Bitt' allhie,
Zu geben mir die schöne/Stadt Magdeburg für sie.´
Da stand der Mann von Eisen,
Des Scheins der Anmut bar:
`Ir seid,´ sprach er, `zu preisen
Als schöne Königin zwar;
Doch schöne Königinnen/Ein Hundert sind zu leicht,
Wenn man sie mit den Zinnen/Von Magdeburg vergleicht.´

O Schönste von den Schönen,/Der Reinen Reinste du,
So hörtest du das Höhnen,/Und schwiegest still dazu;
Du hobest in die Lüfte /Den nassen Blick hinauf,
Und wandest über Grüfte/Bald selbst dorthin den Lauf.
Dort fandest du gelinder /Für deine Bitt' ein Ohr
Um die Burg deiner Kinder,/Die unsre Schuld verlor;
Dort hast du sie erbeten /Für uns von Gott zurück
Und freust dich,zu vertreten/Im Himmel Preußens Glück. "

Friedrich Rückert scheint in Ebern keine Bekannte oder gar Freunde von Gewicht gehabt zu haben,
denn er schreibt am 20.Dezember 1814 an den
Schulmann Friedrich Schubart (1789-1872):
"...denn ich habe eigentlich gar Niemand mit dem
ich plaudern kann. Ein paar vortreffliche alte Herrn
habe ich mir durch meine Poesie gewonnen, den Truchseß
von der Bettenburg, und einen Superintendent Hohnbaum
von Rodach. Aber da muß ich auch allemal erst eine
Reise machen; und hier ist keine Seele, außer einige
Tabaksraucher, Biertrinker, Kegelschieber und Mädchen-
jäger..."
und sich selbst ironisch betrachtend, fügt
er an - wobei er auch noch einmal an seine
unglückliche Liebe zu Marie Elisabeth Geuß(1798-
1833) im Gasthaus `Specke´ erinnert:
"Was das letzte anbetrifft, so bin ich das aus Lange-
weile auch fast geworden; ich habe aber dabey nichts
davon getragen, als eine idyllische Dichtung in Sonetten: Amaryllis, ein Sommer auf dem Lande, u. dergleichen mehr, als gereimte Seufzer, geschossene Böcke,
geflochtene Körbchen. Aber das beste ist, daß ich
viel Gelegenheit gehabt, und sie ziemlich benutzt
habe, das Landvolk und meinen Dialect zu studieren,
vor dem ich immer mehr Respect kriege..."
Im Dezember 1815 reiste Friedrich Rückert nach
Stuttgart, wo er als Redakteur an Johann Friedrich Cottas (1764-1832) `Morgenblatt für gebil-

dete Stände´ mitwirkte, gemeinsam mit Friedrich
Schillers Jugendfreund Johann Christoph Friedrich Haug (1761-1829).
Doch verließ der Dichter bereits nach eineinhalb
Jahren die württembergische Hauptstadt und
traf Mitte Mai 1817 wieder im elterlichen Hause
in Ebern ein.
Schon am nächsten Tage (am 18.Mai) schreibt
er an Prof. Hofrath Georg von Reinbeck (1767-
1849, Dichter) und Prof. Salomon Michaelis(1768-
1850, Literaturprofessor) in Stuttgart. Hierbei
erhalten wir eine Probe der humorvollen Rückertschen Wesens-Selbstdarstellung:
> "Ich schreibe Ihnen dieses in meines Vaters Amtsstube,
> auf dessen Sitz, mit dessen´ Feder p. kurz mit lauter
> rentamtlichen Geräthe, da ich, nun zwar schon einen
> vollen Tag hier, doch noch zu träge war, mich zum
> Schreiben in meinem Zimmer einzurichten."

Am 13.Juni 1817 kündigt Friedrich Rückert Friedrich de la Motte-Fouqué an, daß er Ebern und
der Bettenburg für längere Zeit Lebwohl sagen
werde, da er eine Reise in den Süden plane.
Außerdem berichtet er dem befreundeten Dichter,
daß er nicht mehr Redakteur bei `Morgenblatt´ in
Stuttgart sei:
> "Ich bin hier auf einer Reise zu meinen Eltern und
> Truchseß, um von beiden Gleichlieben Abschied zu
> nehmen für eine weitere Reise, die ich gegen Sommers
> Mitte nach der Schweiz und dann gegen Herbst nach
> Italien machen werde, um den Winter über in Rom zu
> bleiben. Meine Thätigkeit beim `Morgenblatt´ (die
> zwar stets eine Unthätigkeit war) ist seit Neujahr
> eingestellt, was Ihnen nicht recht sein wird, da
> Sie immer und vielleicht mit Recht, meinten, es habe
> von dieser Stellung aus vortheilhaft und wichtig
> auf's Publikum gewirkt werden können. Kann seyn;aber

gewiß ist, daß ich der Mann dazu nicht war. Jetzt ist die Huber (ThereseH., 1764-1829, Schriftstellerin) an meiner Stelle, die schon viel eher die Frau dazu ist. Meine übrige Verbindung mit Cotta ist erhalten, ja, durch eine wechselseitige Verständigung über jenen Punkt, wo wir uns nicht recht verstanden, eben das Morgenblatt nämlich, noch freundschaftlicher und fester geworden."

Als Friedrich Rückert im Februar 1819 von seiner Reise aus Wien nach Ebern zurückkehrte, hatte er "nach Hause gekommen, solchen Jammer und Zerstörung gefunden (durch meines Bruders [Heinrich, gest.19.Dez. 1818] Tod und Vaters gefährl. Krankheit), daß ich auch ans Nothwendigste nicht denken konnte. Kleine Umherreisen nach Bettenburg und den übrigen umwohnenden Freunden, dienten mich zu zerstreuen, aber nicht meine versäumten Geschäfte zu befördern.

Endlich die letzte Zeit her bin ich selbst anhaltend unwohl gewesen u.bin es noch. Ein Katharr u.Schnupfen, den ich nicht los werden kann, macht mich, u. noch mehr meine Eltern, wirklich ernstlich besorgt."

So schrieb der Dichter am 16.Juli 1819 an seinen Verleger Cotta in Stuttgart; ja, er glaubte gar an den baldigen eigenen Tod:
"...da ich wirklich einige Ahnung habe, als soll ich meinem guten Bruder bald nach in die Ewigkeit. Gott, gebe, daß ich dort wäre, wo er ist, denn er war viel besser als ich."

Im Jahre 1819 studierte Friedrich Rückert fieberhaft orientalische Sprachen; vor allem übersetzte er persische Dichtkunst in die deutsche Sprache: "Hafis" und "Mewlana Dschelaleddin Rumi" in Gaseln:
"Wer gesehn hat deine Wangen,wird nach Rosenschein nicht gehn;
Und wer krankt an deiner Liebe, wird nach Arzenein nicht gehn.

192

Wer am stillen Busen dir geruht hat einen Augenblick,
Wird zum Tulpenbeet der Welt, wo laute Farben schrein,
nicht gehn.

Welchem Gast den Taumelbecher reichte deine
Schenkenhand,
Der zu Wasserbächen wird von deinem Seelenwein
nicht gehn.

Wenn nicht drüben dich zu finden an der Quell'
im Paradies
Hoffen darf ein Liebender, wird er zu Edens Hain
nicht gehn.

Daß mich Liebe töten solle, hoff' ich jeden Augenblick;
Immer ach! ins schwache Herz will noch so süße Pein
nicht gehn.

Mutlos nicht die Arme senken darf, wer ringen will
mit dir.
Wer im Kampf nicht aus will halten, soll in Kampf
hinein nicht gehn.

Sieh', mir hat von Ewigkeit dein Mal die Liebe
eingebrannt,
Und das Mal in Ewigkeit wird mir aus Mark und Bein
nicht gehn.

Mewlana Dschelaleddin! dein Mund hat mich dies Wort
gelehrt:
Irre geht das Herz hier, wann es will zum Freund
allein nicht gehn."

"Ich bin die Reb', o komm' und sei der Rebe
Die Ulm', um die ich meine Ranken webe.
   Ich bin der Epheu, sei mein Stamm, o Ceder,
      Daß ich nicht dumpf am feuchten Boden klebe.
Ich bin der Vogel, komm' und sei mein Flügel,
Daß ich empor zu deinem Himmel schwebe.

193

Ich bin das Roß, o komm' und sei mein Sporen,
Daß ich zum Ziel auf deiner Rennbahn strebe.
Ich bin das Rosenbeet; sei meine Rose,
Daß ich nicht Nahrung niedrem Unkraut gebe.
Ich bin der Ost, geh' auf in mir, o Sonne,
Erheb' dich, Licht, aus meinem Dunstgewebe.
Ich bin die Sternenkrone,
Daß ich im Finstern vor mir selb nicht bebe."

Unabhängig zu Goethes "Westöstlichem Divan"
hatte Friedrich Rückert seine "Östlichen Rosen"
geschaffen und bereits eine "Auswahl aus dem
persischen Kranz" vor der Veröffentlichung
von Goethes Werk zur Drucklegung an Cotta gesandt.
Vom 'Divan' war Rückert so fasziniert, daß
er "den Popanz...courirmäßig in wenigen Stunden"
gelesen hatte, "und manches hat mich vor Wollust ganz
außer mich gebracht."
So äußert er sich gegenüber Christian Freiherr
von Truchseß, im September 1819:
"Ich konnte über manche Teufelsstücke gar nicht aufhören zu lachen, zu schreyn und zu fluchen, etwas zu
seufzen neben bey. Aber meine eigene Kost war mir
durch diese im eigentlichsten Sinn derbere (wenig
ätherische) schreckl. verleidet, und ich konnte gestern Nichts mehr zu Stande bringen als ein Loblied
auf den alten Teufelskerl selbst, das ich Ihnen
heute nicht schicke, theils, um Sie begierig
zu machen, theils, um Gelegenheit zu haben, Ihnen
nächstens wieder zu schreiben..."
Viel Bezauberndes findet der Leser in Friedrich
Rückerts "Östliche Rosen" der Jahre 1819-1820.
Sowohl in der Sprachschönheit, wie im melodi-
schen Rhythmus,halten zahlreiche dieser Gedichte
durchaus mit der Lyrik anderer, sonst üblicher-

194

weise `höher eingestufte Dichter´ stand, ja, in der ungewöhnlichen Vielgestalt der Reimformen übertrifft Rückert sogar die meisten von ihnen. Goethe (1749-1832) lobte die "Östlichen Rosen" in der Zeitschrift "Über Kunst und Altertum", und empfahl allen Musikern diese Verse: "aus diesem Büchlein, zu rechter Stunde aufgeschlagen, wird ihnen gewiß manche Rose, Narzisse und was sonst sich hinzugesellt,entgegenduften."

aus: "Östliche Rosen"

Die zwei Mächte

"Wein und schöne Mädchen /Sind zwei Zauberfädchen,
Die auch die erfahrnen / Vögel gern umgarnen.
Becherrand und Lippen / Zwei Korallenklippen,
Wo auch die gescheitern / Schiffer gerne scheitern.
Kommst du in die Schenke,/Auf ein Knie dich senke!
Denn hier sitzen Fürsten/Die nach Ruhme dürsten.
Und die Liebeszettler / Schelte keine Bettler!
Jeder trägt von Schmerzen / Einen Schatz im Herzen.
Liebe und Herr Becher! / Freigeborner Zecher
Königin und König! / Eurem Throne frön' ich.
Helfet ihr zurechte /Menschlichem Geschlechte,
Wird es unter Trümmern / Niemals gar verkümmern.
Gestern trat ein Weiser / Vor des Himmels Kaiser,
Frug,wie lang' die,närr'schen/Leute sollten herrschen?
Und Gott sprach: Solange / Eure Weisheit bange
Wird den Menschen machen, / Soll die Thorheit lachen."

Die verloren gegangene Schöne

"Was ruft durch die Straßen von Haus zu Haus?
Was thönen die Marktausrufer aus?
Es ist verloren gegangen
Die Rebentochter, das edle Kind;
Und wer sie findet und wer sie bringt,
Ein Trankgeld soll er empfangen.

Leicht ist kenntlich die schöne Maid,
Sie trägt ein feuerfarbenes Kleid
Und eine Krone von Schaume;
Sie leuchtet wohl durch die finsterste Luft,
Und ungesehn verrät sie der Duft;
Schwer hält sie die Zung' im Zaume.
  Mit fliegendem Haar, mit wankendem Schritt,
  Wer sie findet, der nehme sie mit
  Und halte sie fest am Fädchen.
  Er gebe nicht acht auf ihren Tand,
  Ihr Blick, ihr Hauch verwirrt den Verstand,
  Still führ' er das rasende Mädchen.
Nachtschwärmer,die ihr die Straßen durchschweift,
Wer die Nachtschwärmerin ergreift,
Sie ist Hafisen entlaufen;
Er kann nicht leben ohn' ihren Kuß,
Und bringt ihr sie ihm nicht bald, so muß
Er's mit dem Leben erkaufen.

Die Narzissen

Sieh' die Narzissen, / Wie sie beflissen
Dir, liebes Kind, / Zu schmeicheln sind.
Wohin du sehest, / Wohin dich drehest,
Dir ewig wach / Sie blicken nach.
Nicht dort die Sonne / Ist ihre Wonne,
Du bist allein / Ihr Sonnenschein.
Sie sind erblasset, / Weil sich gehasset
Ihr liebend Haupt / Von dir geglaubt.
Auf schwachem Stiele, / Dem Wind zum Spiele,
Ihr Leben schwankt, / Durch dich erkrankt.
Sie haben schmachtend / Nur dich betrachtend,
Vergessen Saft / Zu ziehn im Schaft.
Zu dir erstrebend, / Sie hangen schwebend,
Von Wurzeln los, / ·An dir noch bloß.
O komm' und knicke / Sie mit dem Blicke,
Sie opfern hier / Die Seele dir."

Der Talismann des Weines

"Wer trinkt, soll reines Herzen sein,
Mit Wein ist nicht zu scherzen,
Der reine rote Edelstein
Veredelt zwar die Herzen;
Doch die Veredlung geht verloren,
Wo nicht ist Edles eingeboren;
Ihr Edlen, trinkt den edlen Wein!
 Es ist das zarte Feenkind
 Vor dumpfer Roheit schüchtern,
 Und keinem ist es hold gesinnt,
 Wer tobt, noch wer ist nüchtern.
 Geheimnisse ihm abzulauschen,
 Muß man sich mit Verstand berauschen,
 Und nicht sich zechen taub und blind.
Die Liebe ist als Talisman
Dem Weine unentbehrlich,
Und ohne Schönheit obenan
Ist ein Gelag' gefährlich.
Drum trinkt nur ohne Fahr ein Dichter,
Weil er ruft schöne Augenlichter
Bei jedem Glas zu Zeugen an."

An die Schöne

"Deine Schönheit soll die Sonne aller Blicke
Und dein Antlitz aller Sonnen Spiegel sein.
Wer mit Liebe sich nicht in dein Haar verstricke,
Sei verstrickt in unlösbare Todespein.
 Welches Herz nicht flammend in den Licht sich senket ,
 Sei von seiner eignen Selbsucht kalt umnachtet;
 Und mit Bitterkeiten sei der Mund getränket,
 Welcher nicht nach denen süßen Lippen schmachtet.
Jeden Augenblick ist frisch die Lieb' in mir,
Und so sei an dir die Schönheit jede Stunde.
Ganzer Seele sehnet sich Hafis nach dir;
Gieb dem Sehnsuchtsvollen eine Freudenkunde.

Liebesfeier

"Deine Liebe, rein und lauter,
Wähl' ich mir zum Schenken,
Und mein einziger Vertrauter / Sei dein Angedenken.
  Immer soll der Schenke gießen
  Wein in meinen Becher,
  Der Vertraute still erschließen
  Dieser Brust Gemächer.
Hell von deiner Schönheit Glanze
Bis zum tiefsten Grunde
Ist des Herzens Haus, das ganze,/Dunkel keine Stunde.
  Gott, der höchste, sei gepriesen,
  Der nach deinem Bilde
  Schuf Huris in Paradiesen ./ Samt der Engel Gilde!
Wie der Himmel Mond und Sonne
Lenkt im ew'gen Kreise;
Deines Lebens lichte Wonne / Führ' er gleicherweise,
  Bleibe du,auch von mir ferne,/Immer froh von Herzen;
  Nimm mein Teil der Lust, und gerne
  Trag' ich deins der Schmerzen.
  Gott in meines Herzens Mitte /Siehet mein Verlangen.
  Kennet Gott des Herzens Bitte,
  Wovor sollt' ich bangen?"

Kehr' ein bei mir!

"Du bist die Ruh', / Der Friede mild,
Die Sehnsucht du, / Und was sie stillt.
  Ich weihe dir / Voll Lust und Schmerz
  Zur Wohnung hier / Mein Aug' und Herz.
Kehr' ein bei mir / Und schließe du
Still hinter dir / Die Pforten zu.
  Treib' andern Schmerz / Aus dieser Brust!
  Voll sei dies Herz / Von deiner Lust.
Dies Augenzelt / Von deinem Glanz
Allein erhellt, / O füll' es ganz.

Die drei Frühlingstage

"Jugend, Rausch und Liebe sind
Gleich drei schönen Frühlingstagen;
Statt um ihre Flucht zu klagen,
Herz, genieße sie geschwind!
Herz, genieße sie geschwind,
Statt um ihre Flucht zu klagen!
Gleich drei schönen Frühlingstagen
Jugend, Rausch und Liebe sind."

Zauberkreis

Was steht denn auf den hundert Blättern
    Der Rose all?
    Was sagt denn tausendfaches Schmettern
    Der Nachtigall?
Auf allen Blättern steht, was stehet
    Auf **einem** Blatt;
    Aus jedem Lied weht, was gewehet
    Im ersten hat;
Daß Schönheit in sich selbst beschrieben
    Hat einen Kreis,
    Und keinen andern auch das Lieben
    Zu finden weiß.
Drum kreist um sich mit hundert Blättern
    Die Rose all,
    Und um sie tausendfaches Schmettern
    Der Nachtigall."

Am 12.Dezember 1819 vertraut Friedrich Rückert dem K.K. Hofrath Joseph Freiherr von Hammer-Purgstall (1774-1856), Orientalist in Wien,an, daß er "ein gut Theil deutsche Gasele" geschrieben habe, "zum Theil ganz ohne Unterlagen von Hafisischen, nur **wo möglich** in seinem Ton, und

wenigstens soll sich das deutsche **Gasel** *) künftig
so gut ausnehmen u. so gut seinen Platz behaupten
als das deutsche **Sonett**."
Eine Sammlung jener ˋGaseleˊ entstand unter Rückerts
Pseudonym ˋFreimundˊ :

"Auf,zum Himmel dich zu schwingen aus der Nacht
Herz,empor zum Licht zu ringen aus der Nacht!
  Sieh', wie Gottes Liebesboten leuchtende
  Grüße dir entgegen bringen aus der Nacht!
Wo im Westen sank die Sonne,blühn ihr nach
Röten,die noch nicht vergingen,aus der Nacht!
  Lichts Erinnrungen und Lichtes Hoffnungen,
  Die sich dir zum Kranze schlingen aus der Nacht!
Und darüber schaun die ew'gen Stern' herein,
Die hernieder tröstend klingen aus der Nacht:
  Eh' der Kranz von Doppelrosen dort verblüht,
  Wird dein ew'ger Tag entspringen aus der Nacht!
Nachtigall der Himmelsrosen,Freimund,auf,
Liebend dich empor zu singen aus der Nacht!"

"Pan, der Hirte, spielet seine
Flöt' im letzten Abendscheine.
  Da verschmelzen alle Stimmen
  Der Natur und werden e i n e.
Durch die sieben Rohre hauchen
Sieben Himmel im Vereine.

*) Die Reimform des Gasel erfolgt stets so: 1 auf 1
2 auf 1 - 3 auf 1 - 4 auf 1 usw., also: eines / Weines -
Rosen / keines - Sonne / feines - Liebe / deines.Es kann
aber auch das Reimwort immer einunddasselbe sein, z.Bsp.:
Liebe / Liebe - Tode / Liebe - Nabel / Liebe - Wogen / Liebe usw. Der Inhalt des Gasels soll eine friedliche Stim-
mung ausdrücken, im Gegensatz zur ˋKassaideˊ, deren
Aussage: Krieg und Kampf oder auch Siegespreisung und
Totenklage bedeutet.

Pan, der Hirte, spielt und säuselnd
Geht der Schlummer durch die Haine.
Pan, der Hirte, spielt, und alle
Leben schlummern, groß' und kleine.
Wie die Sonn' ihr Aug' geschlossen,
Schließet ihrs die Blum' am Raine.
Dryas schläft in ihren Zweigen,
Oreas in ihrem Steine;
Und Endymion, der ew'ge
Schläfer, schläft in Lunas Scheine.
Pan, der Hirte, spielt, und trunken
Ist die Welt vom Schlummerweine.
Murmelnd ist der Quell entschlafen,
Wach blieb seiner Wellen keine.
Berg verhüllt sein Haupt im Dufte,
Als ob er zu schlafen meine.
Und das Weltmeer atmet leise,
Daß es auch zu schlummern scheine.
Echo schläft, und nur die Liebe
Wacht in Freimunds Brust alleine,
Daß mit ihren Flötentönen
Sie, o Pan, begleite deine."

        * * * * *

"Süßer Tod, den Psyche wählet,
Amor, komm', sei ihr vermählet!
Jüngste von drei Königstöchtern,
Ist sie blieben unvermählet;
Weil zu frein die Himmelschöne
Mut den ird'schen Freiern fehlet.
Das Orakel hat gesprochen;
Eltern, ihr das Sterbkleid wählet!
Mit dem Sterbekleid geschmücket,
Harrt die Braut, von Furcht entseelet,
Auf des Berges ödem Gipfel,
Allem Ird'schen losgezählet.
Laßt sie an des Abgrunds Rande,
Und dem Gotte sie befehlet!

Als sie war allein gelassen,
Nicht des Gottes Hauch ihr fehlet.
Zephir kommt, und trägt auf Flügeln
Sie zu dem, der sie beseelet.
Psyche ist mit ihrem Gatten,
Den sie fühlt, nicht sieht, vermählet.
Kund thut er sich ihrem Herzen,
Der sich ihrem Blick verhehlet."

Rührend dankbar schreibt Friedrich Rückert über Sorge und Krankenpflege seiner Eltern und Geschwister während seiner neuerlichen Krankheit in Ebern im Frühjahr 1820, hier an den Truchseß, am 19.März:

"Heute ist Josephstag, und es scheint sich doch draußen etwas freundlicher [anzu]lassen, soviel ich hinter den Fenster[n] wahrnehmen kann. Denn hinaus darf ich den Kopf noch [nicht] stecken. Man hütet mich wie ein Wickelkindlein und wirklich habe ich die schlimmsten 14 Tage lang mich bei allen leiblichen Angelegenheiten wie ein solches handhaben lassen müssen, aus- und anziehen, ja einige male sogar füttern. Das war ein verwünschter Zustand; und wissen möcht' ich, wie mirs ergangen wäre, hätt' es mich wo anders überfallen, als hier, wo ich recht fühlen lernte, was das heißt Krankenpflege von Eltern und Geschwistern. Die Sorgfalt wirklich war übergroß,und ich kann mich noch immer ihrer kaum erwehren. Erst gestern Abends glückte es mir, meine Mutter als bisherige Kammerdienerin abzudanken; früher hatte mein Vater das Amt, bis er es aufgeben mußte, weil er selbst darüber anfing contract zu werden."

Aus diesem Brief erfahren wir auch einiges über die leiblichen Bedürfnisse und Gewohnheiten des Dichters:

"Meine Hauptbeschäftigung ist, alle möglichen Alma-

nache zu lesen die ich sonst nicht angesehen. Ich habe eine Menge Geschichten in den Kopf gekriegt,die mich mehr amüsirten, als ich hoffte. Die ganze höchst ansehnliche Masse dieser Waare, die sich im Hause vorfand, ist nun richtig durchgespeist. Und nach gerade habe ich diese Kost auch satt, so wie auch die bisherige leibliche Krankenkost nach und nach dem Geschmack an altgewohnter soliderer weichen muß, das während der Krankheit von mir eben so geliebte als von den Aerzten empfohlene gewelkte Obst und Wurzelwerk, dem damals von mir eben so verabscheiten als von den Aerzten verbotenen Fleische. Aus Hunger, und zum Theil aus Langerweile, ess ich viel, so mehret sich auch unversehens die Zahl der Pfeifen Tabak,die auch in der ärgsten Noth nie völlig ausgegangen sind. Das Wist entbehre ich leider, so wie das noch liebere Schach, da mein Vetter [Ferdinand Rückert (1796-1865), Jurist], eben da ich ihn zur Unterhaltung am besten hätte brauchen können. nach Hildburghausen gesprengt wurde zum Examen, und nun doch, wie ich hörte, dort viel zu früh gekommen. Er hat nicht nur als Spielgenoß sondern noch mehr als Vorleser und Unterredner sich wesentliche Verdienste um mich erworben..."
Nach dem August Graf von Platen am 21.August 1820 erstmals Friedrich Rückert in Ebern besuchte, entwickelte sich rasch eine Brieffreundschaft zwischen den Dichtern, zumal auch der Jüngere sich als Student der Universität Erlangen mit der persischen Sprache befaßte und sich gern in die Anwendung der Gasele von Rückert einführen ließ. Platen (1796-1835) hat später beachtliche Gasele gedichtet.
Ende des Jahres 1820 übersiedelte Friedrich Rückert "nach Koburg... um mir im traurigen Winter einige höchstnöthige Zerstreuung zu machen, deren Mangel ich größtentheil meinem schlimmen Zustand

vom vorigen Winter zuschreiben muß."
Freundschaftliche . Geselligkeit fand er dort
nicht nur mit den altvertrauten Gefährten,
dem Arzt Christian Stockmar und der Hofrätin
Caroline Bergner (1786-1866), sondern bald
auch im Hause Johann Albrecht Christoph Fischers
(1764-1836), Archivrat - wo er bei der Witwe
Eleonore Gersdorf (1763-1836) Logie gefunden
hatte -, denn hier lernte der Dichter in der
Stieftochter Fischers Luise · Wiethaus (1797-
1857), seine spätere Gattin kennen.
Am 17.Mai 1821 schreibt Rückert aus Ebern seinen
ersten herzlichen Brief an die "Liebste Luise"
und erzählt ihr abenteuerliche Erlebnisse von
seiner Reise von Coburg zum Elternhaus:

"Wenn Sie etwa am Nachmittage meiner Abreise, zwischen
5-6 Uhr Abends, oder dann auch vor 8 Uhr, mit einiger
Unruhe an Ihren reisenden Freund gedacht haben, so
wollen wir's für eine Ahnung gelten lassen, einer
zweifachen Lebensfährlichkeit, darin ich um jene
Stunden geschwebt; worüber Sie jetzt nicht erschrecken,
sondern sich freuen werden, als über etwas glücklich abgethanes, das nicht wiederkommt. Ich fuhr
nämlich gegen die väterliche Ordre, die man eben
nie umgehen sollte, statt des lästigen Umweges über
Tambach, die grade Straße den Itzgrund hinunter,
in Hoffnung, doch noch etwa bei Merzbach über die
Itz zu können. Dieses mußten wir uns nun aber vergehen
lassen, doch vertröstete man uns, es möchte vielleicht
gehen, wenn wir noch 2 Stunden weiter gegen Bamberg
hinunter führen, bei Gleusdorf. Hier angelangt,hielten
mehrere ältere Leute die Überfahrt für nicht zu wagen,
einige jüngere aber boten sich zu führern; und da
ich, wenn es hier nicht gieng, bis nah vor Bamberg
hätte hinunter fahren müssen, und jene Nacht unterwegs
zubringen, so wagte ich es in Gottes Namen. Wie wir

mitten in dieser offenbaren See saßen, wollte es mir etwas grauerlich zu Muthe werden, aber es half mir, wie bei ähnlichen Gelegenheiten, der zuversichtliche Gedanke, daß ich noch unmöglich sterben könne, weil ich noch so vieles mit mir und der Welt abzuthun habe. Und dießmal nun gar nicht, da ich Ihnen ja in 14 Tagen zurückzukommen versprochen habe. Als wir drüber waren, jauchzte der Kutscher laut auf,er gestand mir nun erst, wie sehr er sich gefürchtet. Wir glaubten uns nun über alle Berge, da wir doch erst über alle Wasser waren, und die Berge uns noch bevor standen. Und so, da die ausführliche Weitläufigkeit dieser Reiseabentheuer mich zu langweilen anfängt, wurde ich kurz und gut, den letzten Berg hinunter, 1/2 Viertelstunde vor Ebern, umgeworfen, und zwar auf eine halsbrecherische Weise, daß der Wagen sich zweimal überschlug, und alles auf den Kopf zu stehen kam, außer ich, der ich, vom umwerfenden Wagen in Schwung gesetzt, halb hinausspringend, halb geschleudert, mit den Händen vorwerts in den sanften Koth mich bettete. Während der Wassernoth hatte ich meine, in die unteren Räume der Kutsche verwahrten Bücher heraufflüchten müssen, wo sie nun im zurückgeschlagenen Wagen hinter meinem Rücken staken. Diese samt Kleidern fielen nun sämtlich in den Koth, und zum Überfluß ergoß sich in diesem Augenblicke ein Regenschauer darüber her. Wir beiden konnten den Wagen nicht wieder auf die Beine bringen,ich ließ den Kutscher dabey, u. steuerte zu Fuß nach Ebern, um Leute hinauszuschicken. So bin ich selbst mit heiler Haut durchgekommen, und meiner armen Bibliothek ist das Bad gesegnet worden!"
Und in einem Brief an Luises Mutter - Luise Magdalene Wiethaus-Fischer (1772-1850), vom 24.Mai 1821, schildert er die Vorteile, in einer Residenz-Stadt zu leben, gegenüber hier im Landstädtchen Ebern:

"Bitten Sie doch den Himmel recht inständig, mit
dem Wetter ein Einsehens zu haben,damit Sie nach Neuses
können, und auch ich wieder von hier hinauf.Eine Tasse
Thees von Luisens Hand thäte mir jetzt sehr Noth.Hier
cultiviert man dieß städtische Getränk nicht;ja,denken
Sie, selbst der Gesundheitsthee, dessen Recept ich
mir mitgenommen, ist mir entweder in der Apotheke
oder in meiner Mutter Kochtöpfen so schlecht ausgefal-
len, daß ich ihn habe aufgeben müssen. Braucht es noch
mehr, mich nach Koburg zurück zu sehnen?"
Nach einem neuerlichen Aufenthalt in Coburg,wo
Friedrich Rückert sich mit seiner Luise verlobt
hatte, schreibt er beglückt am 14.Juni 1821
seinen ersten Liebesbrief aus Ebern an die
Braut:
"Nur zwey Worte für heute, liebes Herz! Es ist gerade
die Nachmittagsstunde, die ich noch vor kurzen Tagen
so weichlich auf dem Neuseser Sofa zubrachte; und
nun soll ich sitzen und schreiben, weil die Böthin
kommt, es ist ein recht betrübter Wechsel. Ich weiß
nicht, wie es ist, ich habe mich noch gar nicht recht
dreingefunden, mich schriftlich mit Dir zu unterhal-
ten; es fällt mir immer ein, daß es mündlich viel
schöner wäre, wenn ich Dich dabei in Arm nehmen und
küssen könnte...
Laß mich wissen, ob Du zufrieden bist, mich für einige
(so Gott will, sehr kurze) Zeit über ein Paar zwi-
schenliegende Berge hinüber lieb zu haben, und mir
nicht zweifelst, daß ich auch Dich in der Ferne lieb
behalten kann. Liebe Luise! Ich eile mit Hast von
meinen Eltern weg, weil es mir unnatürlich vorkommt,
ihnen zu verschweigen, welch liebes mir für ewig
unzertrennliches Wesen ich gefunden. Wie sie sich
freuen würden...
Ich küsse Dich tausendmal in Gedanken, und gebe Dir
alle süßen Schmeichelnamen meiner Liebe, die ich

206

auf dieses Blatt nicht schreiben kann. Es ist mir,als könnte ich das schönste, was ich fühle, Dir nur mündlich, oder auf dem Papier nur in Versen sagen...
Im Juli des Jahres schreibt Friedrich Rückert an seine Luise u.a.:
"Liebes Weib! Wir müssen einander recht still und einsam angehören, und von der Welt so wenig als möglich Notiz zu nehmen brauchen. Daß nun eben die Welt von unserm kundgewordenen Verhältnisse Notiz nehme, müssen wir geduldig über uns ergehen lassen. Wenn es uns zu arg wird, so kann weiter kein Unglück draus entstehen als das sehr liebenswürdige, daß wir uns desto eher zu verheirathen suchen. Ich habe diesen Morgen darüber nachgedacht, wo und wie wir am schicklichsten zusammen leben könnten? Und plötzlich ist mir Nürnberg ganz klar vor die Augen getreten,was meinst Du? Ich will den Kronprinzen [Ludwig I. von Bayern] fragen, ob er nicht dort mir eine Stätte für mich und mein Weib bereiten kann? Eine Bibliothekarstelle reicht hin..."
Außerdem berichtet er der Braut von der Freude seiner Mutter, Luise bald kennenzulernen:
"Gestern kamen wir ziemlich rasch nach Gleusen. Von da, während mein Vater die Pferde wechselte, gieng ich rasch voraus zu Fuß nach Ebern, und überraschte mein Mütterchen mit den Grüßen und Küssen ihres neuen Töchterchens. Es war ihr wie ein Stein vom Herzen,als sie erfuhr, daß es nun weiter kein Hehlens und Geheimhaltens brauche. Sie lief gleich, mir Erfrischungen zu holen, und fragte nur noch auf der Treppe, ob Du braun oder blond seyest? Es war ihr das eine wol so recht wie das andere; sie wollte sich eben durch die Haarfarbe auf dem kürzesten Weg ein einstweiliges Bild entwerfen. Sie harrt mit Ungeduld,Dich und all die Deinigen den Sonntag über 8 Tage hier zu sehen.Da werde ich aber mein möglichstes thun müssen, um zu

verhüten, daß sie nicht auf einen Tag mehr kocht,als
man in 8 essen kann. Denn so ein altes Hausmütterchen
glaubt seine Liebe u.Freude durch nichts besser kund
thun zu können, als durch Küchenaufwand..."
Seit Jahren schon war Friedrich Rückert die
italienische, spanische und englische Sprache
vertraut. Ende Juli 1821 begann er Sprachstudien
in Portugiesisch. Welch ein Sprachgenie der
Gelehrte war, vermögen wir abzuschätzen, wenn
wir hören, daß er in seinem Alter mit rund
fünfzig Sprachen (darunter einige morgenländi-
sche Dialekte) umzugehen verstand.
"Zum 31.Juli 1821" dichtete Friedrich Rückert
seiner Braut wunschgemäß mehrere Strophen für
die liebe Mutter zum Geburtstag:
"Liebster! Da so viele Lieder
Du gesungen hast für mich,
Meine Augen schlag' ich nieder,
Noch um eines bitt' ich Dich.
  Der Geburtstag meiner lieben
  Mutter, blieb' er unbesungen?
  Selbst ist er das nicht geblieben,
  Eh' ich, Liebster, dich errungen.
Hast mich oft genug geneckt,
Weil ich töricht Dir verrieth,
Daß ich mich als Kind erkeckt,
Selb zu machen solch ein Lied.
  Das der Mutter Lieblingshunde
  An den steifen Hals ich hing,
  Als sie ihn zur Morgenstunde
  Bey sich zum Besuch empfing.
Doch ist es mir vorgekommen,
Daß mir Verse schlecht gelingen;
Darum hab' ich Dich genommen,
Daß Du's sollst für mich vollbringen. –

Liebste! Wie soll der ich danken,
Die Dich mir geboren hat!
Liebste! meine Liederranken
Nimm sie alle, Blatt für Blatt.
   Was ich habe Dir gesungen,
   Sang ich's all nicht ihr zugleich?
   Denn mir wär' es nicht entsprungen,
   Wär' ich durch ihr Kind nicht reich.
Nimm den reichen Kranz und schling' ihn,
Um des Tages Festaltar
Sag', du bringest ihn, ich bring' ihn,
Deiner, meiner Mutter dar.
   Steh' im Brautkranz meiner Lieder,
   Daß der Tochter Glück sie freut.
   Und oft soll der Tag uns wieder
   Kehren, so beglückt wie heut.

Sieh' das reiche Brautgeschmeide,
Mutter! Das der Liebste mir
Umgehangen hat, zum Neide
Aller Welt, zum Stolze dir.
   Diese Zauberketten binden
   Ganz mich an den liebsten Mann,
   Die mich doch nicht Dir entwinden,
   Schöner Dir gehör' ich an.
Wie vor meinem Blick die Liebe
Hat die ganze Welt verklärt,
Fühl' ich auch mit reinrem Triebe,
Was mir Gott in Dir gewährt.
   Zum Geburtstag nicht verloren
   Hast Du heut' dein Kind in mir;
   Wie mich selber neugeboren,
   Fühl ich auch die Mutter mir."

Wie oft glaubte Friedrich Rückert: er könne
keine gute Prosa schreiben. Dieses Selbst-Fehl-
Urteil widerlegt der Dichter allein schon

in seinen zahlreichen Briefen, von denen natürlicherweise die persönlichsten die schönsten
und lesenswertesten sind, allen voraus jene
bezaubernden, zum Teil innigen Briefe an seine
Braut und Gattin Luise, jedoch auch andere, an
Freunde gerichtete, die in größeren Passagen
zu kostbaren Landschaftsbeschreibungen, zu Natur-
idyllen und reizvollen Plaudereien werden,
wie etwa in jenem Brief vom 2.August 1821
"An Fräulein Luise Fischer Koburg:
Es war gestern am wunderschönen, nur zu warmen, Nachmittag, als ich ein Stück auf dem Weg gegen Koburg
hin gieng, dahinauswerts, wo man die Aussicht hat,wenn
man hier bey uns durch die Hinterthür des Gartens
auf den sogenannten Zwinger tritt. Wir sind auch
am SonntagsNachmittag Deines Hierseyns dort auf der
morschen Bank gesessen und haben uns lieb gehabt,
bis die kleine Marie [jüngste Schwester Rückerts]
uns nachgelaufen kam. Gestern nun wollte ich eigentlich auf die Höhe hinauf, um nach dem Itzgrund hinüber
zu sehn, und mich auf ein Stündchen nach Neuses zu
wünschen. Die Hitze aber hielt mich im Thalgrund,der,
wie Du bemerkt hast ziemlich unscheinlich ist.Doch
hat er hinten ein gar heimliches Plätzchen, einen
kleinen abhängigen zugespitzten Wiesenwinkel, auf
der einen Seite von Getraid begrenzt, auf der anderen
von einem kleinen Bach, woran die schönsten Erlen
stehen, zwischen denen hindurch einzelne Partien
von Ebern sich gar malerisch ausnehmen. Unter ihrem
kühlen Schatten legte ich mir meinen Spaziergang
an, einige Stubenlängen, die ich nicht müde werden
konnte, immer wieder zu durchschreiten. Eben war
ich wieder umgekehrt, und dachte an nichts weniger
als an die Kleeblätter zu meinen Füßen. Ich malte
mir lebhaft aus, wie ich zu der inneren Ruhe, die
die ich durch Dich gefunden, nun durch einen stillen

Haushalt mit Dir auch noch die äußere dazu finden wollte, und dann in ungestörter Begeisterung sogleich mit Eifer und Ernst an ein großes poetisches Werk gehen, dessen ersten Keim ich schon lange in mir getragen...

Wenn es Dir so zu Sinn ist, wie Deinem Rückert, liebe Luise! so wäre es gut, wenn wir recht bald wieder einen Tag beisammen wären. Mach Dich darauf gefaßt und sey mir fein früh auf, damit ich Dich nicht nächstens einmal früh im Bettchen überrasche, oder doch im Negligée. Meines Vaters neue Braunen, die heute wieder von Kissingen zurück sind, gehen wie 2 geflügelte Drachen; ich sehe nicht, warum ich sie so lange ungebraucht im Stall soll ihre Ungeduld mit den Hufen gegen den Boden ausüben lassen? Jetzt ärgert mich es fast, daß ich so plauderhaft gewesen, und mir den Spaß verdorben habe, Dich ganz unvermuthet zu überraschen..."

Lustiges aus des Dichters Stube erfahren wir aus seinem Brief vom 2.November 1821 an Luise:

"Es ist doch gut, daß wir den letzten Sonntag noch einmal mit einander spazieren gewesen; jetzt ist weiter keine Freude mehr in der freyen kalten Natur zu suchen. Aber in meiner Stube ist mirs auch nicht heimlich, bald zu kalt, und bald zu warm. Tausenderley Dinge ärgern mich, bald ein Tisch der wackelt, bald eine unverschämte Maus, die bei hellem Tag unter dem Gebrücke schrabelt, bald und am meisten eine unglückselige junge Katze, die vor Frost ganz erbärmlich auf dem Hausplatze schreit. Jetzt aber will ich mich schlafen legen, alles vergessen, und denken, daß Du bei mir wärest. Ich küsse Dich aus Herzensgrund!"

Am 10.Dezember 1821 sandt Friedrich Rückert seiner Braut neue Liebesgedichte in Form inniger Zwiesprache:

"Welche Frage war es doch,
Liebste! die Du heut mir schriebest!
`Sag mir, Liebster! ob du noch
Mit der alten Liebe liebest?´
    Liebste! was für alte Lieb,
    Die schon könnte seyn zerronnen?
    Meinest Du den jungen Trieb
    Der erst seinen Lenz begonnen?
Meinest du, daß, alt genung
Dieser Trieb schon könnte sterben,
Dieser Trieb, der, noch so jung,
Erst will um den Brautkranz werben?
    Wenn, wie nah im Mirtenkranz
    Jetzt dir eine Hochzeit winket,
    Einst der andern Silberglanz.
    Oder gar die goldne blinket;
Dann mich, Liebste! magst du doch
Fragen, was du heut mir schriebest:
`Sag mir, Liebster! ob du noch
Mit der alten Liebe liebest?´
    Aber du hast recht gefragt,
    Und mit meinem jungen Triebe
    Sey die Antwort dir gesagt:
    Daß mit alter Lieb' ich liebe.
Ja, die Lieb' ist ewig alt
Die so jung in mir entglommen;
Einst im Himmelsaufenthalt
Hat den Anfang sie genommen.
    In die Sinne trat sie nur,
    Als mein Geist Dich fand auf Erden;
    Und in jener Himmelsflur
    Soll sie einst geendet werden.
So geendet, wie sich dort
Endigen die Ewigkeiten.
Was hier blüht in Zeit und Ort,
Blüht dort über Raum und Zeiten.

Wenn dem Blatt am Mirtenstrauch,
Das vom süßem Triebe zittert,
Angerührt vom Erdenhauch,
Hier die Wonne wird verbittert;
Liebste! dort im Sternenglanz
Mit der Gold- und Silberhelle
Blüht der ew'ge Hochzeitskranz
An der schwachen Mirte Stelle.
Und nicht fragen wirst Du doch
Dort, wo Du mir ewig bliebest:
`Sag mir, Liebster! ob du noch
Mit der alten Liebe liebest?´
Gnüg' es Dir, daß ich bis dort
Dich mit neuem Jugendtriebe
Lieben werd' an diesem Ort
Dich mit alter Lieb' ich liebe."

Die Wochen der Vorbereitungen für die am 2.Weihnachtstag geplante Hochzeit von Luise Wiethaus-Fischer und Friedrich Rückert waren durch mancherlei Schwierigkeiten unruhig und getrübt, sowohl durch das Verhalten von Luises Eltern, wie durch alte strenge Sitten, aber auch durch notwendige Papiere, die besorgt werden mußten, da Rückert in Bayern, Luise in Sachsen-Coburg lebte.
So schreibt der Dichter zum Beispiel etwa am 10.Dezember 1821 an seine Braut:
"Heut, da ich wohlgemut nachtisch im Zimmer auf und ab wandelte, an Weihnachten denken[d],woran sollt' ich sonst noch denken? - hat mir mein Vater ganz urplötzlich so hingeworfen, Dein Vater habe ihm geschrieben, wir könnten weder copulirt [getraut] noch ausgerufen werden, wenn nicht die Auswanderungserlaubnis v. München vorher beigebracht worden. Es hat mir die Galle in den Magen getrieben, ich wußte nicht, wie mir Luft machen, daß nun der entsetzliche Bettel-

tanz wieder von vorn angehen sollte. Da fass' ich
mich doch, und ein guter Geist gibt mir ein, meinen
Vater um den Brief Deines Vaters zu bitten, worin
das stehe. Ich erhalte ihn, und lese ganz etwas ande-
res, was ich schon von Dir gehört: daß neml. der
Copulation [Trauung] nichts im Wege stehe, wenn nur
das Landgericht bescheinige, daß das Gesuch nach
München gebracht sey. So gut ists, mit eigenen Augen
zu sehn..."
Verstimmt und begreiflich ungeduldig schreibt
Friedrich Rückert eine Woche später an seine
Luise:
"So werde ich denn, nach Deinen und Deiner Mutter
Anordnungen, den Sonntag kommen. Ich kann nicht bergen, daß dieses Hinausschieben bis auf den letzten
Tag, mich etwas verstimmt hat. Wenigstens hättest
Du, meiner Bitte gemäß, meinen letzten Brief sogleich
durch den umkehrenden Bothen kürzlich beantworten
können, damit ich die Nachricht in Bettenburg erhalten hätte, und dann noch einige Tage hätte zugeben
können, mich dort zu amüsiren, statt nun hier mich
zu ennuyren [langweilen]. Es ist seltsam! In dieser
Jahreszeit, wo ich, wie jeder der es kann, immer
die Stadt suchte, wie vorm Jahr auch, muß ich nun
hier sitzen, und wegen einer Braut, bei der ich gern
wäre, und die doch wohl auch mich gern bei sich hätte,
ganz widersinnig nicht blos mein Logis, sondern selbst
meinen Wohnort meiden. Der Spaß fängt an, über seine
Grenzen zu gehn. Dazu habe ich heute wieder bei Tisch
von Schuhen u. Frack reden hören müssen, daß es mir
den Apetit verdorben. Die verehrungswürdigen Eltern
beiderseits wollen, scheint es, recht methodisch,
ein unsichtbares Netz von Convenienzien [Förmlichkei-
ten] und Quälereyen über mich zusammen ziehen, aus
dem ich keine Rettung sehe, als daß ich nächstens, sobald ich Herr geworden, Dich aufpacken, und irgendwo-

214

hin ziehe, wo uns der Plunder nicht anficht, mit
dem sie mich martyrisiren wollen, zu Ehren des heil.
Stephanus, an dessen Tage wir uns trauen lassen.Doch
ich fühle wie unrecht ich thue, dergleichen zu schreiben. Mündlich möchte das immer heraussprudeln, da
würdest Du immer zugleich die reine Liebe sehn, die
darunter verborgen fließt, und durch dergl. Schaum
nur sich abklärt. So aber, ins Geschirr der Buchstaben
gefaßt, möchte es fast zu unfreundlich aussehn, und
dich drüber betrüben. Thue das nicht, liebe Seele!
In 8 Tagen ist alles vorbey; So sag' ich mir, und
auch meine Verstimmung ist vorbey.

Von ganzen Herzen   Dein Rückert."

Immer wieder zog es den Dichter bis zum Wohnungs-
wechsel seiner Eltern im Spätjahr 1825 nach
Schweinfurt, ins Elternhaus nach Ebern, von
wo er auch öfters seinen alten Freund Christian
Freiherr von Truchseß auf der Bettenburg aufsuchte. Am 2.November (1822) schrieb Friedrich
Rückert ihm:

"Liebster Herr Major!
Ich selbst komme auf die Kirchweih nach Ebern, und
von da, freilich in schlechter Jahreszeit, auf einige
Tage zu Ihnen. Ich hoffe Sie samt allen Hausgenossen
recht wohl zu finden. Meine Frau empfiehlt sich aller-
schönstens..."

Auch im Frühsommer 1823 weilte Rückert in Ebern
und berichtete dem Truchseß am 6.Juni von einer
neuen wissenschaftlichen Arbeit:
"Ich übersetze jetzt aus dem Persischen eine Episode
aus einem Roman über Alexander den Großen ["Nisami's
Iskandername"], die Sie im heurigen Frauentaschenbuch
zu lesen bekommen soll [en]."
Und an seine Frau Luise schreibt er am 1.Mai1825
von der Bettenburg,sie möge doch mit den Kindern

von Coburg nach Ebern kommen, wo sie sich wiedersehen wollen:
"Wir sind glücklich u. wohl-aufgenommen hier angekommen, und ich mahne Dich doch ja mit den lieben Kleinen am Mittwoch nach Ebern zu eilen, damit ihr auch etwas rechtes von dem überaus herrlichen Frühlingswetter zu kosten bekommt. Zu meinem Geburtstag komme ich auf alle Fälle nach Ebern, aber vermutlich noch vorher, sobald Du dort bist..."
Der letzte bekannte Brief Friedrich Rückerts aus Ebern, stammt vom 22.Mai 1825, gerichtet an den
                "Hochzuverehrender Herr und Freund!"
– Geheimen Hofrath Cotta von Cottendorf in Stuttgart. Der Dichter unterbreitet darin dem Verleger Vorschläge und Bitten für die ordnungsgemäße Herausgabe seiner "Makamen des Hariri – Die Verwandlungen des Abu Seid von Serug", deutsche Nachbildung eines arabischen Romans.
Mit seinem Vorwort zur ersten Ausgabe (1826) an den Leser führt Friedrich Rückert persönlich in die "Makamen des Hariri" ein:
"Der Gesetzgeber der arabischen Sprachlehre, Baron Silvestre de Sacy, hat im Jahr 1822 ein in der orientalischen Litteratur Europas Epoche machendes Buch herausgegeben, das, außer einer französischen Zugabe von 19 Seiten, auf 660 Folioseiten keinen anderen als arabischen Buchstaben enthält. Es sind die Makamen des Hariri. Makame bedeutet einen Ort, wo man sich aufhält und sich unterhält, dann eine Unterhaltung selbst, einen unterhaltenden Vortrag oder Aufsatz, nach unserer Art eine Erzählung oder Novelle. Mehrere dergleichen, über einen gemeinsamen Gegenstand, und locker zu einem Ganzen zusammengereiht, bilden alsdann, was wir einen Roman nennen könnten, wie eben das genannte Werk einer ist. Dessen Verfasser, Hariri, ein Gelehrter aus Basra, ist geboren 446, und gestor-

216

ben 515 oder 516 der mohammedanischen Zeitrechnung. Seine Lebensumstände sind unbedeutend, sein Werk aber im ganzen Orient höchst berühmt, seiner Schwierigkeit wegen von vielen glossiert und kommentiert, auch unter unsern Gelehrten bisher vielfach genannt und besprochen, teilweise philologisch bearbeitet und übersetzt, doch nur wenig in seinem Zusammenhang aufgefaßt, und nach seiner künstlerischen Bedeutung gewürdigt..."

Und aus der Einleitung zu den acht besonders erschienenen Makamen erfahren wir aus des Meisters Feder näheres über die Form dieser Dichtung:

"Die Ökonomie der Makamen ist die allereinfachste:jede ist ein für sich bestehender und in sich abgerundeter poetischer Haushalt, ohne Wechselbeziehung mit den übrigen, ohne Einwirkung auf sie und von ihnen. In jeder geht ein Abenteuer an und zu Ende,und das nächst– folgende entspringt nicht aus dem vorhergehenden,sondern mit diesem zugleich aus dem gemeinschaftlichen Mittelpunkt, dem Charakter des Helden, der dann im vollen Kreis der Makamen seine volle Entwickelung gefunden hat. Man sieht die Handlung nicht fortschreiten, und doch ist zuletzt das Ziel erreicht; die Darstellung geht nicht vorwärts, sondern dreht sich im Kreise. Die Anordnung ist also planetarisch, oder auch ausstrahlend wie die Blätter einer Palme...

Alle Makamen aber haben die gleiche Einkleidung,jede wird vorgetragen von einem Erzähler, Hareth Ben Hemmam, der gewöhnlich zum Eingang berichtet, wie er von Reiselust, von Verlangen nach Bildung, oder auch von Geschäften, da oder dorthin geführt, diesen oder jenen Vorgang gesehn, wobei dann immer Abu Seid so oder so handelnd eingreift, und auf eine oder die andere Art thätig erscheint...

Die Form der Rede in allen Makamen ist gereimte Prosa,

bei welcher im Deutschen zur Abteilung der Reimglieder die sonst ziemlich unnützen Gedankenstriche sind verwendet worden; eingeflochten sind zahlreiche Gedichte, wenigstens eins in jeder Makame, alle in der einförmigen orientalischen Reimweise, die unser Leser vielleicht schon unter dem Namen Gaselen kennen: jedes Gedicht, wie kurz oder wie lang es sei, ist auf einen einzigen Reim gebaut, der am Ende jeder aus zwei Zeilen bestehenden Strophe zum Vorschein kommt..."

Zweite Makame: Die beiden Gulden, Aus dem Persischen ins Deutsche übertragen und in poetische Sprache verwandelt von Friedrich Rückert.

Hareth Ben Hemmam erzählt:

"Mich hielt mit frohen Genossen – ein trauter Kreis umschlossen, – von welchem eingeschlossen war Geselligkeit – und Gefälligkeit, – und ausgeschlossen Mißhelligkeit. – Und während wir nun die Fäden der Reden hin und wieder spielten, – und im Schwanken der Gedanken uns unterhielten – mit Geschichten – und Berichten – und Gedichten; – trat herein ein Mann mit gebrechlichem Mantel, – und schwächlichem Wandel, – der den einen Fuß schleifte – und auf einen Stab sich steifte; – der sprach: O ihr köstlichen Steine der Schreine! – o ihr tröstlichen Scheine der Reine! – Froh gehen euch auf die Tage, – und unter ohne Klage! – Freundlich weck' euch der Frühschein, – und lieblich schmeck' euch der Frühwein! – Seht einen Mann, der einst besessen – Haus und Hof, Esser und Essen, – Weiden und Weidende, – Kleider und zu Kleidende; – Gabe, zu schenken, – Labe, zu tränken, – Äcker und Äste – Feste und Gäste. – Doch es schnob der Sturm des Leides, – und es grub der Wurm des Neides, – und der Einfall der Unfälle – brach über des Glückes Schwelle; – bis mein Hof leer ward...

Hareth Ben Hemman spricht:

Um seine Notdurft zu letzen, – und zugleich seinen
Witz auf eine Probe zu setzen, – nahm ich ein Goldstück und wies es, – und sagte: Dein ist dieses,
– wenn du uns in Versen sein Lob lässest hören. – Und
auf der Stelle ließ er sprudeln seine Brunnenröhren:

Gesegnet sei der Gelbe mit dem lichten Rand,
Der wie die Sonne wandelt über Meer und Land,
In jeder Stadt daheim, zuhaus an jedem Strand,
Gegrüßt mit Ehrfurcht, wo sein Name wird genannt,
Er geht als wie ein edler Gast von Hand zu Hand,
Empfangen überall mit Lust, mit Leid entsandt.
Er schlichtet jedes menschliche Geschäft gewandt,
In jeder Schwierigkeit ist ihm ein Rat bekannt.
Er pocht umsonst nicht an die taube Felsenwand,
Und etwas fühlt für ihn ein Herz, das nichts empfand.
Er ist der Zauberer, dem sich keine Schlang' entwand,
Der Schöne, welchem keine Schönheit widerstand,
Der Held, der ohne Schwertstreich Helden überwand...

Und wie er war am Ende, – streckte er seine Hand
nach der Spende, – und rief: Wer verspricht, muß
segnen; – die Wolke, die donnert, muß regnen. – Da
gab ich ihm das Goldstück hin, – und sprach: Sei
es dir zum Gewinn! – Er schob es in seinen Mund,
– und sprach: Gott erhalte mir's gesund! – Dann macht
er sich auf, von dannen zu wanken, – mit Grüßen und
Danken...
Ein zweites Goldstück nahm ich aus der Tasche, –
und sprach: da hasche! – Dieses ist dein, wenn du
nach seinem Adel – uns nun auch hören lässest seinen
Tadel. – Da ließ er auf der Stelle – noch einmal
rauschen die Welle:

Verflucht der Heuchler mit dem doppelten Gesicht,
Dem kalten Herzen und dem Lächeln, das besticht.

Er ziert sich wie ein Liebchen,und wer liebt es nicht?
Und wie Verliebte schmachtet er, der Bösewicht.
Er stammt vom Abgrund,aus den Finsternissen dicht,
Doch überstrahlt sein falscher Schein der Sonne Licht!
Die Wahrheit dringt nicht durch das Trugnetz, das er
flicht.
Er giebt der Welt in allem Bösen Unterricht,
Lehrt,wie man falsche Eide schwört und Treue bricht.
Er ist's,um den man streitet, tobt und kämpft und
ficht,
Er ist's,der aus des Richters Mund dein Urteil spricht,
Um den der Dieb die Hand verliert am Hochgericht.
Für ihn verkauft man seinen Glauben,seine Pflicht,
Für ihn erkauft der Schlechte sich ein Lobgedicht.
Er ist's,um den das Herz aus Furcht dem Geiz'gen bricht;
Er ist's,um den des Neides Blick den Reichen sticht.
Das Schlimmste ist:wer ihn bewahrt,dem nutzt er nicht;
Und wer ihn nutzt,der thut dadurch auf ihn Verzicht.
Darum verachtet ihn ein edler Mann, und spricht:
Du Taugenichts, hinweg von meinem Angesicht!

Ich rief: Gott müsse deinen edlen Mund vergulden! –
Doch er rief: Versprechen macht Schulden; – und ich
gab ihm den zweiten Gulden, – und sprach: Verwend'
ihn zum Erwerb von Gottes Hulden! – Er schob ihn
mit Dankgeflüster – in den Mund zu seinem Geschwister,
und hinkte ab am Stabe, – preisend Geber und Gabe...
Ich hielt ihn an und rief: bei Gottes Gnade? – dein
Witz verriet dich; warum gehst du nicht gerade?...
Ich sprach: du solltest dich schämen, – Zuflucht
zu einem Gebrechen zu nehmen. – Da verfinsterten
sich seine Mienen, – und er sprach: Laß dir dienen!

    Ich hinke, doch nicht aus Vergnügen am Hinken,
    Ich hink' um zu essen, ich hink' um zu trinken.
    Ich hinke, wo Sterne der Hoffnung mir winken,
    Ich hinke, wo Gulden entgegen mir blinken.

Was man nicht erfliegen kann, muß man erhinken.
Viel besser ist hinken, als völlig zu sinken.
Die Schrift sagt: **Es ist keine Sünde zu hinken".*)**

*) Der Koran sagt, bei Gelegenheit einer Aufmah-
nung zum heiligen Kampfe: **Doch wer hinkt, für
den ist's keine Sünde** (nämlich zu Haus
zu bleiben, statt zu kämpfen.)

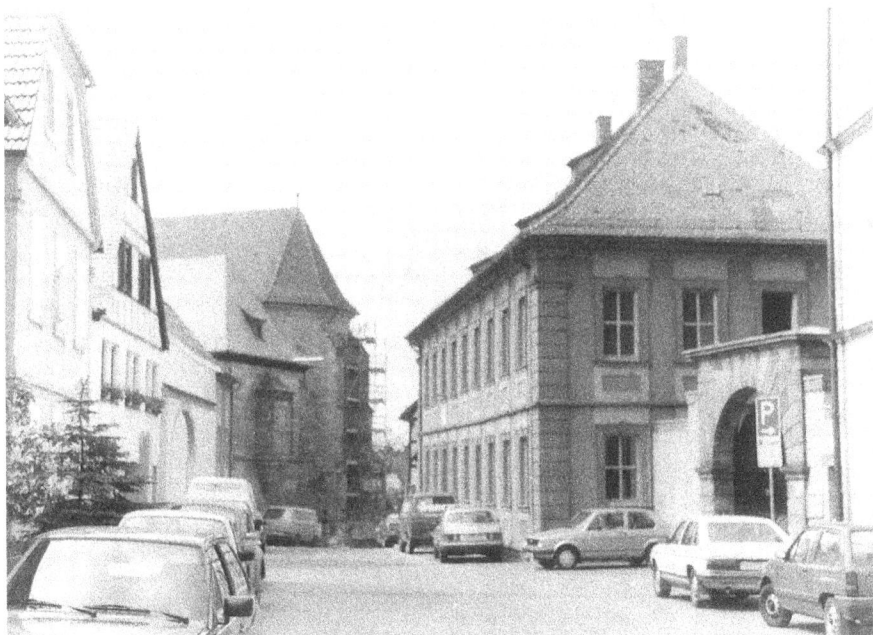

Ebern: Amtshaus des Fürstbistums Würzburg
Hier wohnten ab 1809 Rückerts Eltern

Rentweinsdorf

In Rentweinsdorf im Baunachtal fand Friedrich Rückert bei seinen Spaziergängen, die er vom nur wenige Kilometer nördlicher gelegenen Ebern aus, wo seine Eltern seit 1809 lebten, unternahm, bald Menschen, die ihn herzlich aufnahmen: Sigmund Freiherr von Rotenhan (1761-1826) mit seiner Familie und dessen Schwager, dem pensionierten preußischen Oberstleutnant Christoph Friedrich Graf von Mandelsloh (1747-1829).
Vor allem aber zog es Rückert in das schlichte lange Barockgebäude mit den vielen Fenstern, welches Joh.S. von Rotenhan Anno 1720 erbauen ließ; seitlich der noch heute vorhandenen Reste: Türme und Wehranlagen einer ehmaligen Wasserburg. Hinter dem Portal, das ein kunstvolles Wappen mit der Justitia schmückt, befand sich damals die Wohnung des Justizamtmannes Friedrich Wilhelm Müller. Gefielen dem Jüngling zunächst beide Töchter gleich gut, wie er in dem Gedicht `An die Neugierigen´ bekennt, war es jedoch vor allem die am 15.Nov.1795 geborene Agnes, mit der ihn bald eine zarte Freundschaft verband.

"An die Neugierigen

Von zwei schönen Schwesterrosen
Welche mir im Herzen steht,
Da ihr mich mit leichtem Kosen
Zwischen beiden flattern seht?
    Forscht und späht ihr auszufinden?
    Spähet nur mit allem Fleiß!
    Schwerlich werdet ihr ergründen,
    Was ich selber fast nicht weiß."

Gewiß ist auch das Gedicht `An die Musen´ den Schwestern in Rentweinsdorf zugeeignet:

222

An die Musen

"Kommt, Schwestern, helft mir reimen
Von meinen Lieblingsbäumen,
Von meiner Lieblingsflur!
Die Blümchen in dem Garten
Und alle Gräschen warten
Auf euer Loblied nur.
  Von einem zu dem andern
  Laßt uns noch einmal wandern
  Und jedes uns besehn;
  Was wir dabei gefühlet,
  Getändelt und gespielet,
  Soll flink in Liedchen stehn.
Die soll der Reisewagen
Mit uns von dannen tragen,
Fern, fern, in fremdes Land,
Wie Bilder, die dem Helden
Von seinen Schlachten melden,
Die er mit Glück bestand.
  Und wenn sie gleich nicht reden
  Von blutbespritzten Fehden,
  Von Riesen himmelhoch;
  Von purpurroten Lippchen
  Und von geschlagnen Schnippchen
  Erzählen sie uns doch.
Und wenn auch nicht von Siegen,
Die ich in meinen Kriegen
Auf dieser Flur erstritt.
So werden sie doch sagen
Von süßen Niederlagen,
Die ich so gern erlitt.
  Sie sollen in der Ferne
  Wie schöne, lichte Sterne
  Geflohner Freuden stehn;
  Mein Hoffen und mein Wähnen
  Soll neu in ihren Tönen
  Vor mir vorübergehn.

Rinnt dann auch wohl mitunter
Die Wang' ein Thränlein 'runter,
Daß alles eitel ist;
So wird doch wohl dazwischen
Sich auch ein Lächeln mischen,
Daß süß selbst Eitles ist.

Agnes ließ in Friedrich Rückerts Herz und Geist
durch ihre behutsame Zuneigung, die bislang
noch keimhaften Sprosse seiner lyrischen Triebe
sich entwickeln und Knospen treiben. Manche
romantischen Verse aus dem Gefühl des Jugend-
glücks geboren, aber auch Gedichte an die Schön-
heiten in der Natur, Tages- und Jahreszeitenlie-
der, Hymnen, Stanzen, Sonette, Ständchen und
Sinnbilder entstanden in jenen Jahren, bis
schließlich die Sammlung der "Jugendlieder"
vollendet wurde. Manche lyrische Strophen waren
der blutjungen Liebsten gewidmet. So

"Der glückliche Gefangene

"Am Rhein und am Main und am Neckar ist's schön,
Da hab' ich manch herrliches Örtchen gesehn;
Da hab' ich gesehen in Dörfchen und Städtchen
Manch reizendes Weibchen, manch reizendes Mädchen.
Nun laß ich den Neckar, den Rhein und den Main,
Ihr rauschenden Flüsse, euch lass' ich nun sein;
Am friedlichsten Flüßchen, im traulichen Gründchen
Hält itzt mich gefangen ein niedliches Kindchen.
Ein niedliches Kindchen, wie's keines mehr giebt,
Und wenn es nur wahr ist, und wenn sie mich liebt;
So sucht nur im heiligen römischen Reiche
Den glücklichen Mann, der an Glücke mir gleiche."

und das entzückende, von zärtlicher Liebe plau-
dernde

Mailiedchen

"Siehst du, wie die Vögelein / Nun im schönen Maien
Rings im warmen Sonnenschein / Sich der Liebe freuen?
Fröhlich zwitschern überall/ Schwingen sie die Flügel
Durch das grüne Maienthal / Und zum grünen Hügel.
Suchen emsig weit und breit / Gras und dürre Reischen,
Bauen mit Geschäftigkeit / Ihre kleinen Häuschen.
Mädel, trautes Mädel, sprich, / Wollen wir im Maien,

Wie die Vöglein, du und ich/Auch der Lieb' uns freuen?
Sieh' zu jenem Platze dort, / Siehst du in der Mitte
Lang gefällt und ausgedorrt / Stämme zu der Hütte!
Mädel, trautes Mädel, sprich, / Soll ich sie behauen
Und daraus für dich und mich/Auch ein Nestchen bauen?"

Für Agnes Müller dichtete Friedrich Rückert
auch jene Verse, die seine Heimat Franken als
den Mittelpunkt Deutschlands bezeichnen
und das Haus seiner Liebsten im Baunachtal
als den allerschönsten Mittelpunkt seines Vaterlandes und somit als die Heimat seines Herzens.

Der Mittelpunkt

"Deutschland in Europas Mitte,
Und in Deutschlands Mitte Franken,
In des schönen Frankenlandes
Mitte liegt ein schöner Grund.
    In des schönen Grundes Mitte
    Liegt ein schöner, schöner Garten;
    In des schönen Gartens Mitte
    Liegt der Allerschönsten Haus.
Fragt ihr noch, warum ich immer
Mich um dieses Häuschen drehe
Als um meines Vaterlandes
Allerschönsten Mittelpunkt?"

Zu den schönsten volksliedhaften Liebesgedich-

ten, die der junge Poet in seiner Frühzeit
ersann, gehören auch sein

Ständchen

Hüttelein / Still und klein,
Blinke sanft im Sternenschein.
Weißt du auch, was du verschließest?
Wenn du dir es stehlen ließest,
Könnt' ich nimmer gut dir sein.
Hüttelein, / Schließ' dich fein,
Laß mir keinen Dieb hinein.
  Hüttelein, / Still und klein,
  Sprich, was meint dein Mägdelein?
  Ob es hundert auch begehrten,
  Kann's ja doch nur einem werden;
  Ach, wer soll der eine sein?
  Hüttelein / Schließ' dich fein;
  Kann ich nicht der eine sein?
Hüttelein, / Still und klein,
Droben ist ihr Kämmerlein;
Wo sie ruht in süßem Schlummer,
Ferne von ihr Leid und Kummer!
Wieg in sanften Traum sie ein.
Hüttelein, / Schließ' dich fein,
Schlössest du doch mich auch ein."

so wie die

Liebespredigt

"Was singt ihr und sagt ihr mir, Vögelein,
Von Liebe?
Was klingt ihr und klagt ihr ins Herz mir hinein
Von Liebe?
Ihr habt mir gesagt und gesungen genug,
Von Liebe,
Von Liebe, von Liebe.

226

O singt nun, o sagt nun dem Mägdelein
Von Liebe!   .
O klingt nun, o klagt nun ins Herz ihr hinein
Von Liebe!
Und wenn ihr des Mägdeleins Herz mir ersingt,
Dann ewig, o Vögelein, sagt mir und singt
Von Liebe,
Von Liebe, von Liebe!"

Als Friedrich Rückert im April 1812 Jena verließ
und kurz vor Ostern wieder bei seinen Eltern
in Ebern eintraf - sein Entschluß stand fest:
nicht mehr nach Jena zurückzukehren, wo er
u.a. Vorlesungen über Aschylos und Sophokles
gehalten hatte - fand er Agnes in ihrem Elternhaus in Rentweinsdorf schwererkrankt darnieder-
liegend.
Da sich jedoch allmählich Besserung einstellte,
schrieb er der Geliebten zu Pfingsten einen
fünfteiligen "Maiengruß an die Neugenesene".
Leider dauerte die Freude über die Genesung
von Agnes nur kurze Zeit. Ein Blutsturz löschte
am 9.Juni 1812 die Lebensflamme des erst 16
1/2 Jahre alten Mädchens aus.
Friedrich Rückert· konnte die Liebste nicht
mehr lebend wiedersehen als er von einer Reise
nach Ebern heimkehrte, doch traf er noch recht-
zeitig am Abend des 11.Juni in Rentweinsdorf
ein, wo er an der Beerdigung teilnahm.
Eine dunkle Locke, die ihm die Freunde von
der Toten schenkten, besang der Trauernde mit
folgenden Worten:

Die Locke der Begrabenen

"Eh' ihr sie ins Grab müßt senken,
Gebet mir die Locke nur!
Gönnet meinem Angedenken
Diese einz'ge dunkle Spur!

227

Dunkle Locke, du von ihren
Reizen einst der Schatten bloß;
Da sie all' ihr Licht verlieren,
O wie scheint nun deins so groß!
Von des Todes Bann gefodert
Alle müssen in die Gruft,
Du allein darfst unvermodert
Spielen in des Himmels Luft.
   Du allein bist nun geblieben,
   Einst so schwach, nun stark genug,
   Um zu tragen all mein Lieben,
   Das ein ganzer Himmel trug.
Denn wie einst an dir, o Locke,
All die süße Schönheit hing,
So zum Trotz der Sterbeglocke
Hängt sie noch an diesem Ring.
   Wie den Ring ich magisch drehe,
   Zieht er sie vom Grab empor
   Vor mein Antlitz, und ich sehe,
   Daß mein Herz sie nicht verlor."

Bemerkenswert, ja orakelhaft, erscheint uns
Friedrich Rückerts Aussage nachträglich, welche
er unter dem Titel "Vorbedeutung" nach Agnes'
Tod aus der Erinnerung an die frühesten Begeg-
nungen mit dem Mädchen kundgab:

Vorbedeutungen

"Des Tages, da zum ersten Male nah'
Du kamest meinem Blicke,
War's dreierlei, worin ich mein Geschicke
Mir vorgebildet sah.
   Ein Sonnenhut als Schild vorm Angesicht,
   Bedeutete, o Sonne,
   Gewehrt sein würde meinem Blick die Wonne,
   Frei zu empfahn dein Licht.

228

Ein schneller Wagen, der dich trug im Trab,
Bedeutete, o süße,
Dein rasches Leben unaufhaltsam müsse
Zu frühem Ziel hinab..
    Zuletzt ein Regenschaur aus heitrer Luft,
    Der sich dir nach ergossen;
    Was er bedeutet, ist längst hier geflossen,
    Die Thrän' auf deiner Gruft."

Eine steinerne Grabsäule, gekrönt von einem blumenverzierten Gefäß, kennzeichnet die Grabstätte des jungen Mädchens noch heute auf dem am Ortsrande von Rentweinsdorf liegenden Friedhof. Und die Inschrift darauf lautet:
    "Hier ruhet die Hülle eines guten Mädchens.
    Sie hiesh Agnes Mueller war Tocht-
    er des Justizbeamten F.W. Mueller
    u. seiner Gattin A. gebr. Gund-
    [el] ach geboren den 15. Nov.1796*, ge-
    storben den 9.Juny 1812"

Nur wenige Schritte entfernt, an der Friedhofmauer, entdecken wir einen wuchtigen Grabstein mit hohem Kreuz. Er erinnert an eine Marie Rückert, welche am 21.Nov. 1830 in Erlangen geboren und am 16.Nov. 1853 hier in Rentweinsdorf beerdigt wurde.

- - - - -

* Hier muß sich ein erstaunlicher Fehler auf der Grabsäule eingeschlichen haben, denn allgemein wird Agnes Müllers Geburtsjahr mit 1795 angegeben!
   Im Nov.1796 geboren, wäre Agnes nur reichlich 15 1/2 Jahre alt geworden!

- - - - -

Bevor wir uns nun Friedrich Rückerts Sonettenkranz "Agnes Totenfeier" zuwenden, möchten
wir an dieser Stelle Elisabeth Baronin von
Rotenhan herzlich danken für ihre freundlichen
Auskünfte. Durch ihre präzisen Erklärungen
konnten wir mühelos das Haus des Justizamtmanns
Müller, sowie den Friedhof mit Agnes' Grabstätte
finden.
Da der jungen Liebe Friedrich Rückerts mit
Agnes Müller durch den zeitigen Tod des Mädchens
nur ein kurzer Herzensfrühling beschieden war,
entfaltete der Dichter mit seinem Sonettenkranz
"Agnes Totenfeier" seine Poesie zu einem innigen
Blütenstrauß der Klage und der Traurigkeit. Von
den vierzig Sonetten, die er in nur zwei Juniwo-
chen für seine Jugendgeliebte schuf, seien
hier einige Beispiele wiedergegeben, die ein
tiefes Mitempfinden hervorrufen.

"Du, die wir nie mit unsern Klagen wecken,
Warum so früh ruhst du von deinem Gange?
War dir wohl vor des Mittags Schwülen bange?
Schuf wohl des fernen Abends Frost dir Schrecken?
　Nein! Mutig hobst du deinen Schritt, den kecken,
　In deiner Jugend vollstem Überschwange;
　Dein Blick in ungeduldigem Hoffnungsdrange
　Flog vorwärts nach des Lebens blum'gen Strecken.
Nicht wie ein zagend Kind, das grambeladen
Sich nach der Mutter heimsehnt in die Ferne,
Wardst du vom Wink der Mutter heimgeladen.
　Ein strenger Vater rief, wo du noch gerne
　Gewandelt wärst, dich ab von deinen Pfaden,
　Daß Kindessinn vor ihm sich beugen lerne."

Will denn kein Stern von Himmelszinnen fallen,
Zum Zeichen, daß sie fiel, die Sternengleiche?
Willst Erde du, da deine schönste Eiche
Entwurzelt sank, nicht seufzend widerhallen?

230

Soll von des tauben Uhrwerks Rädern allen
Kein Rad denn stocken, brechen keine Speiche,
Daß alles fort im alten Kreislauf schleiche,
Nur sie allein nicht dürfe weiter wallen?
Ach nur ein Herz, nichts weiter, wird zerrieben;
Ein Leben nur, nichts weiter, wird zersplittert;
Sonst alles geht, wie vor, so nachher wieder:
    Und keine Spur ist sonst von ihr geblieben,
    Als daß ein armes Espenblättchen zittert,
    Als sei's gerührt vom Odem meiner Lieder.

Bringt her die Fackeln und das Grabgeräte,
Die Tücher bringt und schmücket reich die Bahre;
Wie sie die Blüten ihrer jungen Jahre
Sonst schmückte, schmückt sie, als ob sie es thäte!
    Den Brautkranz, den der düstre Schnitter mähte,
    Ersetz' ein Totenkranz im üppigen Haare:
    Wie wir geführt sie hätten zum Altare,
    So führen wir sie heut' zur letzten Stätte.
Nicht das Gepräng', das nichtige, sei gescholten!
Die Tote schmücken wir, um kundzugeben,
Wie wir sie, wenn sie lebte, schmücken wollten.
    Was ihr das Schicksal neidete am Leben,
    Sei von der Liebe ihr ins Grab vergolten,
    Und neidenswert soll sie gen Himmel schweben.

Sechzehnmal fuhr der Lenz von Himmelszinnen,
Um hier ein werdend Himmelsbild zu sehen,
Das himmlischer stets ward, und fühlte Wehen,
Wann wieder ihn der Herbst zwang zu entrinnen.
    Die siebzehnte Fahrt wollt' er beginnen,
    Da sah statt ihrer er ein Grabmal stehen;
    Jetzt brauchte nicht der Herbst ihn heißen gehen,
    Schon schleunig gnug trieb ihn sein Schmerz von
                                                                    hinnen;
Als ob er nie mehr Lust zu kehren habe!
Doch weiß ich, zwingen wird ihn schon sein Lieben,
Daß er auch künftig greift zum Wanderstabe,

Und kommt und geht mit wechselhaften Trieben,
So wie ich selbst, zu und von ihrem Grabe,
Von Sehnsucht hin, von Schmerz hinweg getrieben.

Die Rose sprach zur Lilie: dich verneigen
Mußt du vor mir, denn ich war die beglückte,
Der jene, die des Himmels Aug' entzückte,
Die Beete ihrer Wangen gab zu eigen.
    Die Lilie sprach: O Rose, du mußt schweigen!
Als dich der Tod von jenen Wangen pflückte,
War ich's, die sie mit meinen Blässen schmückte,
Und so ins Grab auch durft' ich mit ihr steigen.
Der Dichter spricht: Ihr Schwestern, o versöhnt euch!
Was hadert ihr, und dienet, zweigestaltig,
Doch nur zu **eines** Lichtes Schattenbildern?
    Ihr Fluren, auf! Mit tausend Rosen krönt euch,
Mit tausend Lilien, um mir tausendfältig
Ihr Leben dort, hier ihren Tod zu schildern.

Als du auf Erden lebend einst gegangen,
War alle Schönheit so in dich zerflossen,
Daß Stern' und Blumen gar sich nicht erschlossen,
Als nur in deinem Aug', auf deinen Wangen.
    Jetzt, da du in des Todes Hauch zergangen,
Zerstob die Schönheit, die du hieltst umschlossen,
Das Blumen wieder auf der Wiese sprossen,
Und Sterne wieder in den Lüften hangen.
Wenn ich nach Blumen nun und Sternen blicke,
Ist's, daß ich mich an dem zerstreuten Schimmer,
Den Überbleibseln deines Lichts, erquicke.
    Doch, wie nun Liebeswahn sich mühet immer,
Daß er den Glanz zum Bild von dir verstricke;
Ein Bild, wie du warst, wird der Abglanz nimmer.

Ein Recht um sie zu klagen, die gefallen,
Hast du, o Höh', wo einst sie stand wie tagend;

Ein Recht, o Hain du, der du sie versagend
Dem Blick der Welt bargst in den schatt'gen Hallen.
 Ein Recht zu klagen hast du recht vor allen,
 O Garten, du, sonst ihren Fußtritt tragend,
 In tausend draus entsprungnen Blumen sagend,
 Daß nur ein Engel also könnte wallen.
Ein Recht zu klagen hat jedwede Stätte,
Wo sie vordem gewandelt jemals, oder
Wo sie in Zukunft je gewandelt hätte.
 Und nur ein Recht zu jauchzen hat von Moder
 Ein dunkler Raum, der, seit er ward ihr Bette,
 Hell ward von soviel Schönheit, wenn gleich toter.

Die Nichtigkeit der Lust hab' ich erfahren,
Wie sie entflieht, und nichts die Schwing' ihr bindet;
Ach, daß ein Herz Bestand auch selbst nicht findet
Im Schmerz, muß ich mit Schmerzen jetzt gewahren.
 Ich seh' ein Bild mit übersonnten Haaren,
 Wie's mir stets höher fliegt, stets blasser schwindet,
 Fühl' in der Brust, wie mehr und mehr sich lindet
 Die Traur, im Lauf von Monden schon, statt Jahren.
Ihr Lieder, deren Tönen ein ich hauchte
Empfindungen, die wahrhaft ich empfunden,
O haltet fest die Glut, die schnell verrauchte!
 Laßt einst nachfühlen mich in leeren Stunden,
 Wie ich vordem in Weh' und Lust mich tauchte,
 Ihr, süßer Lust, ach, süßen Wehs Urkunden.

Rentweinsdorf den Rücken kehren, ohne die schöngestaltete Evangelische Pfarrkirche der Heiligen
Dreifaltigkeit (um 1600 erbaut, im 18. Jh. verändert) und das prächtige dreiflügelige Barockschloß der Freiherren von Rotenhan betrachtet
zu haben, wäre gewiß nicht in Friedrich Rückerts
Sinne, denn er kannte nicht nur die sich an
der Hauptstraße gegenüberstehenden Bauwerke,

sondern war auch mit der Adelsfamilie befreundet.

Indem wir nun Abschied von Rentweinsdorf nehmen, lauschen wir "Nes'chens Engelgruß", Verse, die Friedrich Rückert im September 1812 seine Agnes aus dem Jenseits an ihre Lieben auf Erden sprechen läßt:

Nes'chens Engelgruß

Lebt wohl, ihr Geschwister, / Vater, Mutter, lebt wohl!
Ich euer Geflüster / Nicht hören mehr soll.
   Ich euere Züge / Nicht kennen mehr kann.
   Ihr habt zur Genüge / Mir Liebes gethan.
Du blumiges Feld, / Du blühender Wald,
Du schöne, schöne Welt, / Mein Aufenthalt!
   Du Frühling klar, / Du Herbst so mild,
   Du wechselndes Jahr, / Bunt liebliches Bild!
Hienieden war's schön, / Und soll ich nun gehn,
Um dort in den Höhn / Noch Schönres zu sehn?
   Die Schwestern nicken / Mit stummen Blicken:
   O bleibe da, / Du kennst uns ja.
Die Engel steigen / Herab und zeigen
Hinauf! hinauf! / Mit uns geht dein Lauf. –
   O Schwesterlein, naht mir, / O haltet die Hand!
   Ein Engelein hat mir / Die Seel' entwandt. –
In Himmelsschein / Wie hoch! wie hoch!
Die Erde, wie klein! / Doch seh' ich euch noch.
   Zum Sehen nicht taugen / Die tränenden Augen;
   Sonst müßtet ihr sehn / Von hinnen mich wehn.
Fühlt meinen Hauch / Aus Himmelsraum,
Daß er euch tauch' / In sanften Traum!
   Im Traume steig ich / Zu euch hernieder;
   Mein Antlitz zeig' ich, / Mein Lächeln euch wieder.
O wenn ihr mich seht / Noch einmal so schön;
So denkt und gesteht, / Daß Heil mir geschehn.

Und blickt getrost / Zum leuchtenden Ost,
Mit Liebesvertraun / Zu jenen Aun;
Wo sonder Mängel / Die Schwester nun wohnt,
Ein liebender Engel / Euch über dem Mond."

Und vergleichen wir hierzu das ein Jahr früher
entstandene Gedicht "Rös'chens Sterbelied", so
erscheint es uns in der Nachschau wie eine
Vorahnung des Dichters zu sein, daß seine zärtliche Jugendliebe, kaum erblüht, so rasch ver-
welken würde:

Das Vöglein zwitschert: Als ich wandern ging,
Hab' ich ein Mägdlein scheidend hier gegrüßt.
Wo ist das Mägdlein? Sagt mir's, wenn ihr's wißt,
Daß ich des Willkomms neuen Gruß ihr sing':
Und find ich mir mein süßes Mägdlein nicht,
So sing' ich diesen ganzen Maitag nicht.
  Das Lüftlein flüstert: Als ich hier entschlief,
  Hab' ich das Mägdlein noch zuletzt geküßt.
  Wo ist das Mägdlein? sagt mir's, wenn ihr's wißt.
  Sie, deren Lieb' mich aus dem Schlummer rief?
  Und find' ich mir mein süßes Mägdlein nicht,
  So weh' ich diesen ganzen Maimond nicht.
Das Blümlein seufzet: Als die Sonn' hier schied,
Hat mich ein Mägdlein zu gut Nacht gegrüßt.
Wo ist das Mägdlein? Sagt mir's, wenn ihr's wißt;
Denn sie zu schauen bin ich aufgeblüht.
Und find' ich mir mein süßes Mägdlein nicht,
So blüh' ich diesen ganzen Sommer nicht.
  Das Herzlein weinet: Als ich einst geliebt,
  Liebt' ich ein Mägdlein, dem kein gleiches ist.
  Wo ist das Mägdlein? Sagt mir's, wenn ihr's wißt,
  Um die mein Aug' in Thränenflut sich trübt,
  Und find' ich mir mein süßes Mägdlein nicht,
  So freu' ich mich mein ganzes Leben nicht.

Die Erde spricht: In meinen Schoß gepflückt
Hat mir der Tod das Mägdlein, das ihr mißt.
Ihr habt das süße Mägdlein lang' geküßt;
Er hat's herein zu meinem Kuß entrückt.
Ihr sucht im Reich des Lichts und findet's nicht;
Ich hab's im Arm und lass' es ewig nicht.
  Wollt ihr denn sein beim süßen Mägdlein hier?
  Und wollt ihr's küssen, wie ihr's sonst geküßt?
  Ihr Lieben kommt, kühl und geräumig ist
  Mein Schoß, o kommt und ruhet still bei ihr.
  Das Mägdlein schläft; wollt ihr denn schlafen nicht?
  Ich schläfr' euch ein, und weck' euch ewig nicht.

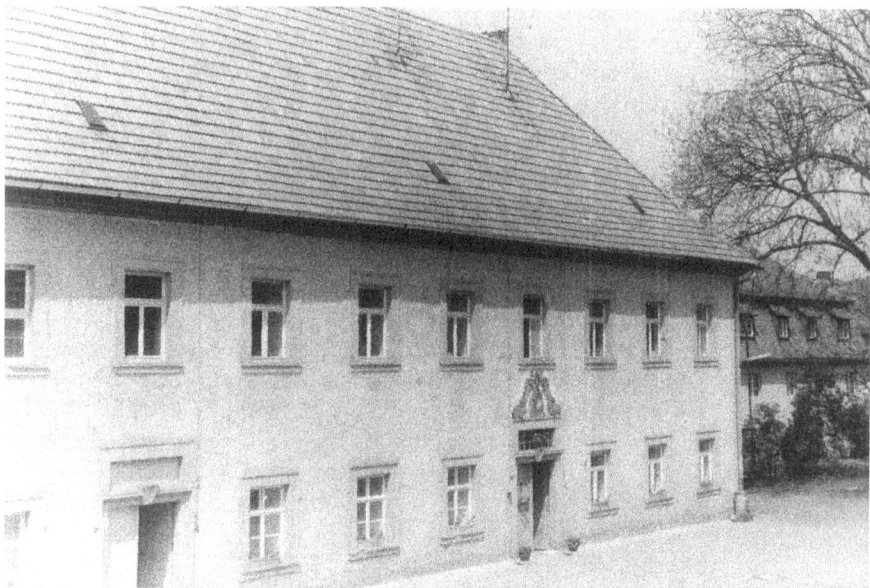

Rentweinsdorf: Hier wohnte Agnes, Tochter des Justizamtmanns Friedrich Wilhelm Müller

Specke

An der Landstraße zwischen Ebern und Fischbach
im Baunachtal steht – nur fünfhundert Meter
nördlich des malerischen Schlosses Eyrichshof
entfernt – schon seit mehr als vierhundert
Jahren das Gasthaus "Specke". Zwei Trakte,
im rechten Winkel aneinandergefügt, werden
von drei Giebeln abgeschlossen, so daß ein
stattliches Gebäude, behütet von hohen Bäumen,
die auch den Wirtsgarten beschatten, den ankom-
menden Gast beeindrucken.
Im Sommer des Jahres 1812 kehrte Friedrich
Rückert oft hier ein, ja er wohnte zeitweilig
in der "Specke"; weniger war es freilich der
Gasthof, der ihn so magisch anzog, sondern
der Wirtsleute Töchterlein Maria Elisabeth
Geuß (1798-1833).
Gleich zu Beginn an das Gedenken der herzlich-
schmerzlichen Beziehung zu dem blutjungen Mädchens möchten wir das reizende Erzählgedicht
Rückerts stellen:

Schlief ich neulich in der Liebsten Hause,
Aber freilich nicht in ihrer Kammer,
Sondern in der Gaststub' oben drüber,
Oben ich, sie unten, und dazwischen
Eine kalte, starre Stubendecke.
Als ich nun zu Bette war gegangen –
Rauschen hören hatt' ich den Pantoffel –
Sah ich kühlungatmend aus dem Fenster.
Keine Kühlung war da zu eratmen
In den nächtigen Lüften; denn in ihrem
Odem glaubt' ich einen andern Odem
Zu empfinden; und als ich nun lauschend
Mit dem Ohr mich neigte, hört' ich wirklich
Aus dem Fenster unter mir vernehmlich

Ach! das Schlummeratmen der Geliebten.
Da ergriff mich wunderbare Sehnsucht,
Und im Taumel, was ich that, nicht wissend,
Warf ich Stück vor Stück aus meiner Tasche
Münzen nieder nach der Liebsten Fenster.
Offen stand das Fenster, ja ich hörte,
Wie der Nachtwind mit dem Flügel spielte.
Und ich zielte, mir mit meinen Münzen
Einen Weg in ihren Schlaf zu bahnen.
Doch die Münzen, eine nach der andern,
Glitten an des Eisengitters Stäben
(Denn ihr Fenster schirmen Eisengitter)
Klingend ab, und fielen in das Gärtchen,
Wo die Liebste ihre Blumen bauet.
Und da hatt' ich diese Nachtgedanken:
Aus dem Fenster hab' ich Geld geworfen,
In ihr Fenster ist es nicht gekommen;
In ihr Gärtchen hab' ich Geld gesäet,
Aber wird es mir wohl Blumen tragen?

Wenige Tage waren erst vergangen, seit dem
Friedrich Rückert am Grabe von seiner zärtlich
geliebten Agnes, die mit 16 1/2 Jahren in Rentweinsdorf gestorben war, Abschied hatte nehmen
müssen, als er noch im Juni - bei einem Spaziergang durchs Tal vom Elternhaus in Ebern zum
Gasthof "Specke" kam und der damals ebenfalls
16jährigen Maria Elisabeth (geb. am 20.Februar
1796) begegnete.
Obgleich er in jenen Wochen noch an dem umfangreichen Sonettenkranz für seine Jugendliebe
schrieb oder ihn bestenfalls ao eben vollendet
hatte, verliebte sich der junge Dichter in
das Marielis genannte Mädchen. Kritiker sagen
Friedrich Rückert nach: er habe Agnes Müller
wohl kaum richtig geliebt, wenn ihn innerhalb
so kurzer Frist eine so leidenschaftliche Zunei-

238

gung zu einer anderen Liebschaft erfaßte. Diese Auffassung erscheint mir einer allzuflüchtigen Betrachtungsweise zu entspringen, selbst wenn ihre Vertreter das letzte Sonett aus "Agnes Totenfeier" als Beweis zitieren, in dem der Dichter traurig erkennt:

"Ach,daß ein Herz Bestand auch selbst nicht findet
im Schmerz, muß ich mit Schmerzen jetzt gewahren."

Ja, er spürt sogar betrübt, daß auch seelische Wunden schneller heilen können, als je geglaubt, geahnt:

"Fühl' in der Brust, wie mehr und mehr sich lindet
Die Traur, im Lauf von Monden schon, statt Jahren".

Aber er spricht auch aus, daß er Agnes wirklich liebte:

"Ihr Lieder, deren Tönen ein ich hauchte
Empfindungen, die wahrhaft ich empfunden".

Und daß Friedrich Rückert - trotz seiner später erfüllten und glücklichen Liebe mit seiner Frau Luise - Agnes Müller nie vergessen hat, ja, daß er ihr rund 20 Jahre nach dem Tode noch einmal innige Zeilen der Erinnerung widmete, beweist seine wahrhaftige Zuneigung zu diesem Mädchen:

"Selbst bin ich eraltet,
Aber unerkaltet
Atmet ihre Glut;
Sie ist schöner heute
Noch als alle Bräute,
Die nun zwanzig Jahre
Mir im Herzen ruht,
Mit dem Myrtenkranz im dunklen Haare,
Wie man Bräut' in Gräber thut."

Daß Friedrich Rückert nun in jenem Juni des Jahres 1812 nach Agnes' Tod so schnell seine Sympathien einem anderen Mädchen zuwendete

239

mag darin beruhen, daß er in Marielis, deren
Namen er in "Amaryllis" umwandelte - was nicht
nur ein blumiges Wortspiel ist, sondern "Bitter-
nis" bedeutet -, seinen verlorenen Schatz wie-
dergefunden glaubte oder daß er zumindest durch
ein neues Liebeserlebnis über seine Seelentrau-
rigkeit hinwegzukommen meinte. Da Marie Liese,das
Wirtstöchterlein, Agnes zu ähneln schien, war
es keinesfalls verwunderlich, daß er eines
Abends im Sachsenhöfer Keller der "Specke",sie
ansprach und von ihrer heiteren Natürlichkeit
erfreut war. Dem Mädchen gefiel die Werbung
des stattlichen, gutaussehenden jungen Mannes
und sie verstand es mit spielerischer Oberfläch-
lichkeit ihn an sich zu binden, bis zu einer
gewissen Hörigkeit, ja Narrheit.
Wie hilflos zwiespältig Rückert sich in jenen
Tagen selbst empfand, verrät jenes merkwürdige
balladeske Gedicht "Pasquill", (Schmäh-und
Spottschrift), in den er seine wirren Gefühle
selbst verspottet:

"Weil niemand mir eins machen will,
Mach' ich mir selber die Pasquill.
   Es war einst ein Jungfräuelein,
Jetzt, denk' ich, wird's ein Engel sein,
Das meines Herzens Spaß verdarb
Und, weil ich's lieben wollte, starb.
Acht Tag' nach Pfingsten war es rot,
Und vierzehn Tag' drauf war es tot.
Drei Tag' drauf lag's in Sarg und Grab,
Des Tags drauf pflückt' ich Rosen ab,
Und nachts, weil es just Vollmond war,
Bracht' ich aufs Grab die Rosen dar;
Weil nun gefallen war kein Tau,
Taut' ich sie ein mit Thränen lau.

Doch weil vorbei der Maienmond,
Und Nachtigall nicht singen konnt',
Hielt ich's statt ihrer mir zur Pflicht
Und sang ihr mehr als ein Gedicht.
Ich trieb's in rechter Liebesqual,
Ich rief den Engel tausendmal
Und setzte mir's in Kopf hinein,
Untröstlich ganz und gar zu sein.
   An einem Sonntag, da der Gram
Mir völlig die Besinnung nahm,
Geriet ich in ein Kellerhaus,
Wo's lustig ging in Saus und Braus;
Doch in dem Kopf ohn' Unterlaß
Mir noch der Himmelsengel saß...
Weil alle tranken groß und klein,
So mußt' es auch getrunken sein.
Und als ich in Gedanken tief
Nun laut nach einem Glase rief,
Kam mit dem Glas vor mir zu stehn
Ein Dirnchen, das ich nie gesehn.
Ich trank und sah ihr ins Gesicht
Und dacht': Ist das dein Engel nicht?
Ich trank noch einmal, und nun klar
War mir's, daß sie der Engel war...
   Ich kann nicht sagen, wie's geschah,
Daß ich im Gras mich sitzen sah,
Und das Grasäffchen neben mir,
Das sträubte sich in rechter Zier;
Doch Aug' in Auge war gebannt,
Und fest ums Leibchen meine Hand.
Dann abends führt' ich sie nach Haus,
Gab vor der Thür ihr einen Strauß,
Der Toten hatt' ich ihn bestimmt;
Gut, daß ihn die Lebend'ge nimmt.
Und wie es nun soll weiter gehn,
Bin ich begierig selbst zu sehn."
(leicht gekürzt)

Marielies scheint Friedrich Rückert kaum je
wirklich geliebt zu haben, denn er klagt in
seinem Sonett aus "Amary llis":
"Ich seh' es wohl, was hilft mir, daß ich's sehe?
Daß Vater, Mutter, alle deine Leute,
Wohl wissend, was mein Gehn und Kommen deute,
Doch freundlich drein sehn, wenn ich komm' und gehe.

Doch seh' ich auch, o weh mir, daß ich's sehe,
Daß du, viel schlauer zwar als all die Leute,
Doch nicht willst wissen, was mein Kommen deute,
Und freundlich drein siehst stets nur, wann ich gehe.

Ich wollt', ich könnt' es ihnen all erlassen,
Daß, wenn ich künftig käme, mir Willkommen
Niemand mehr rief', als du im Herzensgrunde.

Wenn du mich liebtest, möchten sie mich hassen;
Wenn du mich hassest, kann mir's wenig frommen,
Ob all die Welt mich lieb hat in die Runde."

Sie reizte ihn wohl weibkindlich, verhielt
sich aber oft auch spröd und zurückweichend, war
launisch:
"Feindsel'ge Fee, die du mit Zaubertraum
Luft, Himmel, Erd' und Fluten hältst umsponnen,
So daß, wie du mir zürnst, das Licht der Sonnen
Nicht lächeln kann, und grünen nicht der Raum,

Der Wind nicht kühlen, schatten nicht der Baum,
Der Strauch nicht duften, rauschen nicht der Bronnen;
O hältst du, um die letzte mir der Wonnen
Zu wehren, nun den Traumgott auch am Zaum?

Daß, so wie du dich wachend mir versagtest,
Er dich mir auch versagen muß im Schlafe,
Mir nie dein süßes Antlitz läßt erscheinen;

Als ob du ihm gedroht: Wenn du es wagest
Auf seinen Augen je zu ruhn, zur Strafe

Sollst du hinfort nie ruhen mehr auf meinen."

Außerdem war das einfache Landmädchen dem gebildeten und begabten Dichter geistig weit unterlegen. Freilich bemerkte dies der Jungverliebte zunächst keineswegs wenn er Marielies besingt:
"Wenn ich, o du mein Liebling, dich betrachte,
O Amaryllis, meiner Kunst Gebilde,·
Ist's oft, als ob ich fast der Dichtergilde
Anzugehören für was Rechtes achte.

Denn, wenn ich dich mit in Gesellschaft brachte,
Wo seinen Rang sonst jeder führt im Schilde,
Dich, die Erzeugte ländlicher Gefilde;
Wer war's, der da dich zu verachten dachte?

Zu zweifeln schien man nicht an deinem Adel,
Schien nicht zu ahnden oder nicht zu ahnen,
Daß du gekommen seist von Hürd' und Stadel.

Wer ist's nun, der dir so ersetzt die Ahnen?
Das ist der Dichter, der drum ohne Tadel
Sich selbst wohl als ein Pfalzgraf mag gemahnen."

Und dieser Dichter wirbt um des Mädchens Liebe:
"Ich kleide dich mit einem schönen Kleide,
Darin du sollst wie eine Fürstin prangen;
Lieb' ist das Kleid, das rings dich soll umfangen;
Wen Liebe schmückt, bedarf der Gold und Seide?

Ich schmücke dich mit köstlichem Geschmeide,
Das um dich soll in goldner Windung hangen;
Das Goldgeschmeid' ist Hoffnung und Verlangen,
Sie sind der Liebe goldne Kettlein beide.

Ich bau' dir eine sanftgewölbte Hütte,
Verschlungen aus dem Schatten dreier Äste,
Die drei sind Treue, Gnügsamkeit und Sitte.

Und wenn du mit mir willst zum stillen Feste

Einziehn und wohnen in des Hüttleins Mitte,
So wird es uns zum schönsten der Paläste."

Ja, der Liebende deutet dem Wirtstöchterlein
in lyrischen Versen an, daß er sie freien möchte:
"Komm'! setz dich, laß dir mal ins Antlitz schauen,
Laß deine Hand 'mal friedlich ruhn in meiner;
Ich will einmal als Zimmerer und Schreiner
So gut ich kann im Geist ein Hüttchen bauen.

Ganz schlecht und recht soll's sein, nicht viel behauen,
Ganz klein von außen, innen doch viel kleiner,
Nur groß genug mir einem und noch einer,
Die eine ist - was furchst du denn die Brauen?

So klein soll's Hüttchen sein, daß all vorüber
Ein jeder Wind geht, ohn' ans Dach zu hauchen,
Ein jeder Lärm zieht, ohn' ans Thor zu pochen.

Durchaus kein Platz, kein Raum im Hüttchen über,
Als nur so viel zwei jetzt zum Bette brauchen,
Ein drittes dann zur Wieg' in Jahr und Wochen."

Wie sehr sich jedoch Friedrich Rückert in diese
Scheinliebe verstrickt hatte, wie sehr er dies
bald auch spürte und wußte, daß aus dieser
Bindung an Marieliese nie Harmonie, nie ebenbür-
tige Gemeinsamkeit der Seelen werden konnte,
so schwer fiel es ihm längere Zeit, sich von
dem Mädchen zu lösen:
"Wo Mittagsgluten brüten auf den Thalen,
Und ohne Regung stehn des Berges Eichen,
Am Weg der Kirsche Wangen rot sich malen,
Und sanft am Abhang Sommersaaten bleichen,

Heb' ich mich hin zu meiner Liebe Reichen
Auf alten Pfaden aber-abermalen,
Stets hoffend auch mit meiner Inbrunst Qualen
Mein Ziel als wie der Sommer zu erreichen.

Doch eh' ich auch nur eines Keimchens Schimmer
Entlocken kann, ist mir der Tag zerronnen,
Kalt geh' ich mit der kalten Nacht von hinnen.

Und schwör's beim blassen Mond: Nun kehr' ich nimmer!
Doch ach! schon morgen sehn die glühnden Sonnen
Den neuen Kreislauf glühend mich beginnen."

Wie gut Friedrich Rückert diesen unhaltbaren
Zustand erkannte und darunter litt, lesen wir
in seinem Brief an Christian Stockmar, den
er im Juni 1813 aus Ebern um Hilfe anfleht:
"Den Mai und die Pfingsten hast Du mich vergeblich
verhoffen lassen; und weil die schwache Hoffnung
Dich heut Nachmittags in Greuth zu sehen, durch das
zweifelhafte Wetter noch schwächer wird, so schreibe
ich Dir, daß Du wahrlich Unrecht hast, mich so ganz
und gar zu verlassen. Verlassen bin ich in Wahrheit:
mir selbst überlassen, das ist so gut als der Teufel.
Meine Bittre [Amara – Amaryllis] (Du mußt doch wissen,
daß sie existirt?) quält mich bis in den Tod; sie
ist ein Satan, und ich ein Narr, weil sie nicht einmal
ein schöner ist. Ich thue durchaus nichts, als mich
langweilen und, statt der Sonette, mit denen's nun
vorbey ist, Epigramme, wiewohl sehr spärlich, fertigen,
als z.B.
Liebe zerfleischt mich und Haß,
    doch mehr zerfleischt noch die Scham mich,
Daß um ein schlechtes Weib
    Liebe und Haß mich zerfleischt.
Immer sag' ich, ich lieb sie nicht mehr;
    wer glaubt mir's? Ich selber
Glaub es mir nicht, und darum
    sag' ich es ewig mir vor.
Elegien zu schreiben,
    So lang als Properz nd Tibullus,
Hätt' ich Stoffes genug,
    Sturmes genug in der Brust.

Aber ich schreib Epigramme; warum?
  weil sie kleiner sind, kleiner
Ist dir Thorheit doch so;
  ganz es zu lassen wär' klug.

Hoffentlich wirst Du Dich wieder über die Metrik ärgern.
– Komme doch und reiße mich aus dem Kothe, in dem ich
bis über die Ohren verliebt stecke. Ich wäre schon längst
nach Koburg Dir über den Hals gelaufen, wenn ich nur
einen Rock hätte, der mir gefiele..."

Schwankungen der Gefühle zwischen glücklichem
Hoffen: es werde doch noch alles gut und selbst-
quälerischem Zweifeln, in Erkenntnis des sinnlo-
sen Verschenkens verschmähter Liebe, plagten
den Dichter:
"Thessalierin, obgleich mit keinem Laute
Du von Thessalien je gehört im Traume;
Thessalierin! von welchem Zauberbaume,
Von welcher Zauberwurzel, Zauberkraute,

Nahm deine Hand die Stoffe, draus sie braute
Das bittere Getränk, in dessen Schaume
Verborgen ist, was je vom Wolkensaume
Der Mitternächte Gift'ges niedertaute?

Daß Gift es ist, muß ich ja wohl erkennen
Daraus, weil du aus' den gefüllten Scherben,
Wie sehr ich flehe, nicht zuvor willst nippen.

Drum statt zu löschen macht es Durst entbrennen,
Und weh! wenn du nicht bald mir statt des Herben
Das Süße reichst im Becher deiner Lippen."

Gar vorwurfsvoll klagt er das Mädchen an:
"Die tausend Schritte, die ich täglich schreite,
Seitdem der tolle Wahn mein Herz besessen,
Stets auf dem Weg, den ich nicht kann vergessen,
Bald in der Sonne, bald des Monds Geleite;

246

Wenn ich im Geiste sie zusammenreihte,
Wieviel des Landes hätt' ich wohl durchmessen,
Wie vieles hätt' ich sehen wohl indessen
Und hören können in der Fern' und Weite!

Meinst du, daß du versammelt alle Strahlen
Der Schönheit habest so an deinem Bette,
Daß all die Welt dagegen leere Schalen?

Die Berge, Wälder, Ströme, Menschen, Städte!
Womit willst du das Leben mir bezahlen,
Das ich versitz' an deiner Liebe Kette?"

Am 30.Juni 1813 bittet er Christian Stockmar
in einer langen Epistel, ihm für "mein Kind...,
das Mädchen", ein Spiegelchen zu besorgen,
das er ihr heimlich - anstelle eines zerbroche-
nen - an die Wand in ihrer Kammer aufhängen
und sie damit überraschen möchte. Und Friedrich
Rückert schildert dem Freund, wie das "Geschen-
kelchen" ausschauen solle:
"Wähle mit sinniger Hand, und denke für wen du es
wählest! Werth sey's meiner Liebe für Sie, so wie
meiner für dich auch. Doch das ist ja unendlich,
und hier gilts Gränzen zu setzen! Also, wie breit
und wie lang? So lang und so breit, als genug ist.
Nicht für ein Prunkgemach, ein fürstliches, sondern
fürs stille Oertchen, wo er soll hängen, um sonst
kein Ort zu beneiden. Wenigstens sey er so lang,
daß, wenn das Mädchen hineinschaut, unter dem zierli-
lichen Köpfchen auch noch der Hals und des Busens
oberste Ränder sich zeigen, die schwellenden, ohne
daß drüber über den Spiegel hinaus entrücket werde
das Häubchen. Und dann sey er so breit auch wenigstens, daß ich zu höchster Noth, wenn ich enge genug
an die Schläf' ihr mich schmiege, im Glase neben
ihrem Gesicht mein eigenes kann mit den dunkeln Locken
sehn, wie des Wolke, die schattende,neben der Sonne...

Götter der Lieb' auf dem Rahmen sind überflüssig;
die Liebe, die mir hinein soll schaun, sie kennt
sie nicht, und sie bedarfs nicht."

Im Winter 1812/13 scheint Friedrich Rückert
seltener in der "Specke" gewesen zu sein:

"Beglückt, wer, wenn des Winters Stürme schnauben,
Und Schauer durch die öden Räume zucken,
Froh flüchten darf und heimlich unterducken
Wohl unter eines Strohfachs warme Schauben.

Wenn näher dann in ihrem Nest die Tauben,
Weil's draußen stürmet, aneinander rucken,
Rückt näher auch der Spinnerin, der schmucken,
Der Knab', und sie darf sich darum nicht strauben.

Du sitzest, süßeste der Spinnerinnen,
Wohl jetzt im Kämmerlein beim leisen Rade,
Ziehst still die stillen Fädelein vom Rocken.

Leb' wohl! du sollst hinfort nicht mehr mir spinnen,
Mein süßes Weh; es treibt auf rauhe Pfade
Mich fort, und meines Lebens Räder stocken."

Dennoch sehnte sich Friedrich Rückert nach
seiner "bitteren Amara", dem noch kindhaften
Mädchen, das wohl zu einer wirklichen Liebe
noch gar nicht erweckt war. Dies müssen wir
beim Urteilen abwägen, um nicht einseitig und
daher Maria Elisabeth Geuß nicht ungerecht
zu betrachten:

"Amara, bittre, was du thust, ist bitter,
Wie du die Füße rührst, die Arme lenkest,
Wie du die Augen hebst, wie du sie senkest,
Die Lippen aufthust oder zu, ist's bitter.

Ein jeder Gruß ist, den du schenkest, bitter,
Bitter ein jeder Kuß, den du nicht schenkest,
Bitter ist, was du sprichst und was du denkest,
Und was du hast, und was du bist, ist bitter.

248

Voraus kommt eine Bitterkeit gegangen,
Zwo Bitterkeiten gehen dir zur Seiten,
Und eine folgt den Spuren deiner Füße.

O du mit Bitterkeiten rings umfangen,
Wer dächte, daß mit all den Bitterkeiten
Du doch mir bist im innern Kern so süße."

Wahrscheinlich hat der Dichter das Wirtstöchterlein mit seinem schwärmerisch-begehrenden Liebesverlangen erschreckt, ihr frühzeitig zu viel zugemutet:
"Du standst in dich verhüllt gleich einem jungen
Frühlinge, der sich selbst noch nicht empfunden;
Ich kam und brachte deines Lenztums Kunden
Dir erst durch meiner Blicke Flammenzungen.

Aufwachtest du aus deinen Dämmerungen,
Und stehest jetzt, in freier Blüt' entbunden,
Siegatmend da. – Was hab' ich Lohn gefunden,
Daß ich zuerst den Lenz dir angesungen?

Die Lerche darf ins Saatfeld, wo sie schwirrte,
Die Nachtigall ins Buschwerk, wo sie lockte,
Die Schwalbe, wo sie sang, ans Dach von Moose

Ihr Nest sich baun. O du, um die ich girrte,
Mir Dach und Busch und Saatfeld, o verstockte,
Wo soll ich nisten, als in deinem Schoße?"

Amaryllis scheint eitel – wohl aus Unreife – gewesen zu sein, wenn sie dem Freund auf sein Werben antwortete:
"Ich will sonst keinen als den schönsten haben,
(Die Liebste hat's gesprochen unverhohlen)
Wenn nicht der Schönste kommt, mich heimzuholen,
So laß' ich mich als Jungfräulein begraben.

Der Schönste ganz mit allen Schönheitsgaben
Gerüstet von der Scheitel bis zur Sohlen;

Und daß er sei der Schönste, unverstohlen
Soll's auf der Stirn ihm stehn mit Goldbuchstaben;

Daß ich auch sicher bin, daß keiner Dirne
Im Grunde hier und auf der ganzen Erden
Ein Schönerer zu teil werd' als der meine,

Find' ich geschrieben das an seiner Stirne,
So will ich mich nicht länger stolz geberden,
Da, will ich sprechen, nimm mich, ich bin deine."

Im Frühling und Frühsommer des Jahres 1813
hat der zwischen Liebesleid und Liebesfreud
schwankende Dichter das Wirtshaus im Baunachgrund erneut aufgesucht. Nach wie vor hoffte
und träumte er von der Erfüllung seiner Liebe:
"O Wonneschau, Lustanblick, Augenweide!
So hab' ich sie, die Schönste, denn gesehen
Vor meinen Blicken so verschönert stehen,
Wie's nur die Schönheit werden kann vom Kleide.

O schmeichelhaftes Kleid! Ich sah die Seide
Von ihrem Busen mir entgegen wehen,
Ich sah die Blumen dort nach mir sich drehen,
Die Seid' und Blumen, meine Gaben beide.

So sieht der Frühlingstag mit Morgenstrahlen
Herab auf der geliebten Erde Glieder,
Die er mit seinen Farben nicht geschmücket,

Fühlt schauend Lust, und fühlt auch schon die Qualen,
Daß er am Abend muß vom Himmel nieder,
Und ihm die Nacht entzieht, was ihn entzücket."

Doch vergeblich sind seine Wünsche:
"Mein Kind, ein seltsam Spiel hast du begonnen
Hier mit dem wehrlos ausgestreckten Linnen;
Und wahrlich, wenn es hätte Menschensinnen,
Müßt's ihm ein Spiel sein recht zu Weh und Wonnen;

Wie du ihm bald gebietest sich zu sonnen,
Bald kalte Fluten drüber lässest rinnen,
Bald wieder sonnst das Flutennaß von hinnen,
Bald wieder tilgst die Glut mit neuen Bronnen.

Mein Kind, wenn Sonnen gleich sind deine Blicke,
Und deines Mundes Grüße gleich den Fluten,
So weiß ich, daß ich selbst dem Linnen gleiche;

Da du mich sonnend glühst auf Augenblicke,
Dann ach, durch kaltes Wort mir kühlst die Gluten,
So daß ich,wie jenes bleicht, ich selbst erbleiche."

Offensichtlich ist sich Amaryllis über ihr
Fühlen und Wollen selbst im unklaren geblieben:
"O die du lebest mir mit deinem Grolle,
Wie ich mit meiner Liebe dir, zur Plage;
Nun geh' ich schon um dich so lange Tage,
Und glaubst du noch nicht, daß ich wohl dir wolle?

'Wer weiß.' Wer weiß? Ei, du sollst's wissen, Tolle!
Nun sage das nur, ob dir's denn behage,
Daß du mich um dich gehen siehst? 'Das sage
Ich nicht.' So sag' denn, daß ich's lassen solle.

'Das sag' ich auch nicht.' Nun, beim Flor des Sarges!
Du tötest mich; so sage doch nur, was du
Denn überhaupt mir sagest? 'Gar nichts sag' ich.'

Bei Gott! so wollt' ich, daß du doch recht Arges
Mir sagtest, statt so nichts zu sagen. Daß du
So gar nichts sagend mir so viel sagst, klag' ich."

Zahlreiche Gedichte und Sonette entstanden,
welche später gesammelt unter dem Titel: "Amaryllis - ein Sommer auf dem Lande", veröffentlicht wurden. Über diesen Sonettenkranz äußerte
sich Friedrich Rückert in seinem Brief vom
31.Mai 1813 aus Ebern an Christian Stockmar:
"Daß Du meine **Amaryllis** mir nicht ausführlicher

lobst oder tadelst, würde mich verdrießen, wenn Du
sie nicht mit wenigen Worten sehr scharf gefaßt hättest. Was Du komisch findest, ist die Wirkung von
der Verschmelzung dreyerley Bestandtheile, deren
ich mir sehr deutlich bewußt bin – petrarkischer
Sentimentalismus – idyllische Idealität – und schroff-
aufgegriffene Wirklichkeit – Daß Du sie mir bald
wieder schicken willst, soll mich freuen, wenn Du
sie anders nicht ganz als eine unbekannte aus Koburg
wieder abziehen lassen; ich möchte wissen, wie das
seltsam aufgestutzte Bauernmädchen sich in vornehmen
Gesellschaften ausnähme." –

Abschließend seien noch fünf Sonette angeführt,
die verdeutlichen welchen seelischen Wechselbä-
dern der Dichter in jenem Jahr – von einem
Sommer zum anderen – ausgesetzt war.
Er verehrt die Geliebte als Göttin:
"O süße Göttin von der heil'gen Myrte,
Wo du magst weilen unter Paphos' Bäumen,
Hieher gelenket sei an goldnen Säumen
Dein Wagen, der von Tauben angeschirrte.

Und jeder Zephir, der durch Blumen schwirrte,
Soll deinen Spuren folgen ohne Säumen,
Zu dieses Thales dir geweihten Räumen,
Wo seine Hirtin heut' umfängt ihr Hirte.

Ein Tempe sei der Wiesengrund, der Feuchte,
Pindus und Ossa jener Hügel Kette,
Peneios' Silber dieses Baches Welle;

Ein jeder Glühwurm eines Amors Leuchte,
Ein jeder Schmetterling ein Amorette,
Und Nymphe jede flatternde Libelle."

Er sieht in Amaryllis die heimtückische Schlange, die ihn betörte, um ihn zu vernichten:

"Komm', schöne, glatte, kalte, goldne Schlange,
Auf die ich starker Schlangenwürger passe;
Du hast mit buntem Spiel um meine Straße
Dich zierlich schlängelnd her gewunden lange.

Komm', schmeidige, daß ich mit ehrnem Zwange
Dich fass' und halt' und nicht so bald dich lasse;
Wind' du dich nur und krümm' dich, giftig blasse,
Mir ist vor deinem süßen Gift nicht bange.

Wohl auf, mit allen deinen Schlangenkünsten,
Unbändig um des Feindes Leib' dich ringelnd,
Mit Zähnen blinkend, sprühend mit den Zungen;

Laß sehn, wer von uns beiden hier mit Brünsten
Das andre wird bestehn, es so umzingelnd,
Daß es bekennen muß: ich bin bezwungen."

Er buhlt in zarterotischen Versen um ihre Gunst:
"Sieh um dich, meine schöne, scheue Taube,
Es steht der Wald in seinen bloßen Haaren,
Läßt mutig Wind und Sonnschein drüber fahren,
Und birgt nicht seinen Schmuck in einer Haube.

Was willst du deines Hauptes Blütenlaube,
Den jungen Wald im Saft von sechzehn Jahren,
Noch unter einem andern Dach verwahren?
Gieb mir sein Dach, das Haar dem Wind zum Raube!

Ich träumte jüngst, ich sähe zartgewoben
Als goldnes Hemde wallen dein Gelocke
Vom Haupt zum Fuß dir hüllend alle Glieder.

Wird das zur Hälfte wahr, so will ich's loben,
Wenn du das Haargeweb', wo nicht zum Rocke,
Dir lässest dienen mindestens zum Mieder."

Er schämt sich seiner selbstentwürdigenden
Leidenschaft:
"Ich schäme mich der schwachen Augenblicke,

Wo ich mir selbst der Knechtschaft Band gesponnen,
Wo es mir galt die höchste meiner Wonnen,
Vor ihr im Staub zu beugen mein Genicke.

Ich schäme mich, daß ich an ihre Blicke
Gefesselt hing, als wären sie nur Sonnen,
An ihren Kuß, als wär' nur er ein Bronnen,
An ihr Gebot, als wär' nur es Geschicke.

Ich schäme mich so mancher Thränenmienen,
Ich schäme mich so mancher Seufzertöne,
So manches Schmeichelworts voll Lobgebräme.

Mich schäm' ich, wie sie mir so schön geschienen,
Daß ich nicht längst mich schämt', und noch so schöne
Mir scheint, daß ich fast all der Scham mich schäme."

Und schließlich hält der Entsagende Zwiesprache
mit dem Mond, und gedenkt trauernd an seine
verlorene Liebe:
"Wann still die Nacht auf dunkeln Pfaden schreitet,
Die unterm Mantel trägt die goldnen Sterne,
Im Glanzgewölb' gleich heimlicher Laterne,
Der Mond sein wachsend Silberlicht bereitet;

Denk' ich, und meines Auges Thräne gleitet,
Zurück in jener Nächte schöne Ferne,
Wo er mit seinem lieberglühten Kerne
Auf meinen Liebesgängen mich geleitet.

Wozu, o Mond, mit deinem Strahlenschimmer
Hat dich ein Gott in Lüften aufgehangen,
Als daß die Lieb' in deinem Licht soll wallen?

Die Liebe wallt in deinem Lichte nimmer,
Der Docht in deiner Lamp' ist ausgegangen,
Und deine Scherben laß vom Himmel fallen.

                    *   *   *

Auseinander gekommen sein,
Wenn man erst nah' bei einander war,

Ist viel schlimmer, als ganz und gar
Nie bei einander gewesen sein. "

Kommt heutzutage ein Reisender durchs fränkische Baunachtal und steht vor dem Gasthaus
zur Specke, mag er nicht nur das hübsche farbige
schmiedeeiserne Wirtshausschild betrachten:
ein Doppeladler im Kranz mit der Jahreszahl
1793, sowie die Buchstaben J.G. auf der Rückseite, sondern er trete ein in die Gaststube,
setze sich auf die Bank an einen der gediegenen
Holztische, lasse sich von den freundlichen
Wirtsleuten Speise und Trunk bringen und gedenke
bei Verzehren des hier damals oft weilenden
unglücklichen Dichters Friedrich Rückert und
seiner Amaryllis, welche ihm vor bald 200 Jahren
den "Trank kredenzte" und "Kost" ihm "holt
aus" ihrem "Schranke".
In stiller Stube fallen mir Rückerts Worte
ein:

"Wenn ich auch dich drin nicht finde,
Wenn ich nur im Stübchen bin,
Wo ich dich so oft gefunden,
Find' ich Lindrung immerhin.
Stuhl und Sessel seh' ich stehen,
Und auf jedem sonst bei mir
Saßest du, nun in Gedanken
Sitz' auf jedem ich bei dir.
Haub' und Mieder seh' ich hangen,
Oft an ihnen spielt' ich schon;
Spiel' ich wieder in Gedanken,
Und so ist die Zeit entflohn."

Zum Gedenken an jene Zeit hängt noch immer
Friedrich Rückerts Bildnis an der Stirnwand
und zwei Sonette aus "einem Sommer auf dem
Lande" (1812) erzählen vom Dichter und seinem
Wirtstöchterlein:

255

"Herein von draußen in verworrnem Schwalle
Verletzt mein Ohr ein Schwirren und ein Summen,
Ein Flattern, Schnattern, Krächzen, Blöken, Brummen;
Geflügel in dem Hofe, Vieh im Stalle.

Und innen hier die Tisch' und Bänke alle
Besetzt mit viel Gesichtern, matten, dummen,
Bepflanzt mit viel Gestalten, trägen, krummen;
Das Aug' ist mit dem Ohr im gleichen Falle.

Da tritt herein im schlankgeschnürten Mieder
Ein Mädchen, das mit einem Gruß mich kirret.
Von allen Sinnen fällt es mir wie Schuppen.

Der Wirtschaft Mißlaut schmilzt in sanfte Lieder,
Sowie sie spricht; und wie sie blickt, entwirret
Sich rings der Knäul in wohlgefällige Gruppen.

Antwort:
"Mein Vater ist ein reicher Mann im Lande,
Und seine Äcker liegen allerorten,
Hier steht sein Haus mit Hallen, Hof und Pforten,
Hier kann ich wohnen, dächt' ich ohne Schande.

Auch sonst noch hat er, nicht gebaut auf Sande,
Ein Haus im Grund hier, eins im Grunde dorten;
Und wär' mir keiner recht von den drei Orten,
So kommt noch leicht ein vierter Kauf zu Stande.

Und will ich in kein fertig Haus mich setzen,
So hat er einen Wald mit manchem Baume,
Und mancher Berg mit Steinbruch ist ihm eigen.

Dann giebt es Zimmerleut' hier und Steinmetzen,
Die baun ein Haus mir mit Gelaß und Raume,
Drin man auch tanzen kann den Hochzeitreigen."

Zwischen beiden Fenstern prangt ferner im Raume
ein Huldigungsgedicht zum hundertjährigen Ge-
burtsfeste Friedrich Rückerts:

256

"Neuer Schmuck lacht von den Bäumen,
Ewig jung und ewig schön!...

von Josef Fichtenebert.
Beim Verlassen der Schenke nahmen wir noch
einmal das Wirtshausschild wahr und überlegten:
"J.G. 1793".
1796 wurde Maria Elisabeth Geuß hier geboren.
So kann es sich bei den Insignen nur um den
Namen des Vaters von Amaryllis handeln.

"Süß muß sein, sich lieben lassen,
Süßer muß es sein, als selber lieben.
Ohne meinen Trieb zu hassen,
Fühlst du doch dich selber nicht getrieben;
Wolltest niemals mich umfassen,
Aber bist von mir umfaßt geblieben."

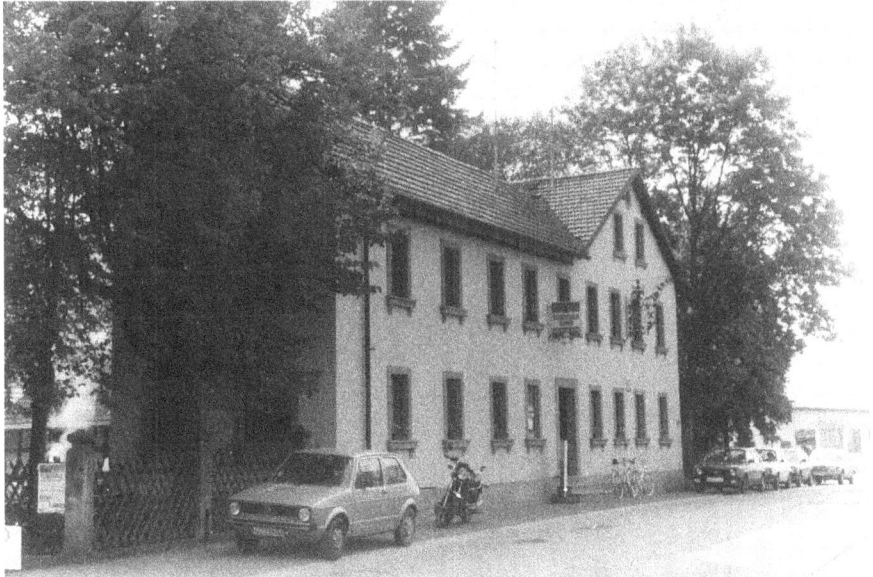

Gasthaus Specke: Hier lebte die Wirtstochter Maria   257
Elisabeth Geuß – Rückerts `Amaryllis´

Gereuth - Wüstenwelsberg

Gereuth, eine kleine Residenz, seit 1706 Besitz der Würzburger Fürstbischöfe, im Waldgebirge zwischen Baunachgrund und Itztal gelegen, war im noch jungen 19.Jahrhundert ein beliebter Treffpunkt der ländlichen und kleinstädtischen Bevölkerung dieser Gegend. Jeden zweiten Donnerstag konnte sie sich in den Gereuther Anlagen beim Tanz vergnügen und einander kennenlernen. Bei diesen Festen traf Friedrich Rückert die Tochter des Justizamtmanns Friedrich Wilhelm Müller aus Rentweinsdorf. Der Dichter kannte Agnes schon einige Jahre und verliebte sich nun in das anmutige und freundliche Mädchen. Als es im Frühling des Jahres 1812 nach schweren Krankheitstagen zu genesen schien, widmete Rückert Agnes zu Pfingsten einen "Maiengruß an die Neugenesene".
In einem Brief, den er Anfang Juni 1812 aus Hildburghausen an Friedrich Schubart (Schulmann 1789-1872) in Gehren schrieb, sandt er dem Freund einige neue Gedichte, darunter die fünf Sonette für die Liebste:
"Daß ich noch nicht aus der Sonnetpraxis hinaus bin, beweisen Ihnen die 7 jüngsten Kinder, denen ich die Lust nicht versagen kann, sie Ihnen vorzustellen und sie Ihnen bestens zu empfehlen. Sie sehen daraus, daß ich auch nicht ganz von Berührungen mit den Halbschwestern der Muse frey bin, und daß sie mir sogar den Gefallen thun, trotz Ihrer Göttlichkeit (an der sie Ihrer Pallas nichts nachgeben) krank und wieder gesund zu werden, blos um mir Gelegenheit zu geben, ihnen auf eine schickliche Art zu huldigen...
Ich denke, wenn Sie einmal so ganz vortreffliche Sonnete als die Pfingstsonnete sind die nur darum

fünf sind, und nicht 500, weil der angebetete Name
[AGNES] nur aus fünf Buchstaben besteht, die Sie
als Anfangsbuchstaben lateinisch geschrieben leicht
werden zusammen buchstabiren können — ich sage —
daß ich denke, daß wenn Sie einmal dergleichen an
Ihre Göttin verwenden würden, sie Ihnen gewiß göttlich
lohnen würde."

Maiengruß an die Neugenesene – Pfingsten 1812

1. "Der Maienzweig spricht:
Als das Geschlecht der grünen Waldeskinder
Ratschlagte, wen es dir zum Maigruß sende;
Ward, wie danach wetteifernd aller Hände
Sich streckten, ich erklärt zum Überwinder:

Daß, weil mich als geweihten Kränzewinder
Das Pfingstfest führt in seines Tempels Wände,
Ich, wenn du's gönntest, auch im Zimmer stände,
Das, dich umfangend, Tempel ist nicht minder.

So zweifle nun nicht länger, daß durchdrungen
Von dieses Tags Begeistrung, einst gewesne
Gesandten redeten in fremden Zungen;

Da ich, der zum Gesandten heut' erlesne,
In jedem Blatt hab' eine Zung' errungen,
Die dich begrüßen will, o Neugenesne.

2. "Die Blumen sprechen:
Gar oft mit Bitten riefen wir zum Lenze:
Solang' schon haben wir zu blühn getrachtet;
Was hältst du denn so streng uns noch umnachtet?
Wann giebst du Sonnschein denn für unsre Kränze?

Er sprach: Ehr nicht, bis neu an Wohlsein glänze
Mein Lieblingskind, das jetzt in Krankheit
                                        schmachtet.
Was wär's denn, wenn sie weinte, und ihr lachtet?
Sie litte, und ihr hieltet Freudentänze? –

259

Da flehten wir mit unsern schönsten Klagen
Die Göttin der Gesundheit an: O rette!
Laß sie erblühn,daß wir's auch dürfen wagen!

Heil uns und dir! Sie nahm dir ab die Kette;
Nun wird der Lenz sich uns nicht mehr versagen;
Komm',blüh' nun,Schwester,mit uns um die Wette!

3. Die Flur spricht:
Nur März erst war's, doch lockend bot er Strahlen
Mir schon und Blüten, deren ich mich freute,
April als Fieberschauer kam; zur Beute
sank ihm mein Schmuck, ich sank in Todesqualen.

Da trat mit der Genesung tauigen Schalen
Der Main zu mir, der meine Blüt' erneute,
Daß ich, die ich jüngst schön war,schöner heute
Nach Stürmen bin, die keinen Reiz mir stahlen.

Du, Flur wie ich! Blumenbeete deine Wangen!
Bist du nicht auch aus schönem März durch Schauer
Aprils hindurch zu schönerm Mai gegangen?

Und wieviel tödlicher dein Sturm und rauher
Als meiner war, so blühnder sei dein Prangen:
Von dir besiegt zu sein bringt mir nicht Trauer.

4. Amors Garten
Er, der vordem geherrscht in Paphos' Hainen,
Hält jetzt umpflanzt, als ob er sonst nichts hüte,
Mit einem ganzen Garten eine Blüte,
In welcher alle Blüten sich vereinen.

Abholen wollte sie der Tod in einen,
Der (meint' er) solcher Blume würd'ger blühte;
Amor, der gegen ihn umsonst sich mühte
Im heißen Kampf, siegt ' endlich noch durch Weinen.

Nun rat' ich dir, o Amor, wohl! Vermähle
So Fleiß mit Kunst, und so den Garten rüste,

Daß künftighin dem Tod der Vorwand fehle;

Und daß die schöne Blum' auch selbst nicht lüste,
Zu tauschen irgend gegen goldne Säle
Den Garten hier, der dann verarmen müßte.

5. Die Minnedienstigen
Sieh! wie, besorgt um dein neu werdend Leben,
Geschäftig rings sich regen Werkgesellen!
Die Bien' häuft linden Seim dir in die Zellen,
Die Ameis' edlen Weihrauch in die Gräben;

Das Kraut will dir heilsame Wurzeln geben,
Heilsame Tränke geben dir die Quellen,
Die Blüte eilt, dir bald als Frucht zu schwellen,
Indessen läßt sie Düfte zu dir schweben.

Und zwischen das Gewerk tönt das Geklinge
Der Nachtigall, als mahnende Frohnglocke,
Und giebt mit frohem Schall der Arbeit Schwinge;

Damit kein Dienst von jenen säum' und stocke,
Bis daß zuletzt der schönst' ihr selbst gelinge,
Daß jubelnd sie zum neuen Tanz dich locke.

Am 11. Juni 1812 sollte eine Freudenfeier für
Agnes, die Neugenesene, in Gereuth stattfinden.
Doch ihr junges Leben wurde am Mittwoch des
9.Juni von Bruder Hein jäh hinweggerafft, wie
eine eben erst im Sonnenlicht erblühte Blume
durch den Sensenschnitt. [Siehe hierzu: Rentweinsdorf.]
Wie trefflich äußerte sich Helmut Prang in
seinem Werk: "Friedrich Rückert — Geist und
Form der Sprache", wenn er über den Schicksals-
schmerz, den der junge Dichter erlitt, aus-
spricht:
"Nicht Jubel und Freude über Welt und Leben, Liebe
und Freundschaft, erweckten oder förderten seine

poetischen Gaben, sondern gerade Klage und Schmerz
oder gar Verzweiflung und Schwermut bestimmten die
dichterische Gestaltung seiner frühen Erfahrungen."
Und in seiner Klage über den Tod der Geliebten
schenkte Friedrich Rückert mit seinem Sonettenkranz "Agnes' Totenfeier" den Menschen ein
erstes größeres Werk, das zu seinen innigsten
und tiefempfundenen Dichtungen zählt.
"Du, die wir nie mit unsern Klagen wecken,
warum so früh ruhst du von deinem Gange?
War dir wohl vor des Mittags Schwüle bange?
Schuf wohl des fernen Abends Frost dir Schrecken?

Nein! mutig hobst du deinen Schritt, den kecken,
in deiner Jugend vollstem Überschwange;
dein Blick in ungeduldigem Hoffnungsdrange
flog vorwärts nach des Lebens blum'gen Strecken.

Nicht wie ein zagend Kind, das grambeladen
sich nach der Mutter heimsehnt in die Ferne,
wardst du vom Wink der Mutter heimgeladen.

Ein strenger Vater rief, wo du noch gerne
gegangen wärst, dich ab von deinen Pfaden,
daß Kindessinn vor ihm sich beugen lerne."

         *   *   *

"Bringt her die Fackeln und das Grabgeräte,
die Tücher bringt und schmücket reich die Bahre!
Wie sie die Blüten ihrer jungen Jahre
sonst schmückte, schmückt sie, als ob sie es täte!

Den Brautkranz, den der düst're Schnitter mähte,
ersetz' ein Totenkranz im üppigen Haare:
wie wir geführt sie hätten zum Altare,
so führen wir sie heut' zur letzten Stätte.

Nicht das Gepräng, das nichtige, sei gescholten!
Die Tote schmücken wir, um kundzugeben,

262

wie wir sie, wenn sie lebte, schmücken wollten.

Was ihr das Schicksal neidete am Leben,
Sei von der Liebe ihr ins Grab vergolten,
und neidenswert soll sie gen Himmel schweben."

*   *   *

"Ich hörte sagen, Frühling sei erschienen,
da ging ich aus, zu suchen, wo er wäre;
da fand ich auf den Fluren Blum' und Ähre,
allein den Frühling fand ich nicht bei ihnen.

Es sangen Vögel und es summten Bienen,
allein sie sangen, summten düstre Märe;
Es rannen Quellen, doch sie waren Zähre,
es lachten Sonnen, doch mit trüben Mienen.

Und von dem Lenz konnt' ich nicht Kund' erlangen,
bis daß ich ging an meinem Wanderstabe
dorthin, wohin ich lang nicht war gegangen;

da fand ich ihn, den Lenz: ein schöner Knabe
saß er, mit nassem Auge, blassen Wangen,
auf deinem, als auf seiner Mutter, Grabe."

*   *   *

"Tritt sanfter auf mit deinem Flügelschlage,
o Zephyr, denn du rührest heilige Räume;
es flehen dich die Blätter dieser Bäume,
nicht zu verwehen ihre leise Klage.

Senkt duftiger zu diesem Blumenhage,
ihr Wolken, eures Vorhangs dunkle Säume,
daß ungestöret hier die Holde träume,
die hier sich bettete so früh am Tage!

Sie will nicht wachen! schlafen will sie. Wache
für sie, denn unser Schmerz und unsre Tränen,
und unser Segen schaukle ihre Wiege.

Glückselig, wen zu diesem Brautgemache
mit leisem Arme niederzieht das Sehnen,
daß er bei ihr, zwar Staub bei Staub nur, liege!"

Friedrich Rückert·war auch später noch in Gereuth, wie wir rund ein Jahr später, im Juni
1813, aus einem Brief an die Hofrätin Caroline
Bergner (1786-1866) in Coburg erfahren:
"Vier Wochen und ein Tag sind es an dem Tage, da
Sie schrieben, gewesen, seit wir in Gereuth von den
grünen Zimmern geredet, die noch immer leer sind.
Aber die Veranlassungen, richtig zu rechnen, liegen
mir auch viel näher, als Ihnen, nämlich die Tannen
in Gereuth selbst, zu denen ich einmal aus dem Masken-
saal in Hildburghausen mich vergeblich hinausgewünscht
und bei denen ich das zweitemal mich vergeblich umge-
sehen nach Ihnen oder sonst jemand von meiner Bekannt-
schaft aus Coburg. Wirklich schienen die grauen Tannen sich auch recht lebhaft nach Ihnen umzusehen,
und endlich sich zu trösten, wenn auch diesmal Niemand
gekommen, so werde es wohl das nächstemal sein, wo
für die Rückfahrt prächtiger Mondschein im Kalender
stehe. Ist das für unvernünftige Bäume nicht vernünftig
genug gedacht?"

Auf seinen Wanderungen von Ebern zwischen Itz
und Baunach ging Friedrich Rückert außer nach
Gereuth, wo sich die schöngestaltete Katholische
Pfarrkirche St.Philipp (1714-17 erbaut) und
das dreiflügelige imposante Barockschloß mit
dem monumentalen Portal, das Fürstbischof Johann
Philipp von Greiffenclau-Vollraths Anfang des
18.Jhs. erbauen ließ, dem Blick offenbaren,
gern auch durch die hügeligen Wälder.
So erinnern nicht weit von Gereuth entfernt,
Richtung **Wüstenwelsberg** im lichten Buchen-Eichen
-Hain am Friedrich Rückert-Weg, die sogenannten

264

"Rückertsteine" an den Aufenthalt des Dichters
mit Freunden. Nahebei finden wir einen Gedenkstein, von Felsbrocken umkränzt, mit der Auf-
schrift:

"Errichtet 1912
dem Dichter
Friedrich Rückert
Zum Andenken
an dessen Aufenthalt dahier
im Jahre 1812"

Dazu der Spruch:

"So soll ich leben,dass ich hätte
wenn ich scheide,
gelebet mir zur Lust
und Andern nicht zum Leide."

Rückert

"Auf dem Heimwege" von einem Spaziergang "An
der Herbst-Tage-und Nachtgleiche zwischen **Buch**
und **Kurzewind**" über die Fluren oberhalb **Gereuths**,
dichtete Friedrich Rückert am 21.September
1812 - offensichtlich in melancholischer Stim-
mung - für Christian Stockmar in Coburg das
Sonett:

"An einen verlorenen Freund

Geh hin, Sonett, mein Sohn, und sprich zu einem
Der mein vergisset in der Stadt Zerstreuung:
ʻWenn Deinem Herzen nicht gebricht Erfreuung,
So denke doch, daß sie gebreche meinem.ʼ

Noch einmal bringet meine Brust mit reinem
Verlangen dir des Freundesrufs Erneuung;
Folgst du ihm nicht, so nehm' ich mit Bereuung
Den Ruf zurück, und bring' ihn fürder keinem.

Wenn du an irdschen Reizes Angelsternen,

An Sinnenzaubers falschen Sphärentönen,
Vergessen kannst den Freund und sein Geschicke;

So kann ich zu vergessen dich auch lernen
Am Busen meiner himmlisch wahren Schönen,
Von der ich hier das letzte Kind dir schicke."

Vermutlich kam der Dichter damals aus dem etwas
nördlicher gelegenen Dörfchen **Wüstenwelsberg,**
wo das Gasthaus "Rückert-Klause" steht. Mit
seinem hübschen Kreuzfachwerk-Dreieckgiebel
lädt es den Wanderer freundlich zur Einkehr
ein. An der holzverkleideten Wand hinter dem
einfachen Mobiliar – die Tische sind mit Kerzen-
leuchtern geschmückt – hängt zwischen Rehgewei-
hen ein Jugendbildnis Rückerts, das den Dichter
mit bis auf die Schultern herabwallendem Haar
zeigt. So dürfen wir uns den stattlichen Jüngling vorstellen, als er seine geliebte Agnes
im Schloß Gereuth zum Tanze führte.
Vor der "Rückert-Klause"lockt heute ein Camping-
Platz Naturfreunde an, die ihre Ferien in stiller und abgeschiedener Landschaft verbringen
möchten.

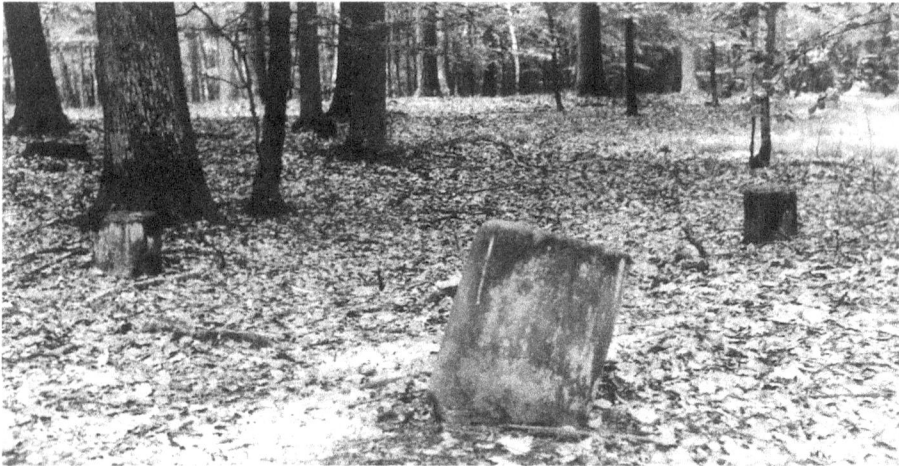

Wüstenwelsberg: Rückertsteine am Fr.Rückert-Weg   266

Eyrichshof - Rotenhan - Lichtenstein - Altenstein

Von Ebern nach Eyrichshof, wo die Freiherrn
von Rotenhan schon seit 1330 ein Schloß besa-
ßen, das nach der Zerstörung im Bauernkrieg,
im 16. und 17.Jahrhundert in neuer malerischer
Schönheit entstand, benötigte Friedrich Rückert
kaum eine halbe Stunde zu Fuß. Er war bei den
Adligen kein Unbekannter. So hören wir in einem
Brief vom 25.Juli 1819 an den Freund Christian
Freiherr von Truchsess auf der Bettenburg bei
Hofheim/Unterfranken:
"Hr v. Rotenhan von Eirichshof hat mir zur Besorgung
an Sie (vor seiner neulichen Abreise) anvertraut
erstens das hier beifolgende, zweitens Gaygerns
[vielmehr von Gagern] Werk die Resultate der Sittenge-
schichte, mir aber und meinem Vater erlaubt, dieses
letztere zuvor zu lesen..."
Offensichtlich war Eyrichshof damals eine wichtige Station zum Aufgeben und Empfangen von
Botschaften und Waren aller Art, denn wiederholt
lesen wir in Friedrich Rückerts Briefen Hinweise
auf Boten, die mit einem Auftrag zum Schloß
geschickt wurden. So heißt es zum Beispiel
im Brief des Dichters an seine Braut Luise
vom 7.Nov. 1821:
"Ich habe heute morgen den Kutscher nach Eirichshof
geschickt, um die mitgebrachten Sachen [Bücher, die
der Verleger Brockhaus ihm gesandt hatte] vom Bothen
hereinzuholen, weniger aus Verlangen nach diesen
Sachen, als weil ich hoffte, es werden einige Zeilen
von Dir dabey seyn."
Neben der kleinen Bushaltestelle Eyrichshof
führt der "Friedrich Rückert-Weg" durch die

267

hübsche Siedlung **Rotenhan** am Hang mit dem Evangelischen Kirchlein des 18.Jahrhunderts hinein
in den Wald zur auch heute noch bemerkenswerten
Burgruine. Mit Geschick und Klugheit errichteten
die Urahnen der seit 1190 erwähnten Rotenhans
unter Ausnutzen der Felsen ihre Stammburg. Leider
wurde sie schon 1323 zerstört. Doch noch heute
– 190 Jahre nachdem Friedrich Rückert hier
weilte – finden wir starke Mauern, Treppen
und Torbögen im lichten Hochwald.
Wenn der Dichter in einer seiner Sonette der
"Agnes Totenfeier" "drei alte Burgen" besingt,
die "sich von den Höhn zum Grund herniederbük-
ken", indem er "dies Tal (Baunach) durchzieht
am Wanderstabe", kann er neben Burg Rotenhan,
nur jene beiden Burgen gemeint haben: den Stammsitz der Herren von **Lichtenstein** (seit dem
11.Jh.), welcher als einer "der stattlichsten
Burgen des nördlichen Frankens" bezeichnet
wird, und die Burg der Stein von **Altenstein,**
1225 erstmals erwähnt. Alle drei Adelssitze
schätzte Friedrich Rückert und hat sie auf
seinen einsamen Naturgängen gern aufgesucht.
Im nachfolgenden Sonett hören wir noch Trauer
und Schmerz um die verlorene Geliebte (Agnes)
heraus:

"Wenn ich dies Tal durchzieh' am Wanderstabe,
seh' ich drei alte Burgen rings in Stücken
sich von den Höhn zum Grund herniederbücken,
und ihr Bewohner krächzt darein, der Rabe.

Dann, daß ich noch an andrem Gram mich labe,
steig' ich auf eines niedern Hügels Rücken,
und zwischen Bäumen, die sich traurig schmücken,
steh' ich an jüngern Trümmern, deinem Grabe.

O Doppelblick, der dem Gemüt verbittert

alles, was lebt, da, was gelebt, das Beste
in Schutt und Graus liegt, dort und hier zersplittert:

dort oben hoher Festen morsche Reste,
hier tief, was jener Hoheit glich, verwittert,
du, die du warst der Schönheit schönste Feste."

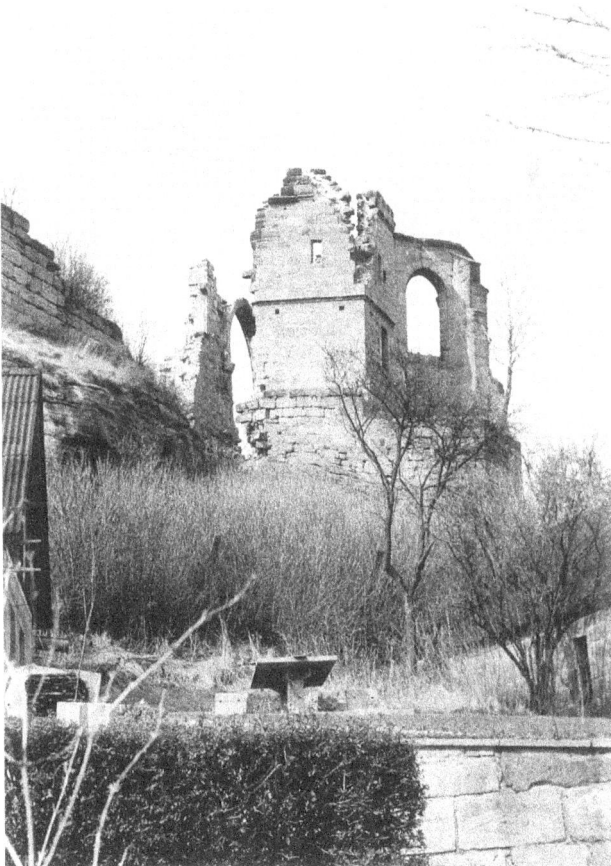

Burg der Stein von Altenstein (Ruine)

Schweinshaupten

In Schweinshaupten, einem Dorf im nördlichen
Baunachtal, zwischen dem Haßberg-Gebirgszug
und der nahen thüringischen Grenze gelegen,war
Friedrich Rückerts Schwager Theodor Kremer(1795-
1859) einige Jahre Pfarrer.Wie wir aus verschie-
denen Briefen Rückerts an Christian Freiherr
von Truchseß oder an seine Frau Luise wissen,
schätzte der Dichter den Ehemann seiner Schwester Sophie (1791-1846) nicht sonderlich.
Im Brief vom 14.April 1822 an den "Liebsten
Herrn Major!" auf der Bettenburg, äußert sich
Friedrich Rückert erstmals über Theodor Kremer,
welcher einen so großen Widerwillen gegen Staats-
schulden habe:
   "Noch muß ich wegen des Herrn Pfarrer v. Schweinshaupten Ihnen folgendes auftragen, was im Widerspruch
   mit meiner ersten Meldung steht. Ich habe auf genauere
   Erkundigung doch erfahren, daß die betreffende Versicherung eine bloße Staatsschuld ist; zwar wie man
   mir sagt, gänzlich sicher; doch da der Herr Pfarrer
   eine so große Apprehension [Abneigung] von Staats-
   schulden hat, so habe ich nichts an seinen Herrn
   Schwager dahier gemeldet, sondern sende ihm hier
   durch Ihre Güte sein mir vertrautes Papier zurück..."
In Grüßen an den Truchseß vom 21.September
1823 aus Neuses, welche der Dichter "d(ur)ch
den birkenfelder Bothen" zustellen läßt, nennt
er Kremer den "neuen Schweinshauptener Ableger".
Seiner Frau Luise berichtet Friedrich Rückert
im April 1829 aus dem Elternhaus in Schweinfurt,
daß der Herr Schwager ein "großer Jäger" sei
und eine vorgesehene neue Pfarrstelle nicht
antreten würde:
   "Nur noch das Eine:der Herr Schwager Kremer hat Maßbach

270

ganz aufgegeben, bleibt in seinem Schweinshaupten.
Ich weiß noch nicht genau, warum? Es hat Anstände
mit der Gemeinde Maßbach gegeben, hauptsächlich aber
scheint die Sophie [Schwester Rückerts] selbst diesem
Orte abgeneigt. Man hat mich noch diesen Abend mit
einer von dem Herrn Schwiegersohn, der zugl.ein großer
Jäger ist, ins Haus gelieferten Schnepfe traktirt".
Und ergänzend hierzu:
"Den Bräutigam habe ich noch nicht gesehen(Th.Kremer);
er läßt sich sehr zahm an. Der Vorzug, den Sophie
beim neulichen Besuch seiner bisherigen Station in
Schweinshaupten, hat genügt ihn zur Ausschlagung
v. Maßbach zu bestimmen, was übrigens auch neben
größeren Einkommen seine starke Schattenseite, in
übermäßig ausgedehnter Oekonomie, Unzufriedenheit
der einen anderen wollenden Gemeinde u. dergl. hat.
Über das Hochzeitsgeschenk habe ich noch nichts ausge-
förschelt; davon das nächstemal, wenn Du nicht inzwischen etwas auf gut Glück gekauft hast..."
Über die Hochzeit seiner Schwester Sophie mit
Theodor Kremer hören wir auch nicht viel Erfreu-
liches:
"Es ist ein sehr unzärtliches Brautpaar",
schreibt Friedrich Rückert am 6.Mai 1829 an
Luise:
"und die Sophie wieder einmal, Gott gebe auf immer
zum letztenmal, toll, u. der Vater durch ihre Mucken
sehr betrübt und verstört. Gäste kommen nicht viel...
[siehe auch Manau.]

Im Spätsommer 1830, als Friedrich Rückert erneut
bei seinen Eltern weilt, hören wir gar, daß
der Schweinshauptener Pfarrer "habsüchtig"
und verschwenderisch sei. Im Brief vom 8.Septem-
ber an Luise lesen wir:
"Das Oppelische Bier hat großen Beifall gefunden;die
Krüge werde ich mit Wein gefüllt zurückbringen. Mein

Vater wundert sich, daß ich so lange an meinem Wein-
vorrathe zehre; der Herr Schwiegersohn in Schweinsh.
wisse die Quelle .anders zu benutzen, habe es aber
schon so arg gemacht, daß man ihm Einhalt zu thun
sich genöthigt gefunden. Er zeigt sich überhaupt
höchst habsüchtig, und ich werde ihn schwerlich besuchen, ich müßte denn ein Verlangen bekommen die Bettenburg einmal wieder zu sehn."
Es ist fraglich, ob der Dichter Schwester und
Schwager jemals im Pfarrhaus zu Schweinshaupten
besucht hat, denn Theodor Kremer wurde einige
Zeit später Pfarrer zu Tiefenthal in der Rhein-
pfalz. Doch auch durch diesen Ortswechsel hat
sich Friedrich Rückerts Meinung über den Schwager nicht verändert.
Noch einmal äußert er sich kurz nach dem Tod
seiner Mutter, am 2.Januar 1836 gegenüber Luise
über Th. Kremer negativ, als er seine Schwester
Sophie in der Schweinfurter Wohnung in einem
beklagenswerten Zustand der Krankheit und De-
pression antrifft:
"Und ihr [der Schwester Sophie] roher Tölpel von
Mann läßt sie in dem Elend sitzen, läuft allein heim,
und führt Klage über die ausbleibende Frau."
Jedoch wollen wir keineswegs verschweigen,daß
Friedrich Rückert durchaus gerecht in seinem
Denken und Handeln war und bemüht, seinen Schwager auch im positiven Licht zu erkennen. So
lesen wir im Brief vom 7.Januar 1836, den er
im Hinblick auf Erbschwierigkeiten mit Sophie
an Luise schrieb:
"Zwar bin ich überzeugt, daß Du unsern Frieden gern
um eine Lumperei erkaufst, wenn es ohnedies nicht
ohne Prozeß abgehn sollte. Auch fühle ich wirklich
einige Pflicht, ein Übriges zu thun, um Kremer die
schreckliche Bürde, die ihm mit meiner Schwester

aufgeladen ist, zu erleichtern. Auch habe ich in
ihren bessern Augenblicken auf wirkl. rührende Art
gehört, daß er sie gut,liebevoll und verständig behandelt. Das wollen wir doch nicht durch Erregung seiner
schwachen Seite stören, sondern soviel seyn kann
u. darf befördern." [siehe hierzu auch Schweinfurt.]

* * *

Zwar wurden Chor und Langhaus der Evangelischen
Kirche in Schweinshaupten anstelle einer früheren, aus dem Mittelalter stammenden Kirche
1734 an den alten Turmsockel angebaut, doch
sehen wir heute das Gotteshaus anders, als
es damals sich darbot, da Pfarrer Theodor Kremer
seinen Schweinshauptener Bauern und Handwerkern
predigte, denn um 1860 wurde eine bauliche
Veränderung vorgenommen.
Neben der Kirche blickt die Giebel-Stirnseite
des einfachen Pfarrhauses auf die nach Birken-
feld führende Hauptstraße.

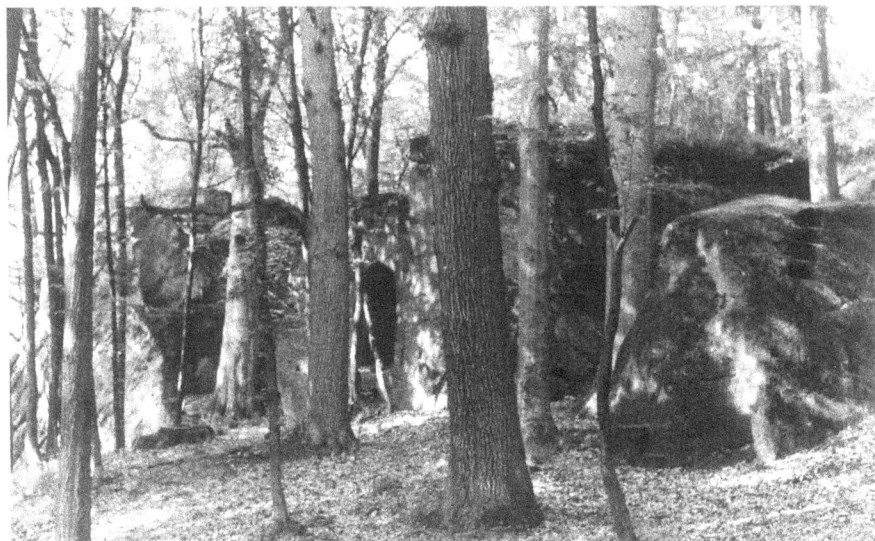

Ruine Rotenhan:Stammburg der Freiherrn von Rotenhan   273

Bad Kissingen

Rund drei Jahrhunderte später, als der erste nachweisbare Kurgast, Herr Dietrich von Thüngen, Anno 1520 nach Kissingen kam, um Genesung durch die heilwirkenden Wasser zu erlangen, traf im Sommer 1822 der in Coburg lebende Friedrich Rückert mit seiner jungvermählten Gattin in Bad Kissingen ein. Kurz zuvor hatte der damals ohne festen Beruf wirkende Dichter dem Nürnberger Verleger Leonhard Schrag, in dessen Verlagshaus das sogenannte "Frauentaschenbuch"erschien, welches Rückert maßgeblich aus Manuskripten modischer Schriftsteller zusammenstellte, vom Gutssitz in Neuses aus, um einen Vorschuß für die Kur im Badeort gebeten:

"Nun habe ich noch ein Privatanliegen", schrieb er am 6.Juni: "Ich reise ersten Juli mit meiner Frau nach Kissingen ins Bad; und es ist mir zum Reisegeld eine Summe von Wien (für Beiträge zu den Feyerstunden und der Aglaja) versprochen. Ich sollte sie aber,der Zusage gemäß, schon jetzt haben; und da sie solange ausgeblieben, muß ich befürchten, daß es noch länger damit anstehe, als ich warten kann. Nun möchte ich doch, statt dort bei mir fremden Leuten zu dringend zu erscheinen, mich lieber bei Ihnen eine etwa benöthigte Aushülfe versichern. Antworten Sie mir also mit umgehender Post, ob ich, im Fall ich von dort aus im Stich gelassen werden sollte, von Ihnen vor Ende dieses Monats 200 fl rh. erhalten kann."

Einige Tage später erfahren wir dann in einem 2.Brief an den Verleger (vom 15.Juni 1822) Näheres über die Reise und wo das Ehepaar in Kissingen wohnen möchte:

"Ich reise morgen nach Ebern" [hier lebten in jener Zeit Rückerts Eltern], wo ich bis zum 24. bleibe,wenn Sie bis dahin noch etwas an mich zu senden haben, dann schicken Sie mir nach Kissingen, wo ich beim Bäcker Hahn wohne."

Und Friedrich Rückert bedankt sich bei Leonhard Schrag für die tatsächlich erfolgte "schnelle Aushülfe meiner Geldbedürfnisse." Es dürfte nach mehr als 185 Jahren kaum mehr festzustellen sein, in welchem Hause der Bäcker Hahn sein Handwerk ausübte und ob er nicht vielleicht sogar seine Pensions-Gäste in einem gesonderten Gästehaus untergebracht hat. Der Dichter erzählt uns leider gar nichts von seinen Eindrücken und Erlebnsissen in Kissingen, das sich, nach dem es 1814 dem Königreich Bayern einverleibt wurde, allmählich zum geschätzten Bad von Weltrang entwickelte. Besuchten ein Jahr vor Friedrich Rückerts Kuraufenthalt 587 Kurgäste den Badeort, darunter 10% Ausländer, zählte Kissingen rund eineinhalb Jahrzehnte später bereits 2356 Kurgäste in der Saison. In der "Kissinger Chronik", herausgegeben vom Hause Boxberger (1977), erfahren wir, daß "1820 im Kurgarten ein Karussell, eine Schaukel,ein Schwungtaubenspiel und ein Schießstand aufgestellt wurden". Und weiter wird zitiert: es gab dort "allerlei Botiquen der Kaufleute;man weidete sich zur Mittagszeit an dem einfachen Mahle der Landleute, die von der Tageshitze ermattet, hier in manigfachen Gruppen sich lagerten." 1821 wurde vom Magistrat eine bessere Nachtbeleuchtung Kissingens erzielt, und in den 2oer Jahren mußte schließlich auch die Stadtmauer weichen, damit die Kuranlagen und Bäder erweitert werden konnten. Anhand dieser Aussagen können wir uns den vergnüglichen Badebetrieb zu jener Zeit, da Luise und Friedrich Rückert sich in Bad Kissingen

aufhielten, ungefähr vorstellen. Ja, genau
in jener Saison wurde eine "Lokalverschönerungs-
kommission" gegründet, die sich um die Anlage
von Wanderwegen kümmern sollte.
Welchen Heilmaßnahmen sich der Dichter 1822
unterzog, hat er gleichfalls nicht in seinen
Briefen erwähnt, doch dürfen wir annehmen, daß
er vermutlich mit Bad Kissingens bedeutendster
Heilquelle, dem Rakoczy-Brunnen, behandelt
wurde und das mäßig salzig schmeckende Wasser
vielleicht sogar .getrunken hat. Die Rakoczy-
Quelle ist milder als die stark salzig mundende
Pandur-Quelle.
In einem Brief an seine. Frau Luise, aus dem
Schweinfurter Elternhaus, vom 26.April 1829,
lesen wir nämlich, daß ihm der dortige Hausarzt
Doctor Carl Friedrich Anton Schmidt(geb.1802)
    "wie zu einer Sektion [Leichenöffnung!] untersucht"
habe - betreffend Leiden an Fuß und Unterleib -
    "und wie einen Deliquenten examiniert;"
und er ergänzt:
    "mir sodann Ragozzi verordnet, gegen den ich einge-
    nommen bin."
Mit `Ragozzi´ meinte Rückert vermutlich Wasser
des `Rakoczy-Brunnens´, mit dem er wohl in
Bad Kissingen nicht die beste Erfahrung gesammelt hatte - was natürlich keineswegs gegen
die Heilwirkung allgemein gemeint ist.
Die Rakoczy- wie die Pandur-Quelle sind sogenannte `scharfe Brunnen´, daher sie haben einen
höheren Mineralgehalt als Sauerbrunnen.
Sicherlich war Friedrich Rückert auch die äl-
teste nachweisbare Kur-Quelle, früher schlicht
`Sauerbrunnen´, seit 1815 aber zu Ehren des
Königs Maximilian I. von Bayern `Maxbrunnen´ ge-
tauft, vertraut gewesen.

276

Abschließend zum Kuraufenthalt in Bad Kissingen erfahren wir noch aus einem Brief Friedrich Rückerts vom 25.Juli 1822 an den Verleger Leonhard Schrag folgendes:
"Gestern hier angekommen, hab' ich Ihr letztes [Schreiben] v.20. vorgefunden. Unterdessen werden Sie meine letzte Manuscr.Sendung von Kissingen erhalten haben..."
Der Dichter hat also die Arbeit am "Frauentaschenbuch" selbst während der Erholungstage im Kurbad weiterbetrieben!
Und noch einmal bittet er den Verleger um eine Honorar-Vorauszahlung:
"Die Badereise, mit meiner Frau, hat mich leider mehr gekostet, als ich gedacht. Sie thun mir einen Gefallen, wenn Sie mir sobald möglich, mein diesjähriges Verdienst am Taschenbuch berechnen, u.den Rest, nach Abzug Ihres gütigen Vorschusses v.200 fl, zuschicken."

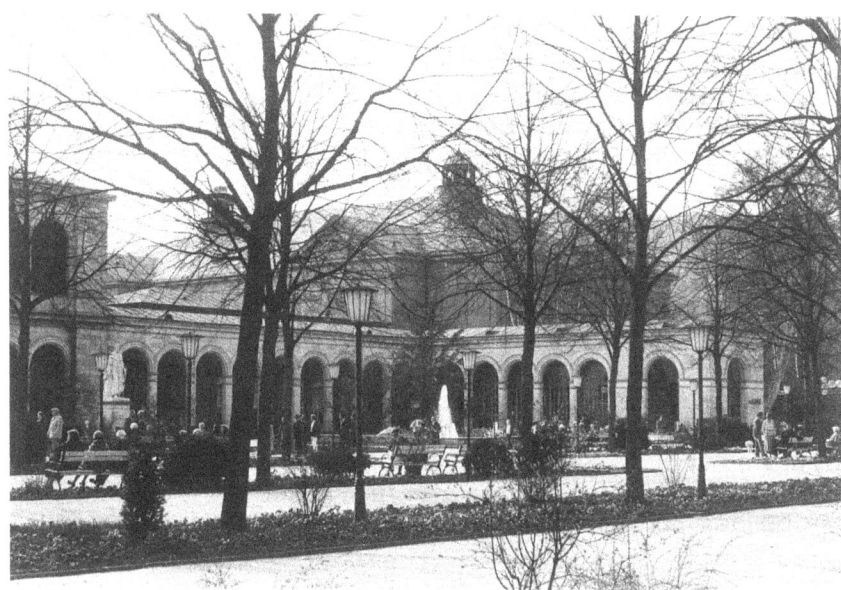

277

Bad Kissingen: Arkadenbau

Nachklang

Friedrich Rückert   -   1788 - 1866

Zum 220. Geburtstag am 16.Mai 2008
Zum 145. Todestag am 31.Januar 2011

Immer wieder begeistert, ja fasziniert die
Freunde der Werke Friedrich Rückerts des Dich-
ters Umgang mit der Sprache. Es ist ein Jonglie-
ren mit Worten, mit Silben und Vokalen:
  "Frauen sind genannt vom Freuen,
  Weil sich freuen kann kein Mann
  Ohn' ein Weib, das stets vom neuen
  Seel' und Leib erfreuen kann.
    Wohlgefraut ist wohlgefreuet,
    Ungefreut ist ungefraut;
    Wer der Frauen Auge scheuet,
    Hat die Freude nie geschaut.
  Wie erfreulich, wo so fraulich
  Eine Frau geberdet sich,
  So getreulich und so traulich
  Wie sich eine schmiegt an mich."
Wie hier im "Kleinen Frauenlob" geschieht dieses
·Spiel mit der Sprache geist- und lustvoll,
teilweise mit merklicher Freude bis zum Spaß
und zur Schelmerei:
  "Meine Liebste liebt das Neue,
  Ich vom Alten lasse nie.
  Für uns beide bricht sie Treue,
  Für uns beide halt' ich sie."
Friedrich Rückert beherrscht die Dichtkunst
in erstaunlicher Meisterschaft, schreckt auch
nicht vor ungewöhnlichen Wortschöpfungen oder
kühnen Reimen zurück:
  "Seejungfrau, spielende mit Äols Schlauche,
  Die du des Kontinents getürmte Flotten

278

Von deines Meeres Antlitz wegzuspotten
Vermagst mit einem deiner stolzen Hauche.
Dein Odem schürt, wie unterm Kesselbauche,
Von Heklas Klüften bis zu Ätnas Grotten,
Ein Feur, das siedet, wie noch keins gesotten,
Und du, zusehend, freuest dich am Rauche.
Denn du bist sicher zwischen Felsenzacken,
Nicht sorgend, daß durch deine Ozeane
Des Feuers Glut ein Haar dir seng' am Nacken.
Nur zu! Rühr'˙ mit dem ungeheuren Spane
Den Kessel um! Blas' drein mit vollen Backen!
Wirf Holz in unsern Brand aus deinem Kahne!"
          (aus: `Geharnischte Sonette´)

Wenngleich natürlich bei seinen oft langen
Versepen nicht ständig das hohe Maß an lyrischer
Kunst gehalten werden kann, so liest der poetische Freund doch behaglich, mit Anteilnahme
und Genuß - manchmal auch schmunzelnd - Rückerts
lange Gedichte, welche Geschichten, Begebenheiten, Erlebnisse und Gedanken eines Mannes wie-
dergeben,die die Lebensgewohnheiten und Geschehnisse seiner Zeit (Ausklang des 18.Jhs. sowie
die ersten beiden Drittel des 19.Jhs.) bildhaft,
lebendig und interessant darstellen. Aus dieser
Sicht werden Friedrich Rückerts Werke auch
in weiter Zukunft bedeutsam und lesenswert
bleiben, vielleicht sogar später als Zeitdokumente noch gewinnen. Wenngleich der Dichter
häufig ins Breite geht - aber dies tun andere
Autoren seines Jahrhunderts gleichfalls, in Ro-
manen, Novellen oder Erzählungen -, so ist
seine Fabulierkunst, seine Wahrnehmungsgabe,
unterhaltsam; insbesondere aber seine Sprachma-
lerei erzeugt freudigen Lesegenuß. Was andere
Schriftsteller in Prosa erzählen, wurde bei
diesem Poeten größtenteils zur Lyrik.

Rückert dichtete wie unter einem geheimen Zwang in Reimen; das müssen wir beim Lesen seiner zahllosen Gedichte berücksichtigen. Und keinesfalls ist es ein ·Mangel an Ausdruckskraft,wenn ein Dichter seine alltäglichen Empfindungen und Gedanken in Versen ausdrückt, die nicht immer - aus strenger Kunstsicht - bedeutsam sein können, statt in epischer Form. Niemand würde einem Schriftsteller nachteilig ankreiden, wenn er zum Beispiel in sein Tagebuch nur flüchtige Halbsätze niederschreibt.
Friedrich Rückert schrieb außerdem eine vorzügliche Prosa! Seine Briefe an Verwandte und Freunde, vor allem an seine Braut und spätere Frau Luise, beweisen dies. Sie zeichnen sich aus einesteils durch Offenheit - er sagt was ihn erfreut oder mißfällt -, andrerseits beglükken seine Herzlichkeit und Menschlichkeit;Betrachtungen, Gefühle, die er mit wohllautender Sprache kundgibt.
Friedrich Rückert· war ein liebevoller Ehemann und Vater, religiös, tröstend besorgt, behutsam; er brauchte aber ebenfalls Liebe, Harmonie, Verständnis und Hilfsbereitschaft. Gern war er zu Humor und Scherz aufgelegt, auch Schalk und Satire waren ihm nicht fremd. Seltener äußerte er sich in Ironie und Spott. Er war ein sensibler, grundehrlicher Mensch. Enge und Unordnung waren ihm unbehaglich; er war wetterabhängig und litt zeitweilig unter Standesunterschieden. Rückert konnte sehr dankbar sein, bis zur Überschwenglichkeit, für kleine freundliche Gaben und Gesten.
Friedrich Rückert war häufig unzufrieden mit sich und seinen Leistungen, verzagt, bis zum Zweifel an sich selbst. Er bekannte diese Schwä-

chen und depressiven Stimmungen erstaunlich
offen seinen Briefpartnern. Er war ehrlich
in seiner Selbstkritik bis zur Selbstverspottung.
Wie er gelegentlich auch manche seiner Leistungen überschätzte, etwa wenn er glaubte: ein
guter Dramatiker zu sein. (Das Drama war eine
Kunstgattung, in der Rückert am wenigsten Gültiges oder gar Bleibendes schaffen konnte.)
Aber all' die persönlichen Stärken und Schwächen,
die so unverfälscht aus seinen Gedichten und
Briefen erkennbar sind,machen uns diesen Dichter
so liebenswert.
Friedrich Rückert ist in vielen seiner Aussagen
aktuell geblieben. So warnte er schon in der
ersten Hälfte des 19.Jhs. vor der Umweltver-
schmutzung und äußerte sich voll Anerkennung
über die Leistungen der Frauen. Er setzte sich
nicht nur für die Einigkeit Deutschlands ein,
sondern erkannte schon damals wie wichtig die
Einheit Europas ist.
Zeitgemäß geblieben sind Rückerts Schilderungen
des Alltagslebens und Verhalten s der Menschen,
soweit sie sich nicht teilweise zeitbedingt
verändert haben, doch spiegeln sie in jedem
Falle interessante Zeitdokumente wider (Häus-
lichkeit, Familienprobleme, Feste und Feiern,
Reiseeindrücke, Heimatliebe, Erlebnisse und
Tätigkeiten.)
Gültig geblieben sind schließlich auch zahlrei-
che Aussagen des Dichters, weil ihr Inhalt
zeitlos ist, wie jener Vierzeiler beweist.
  "So soll ich leben, dass ich hätte,
  Wenn ich scheide,
  Gelebet mir zu Lust
  Und Andern nicht zum Leide."

Leben und Wirken des fränkischen Dichters
Friedrich Rückert

Am 16.Mai 1788 wurde in Schweinfurt einer der eigenstän-
digsten und bedeutendsten Lyriker - der größte Dichter
Frankens: Friedrich Rückert, geboren. Freunde feinsinni-
ger Lyrik, insbesondere des Sonetts, werden rasch Freude
an seinen Gedichten gewinnen, und Kenner werden die
oft erstaunlichen bis kühnen Reimformulierungen, wie
überhaupt des Meisters Umgang mit der Sprache bewundern
und schätzen lernen.
Da Friedrich Rückerts Vater seinen Amtssitz oft wechseln
mußte, wuchs er als Knabe nicht nur im ländlichen Oberlauringen auf, sondern weilte ab 1806 als Student während
der Ferien in Rügheim, wo er bald die Freundschaft des
Freiherrn Christian Truchseß von Wetzhausen gewann,auf
dessen Bettenburg sich namhafte Dichter und Künstler
versammelten.
Von den Universitäten Heidelberg und Würzburg aus, wo
er Philologie, Philosophie und schöne Literatur studierte, besuchte er oft seine Eltern in Ebern und blieb
auch für längere Zeit im Baunachtal, um intensive Studien
zu betreiben, da er sich nicht wunschgemäß dem österrei-
chischen Heer unter Erzherzog Karl zum Kampf gegen Napoleon anschließen konnte. In jenen Wochen, da Fichte
seine "Rede an die deutsche Nation" richtete, schrieb
Rückert neben vielen seiner "Jugendlieder" (u.a.einpräg-
same Sagen aus der Heimat), aus Liebe zu Deutschland
die "Geharnischten Sonette", die ihm ersten Ruhm ein-
brachten.
Seine "Erinnerungen aus den Kindheitsjahren eines Dorf-
amtmannssohns", die Einblicke in das mainfränkische
Leben um 1800, in Natur und Landschaft des Haßgaues
gewähren, dichtete er·jedoch erst in der Lebensmitte.
1813 überraschte Rückert sein jüngstes Schwesterlein

zum Christfest mit den gemütvollen "Fünf Märlein zum
Einschläfern."
Wenngleich Friedrich Rückert während seines Aufenthaltes
in Italien (1817/18) den Zauber der Landschaft mit Freuden in sich aufnahm und gar in südländischen Versformen
dichtete,ergriff ihn doch das Heimweh nach seinem geliebten Frankenland.
Die zarte Liebe zu Agnes Müller im benachbarten Rentweinsdorf wurde durch den frühen Tod (1812) des Mädchens
jäh zerstört. Diesem seelischen Leid Rückerts verdanken
wir seinen ersten, aus tiefem Empfinden entstandenen
Sonettenkranz "Agnes' Totenfeier".
Auf der Suche, die Geliebte wiederzufinden, verlor der
Dichter Herz und Sinn an die ihn durch natürliche Heiterkeit bestrickende Wirtstochter Maria Elisabeth Geuß
im Gasthof `Specke´ bei Ebern. Als er erkannte, daß
das Mädchen nur ein Spiel mit ihm trieb, war Rückert
tief enttäuscht. Selten wohl schrieb ein Dichter in
kurzer Zeit - während "eines Sommers auf dem Lande"
- für seine Liebste eine so reiche Gedichte-Kette unter-
schiedlichster Gemütsstimmungen wie er in seinen Sonetten
für "Amaryllis" (so nannte er `Marie Liese´).
Der umfangreichste und beglückendste Zyklus aus Friedrich
Rückerts Feder enstand durch die zärtliche und erfüllte Liebe mit Luise Wiethaus, der Stieftochter des
Archivrats Fischer, welche er in Coburg kennenlernte.
Schon ein Jahr später (Weihnachten 1921) schlossen die
beiden den Lebensbund. "Liebesfrühling" nannte der Dichter seine zahllosen Gedichte, die er seiner Frau widmete.
Auch über den Tod hinaus blieb er ihr geistig-seelisch
verbunden.
Aus dem Leben der Ehe und Familie entstanden die Coburger
und Erlanger Gedichte. Verse vom "Eigenen Herd", Lieder
des "Jahres"; aber auch die "Kindertotenlieder",geschrie-
ben in Trauer und Schmerz, als ihm der Tod um Neujahr
1834 die beiden Jüngsten entriß. Noch berühmter wurden

diese Gedichte durch Gustav Mahlers einfühlsame Vertonung.
Ab 1826 war Friedrich Rückert Professor der orientalischen Sprachen an der Universität Erlangen, folgte aber 1841 dem Ruf nach Berlin. Laut einem Schreiben des preußischen Königs wurde er zum Geheimen Rat ernannt. Doch wurde Rückert weder in Erlangen noch in Berlin heimisch, zumal er auch durch seine Vorlesungen die eigenschöpferischen Dichtungen vernachlässigen mußte. Dennoch verdanken wir jenen Jahren kostbare Werke: Übertragungen aus morgenländischen Sprachen. Kein zweiter deutscher Dichter kann sich mit diesem genialen Übersetzer, ja aus dem Urstoff orientalischer Dichtung neu schaffenden Lyriker messen. Einige Strophen aus dem umfangreichen Werk "Die Weisheit des Brahmanen" (Seite 158), mögen dies bezeugen. (Rückert verstand rund 50 Sprachen, einschließlich einiger Dialekte.)
Obgleich Friedrich Rückert noch bis 1847 jährlich zeitweise in Berlin seine Vorlesungen halten mußte, war schon seit 1843 Neuses bei Coburg, das Gut seines Schwiegervaters, seine "Frohburg", die eigentliche Wohnstätte. Dort, wo der Lauterbach murmelt, und auf dem Goldberg sein Gartenhäuschen steht, im Kreis seiner Lieben, fand er endgültig seine Heimat.
Und so vollendete sich das Leben des im Alter hochgeehrten Dichters und Gelehrten am 31,Januar 1866. Auf dem Friedhof hinter der Kirche zu Neuses ruht er seitdem neben seiner geliebten Frau.
Es bedarf hoher Einfühlungsgabe und intensiver Beschäftigung mit Leben und Werk eines Dichters, sollen zeitlos Gültiges, aber auch Wesentliches, das zeitlich in der Welt des 19.Jhs. verhaftet erscheint, zur Einheit gebunden werden. Friedrich Rückert hat uns zahllose Verse geschenkt. Bei einer solch erstaunlichen Fülle kann meisterliche Vollendung nicht ständig erreicht werden.

Es ist unsere Aufgabe, aus dem unermeßlich weiten Ähren-
feld des Geistes schweigend die Halme beiseite zu legen,
die nicht jene schweren Goldfrüchte bergen, die wir
für spätere Generationen beglückt und behutsam in der
Kammer wertvollster Poesie bewahren wollen.

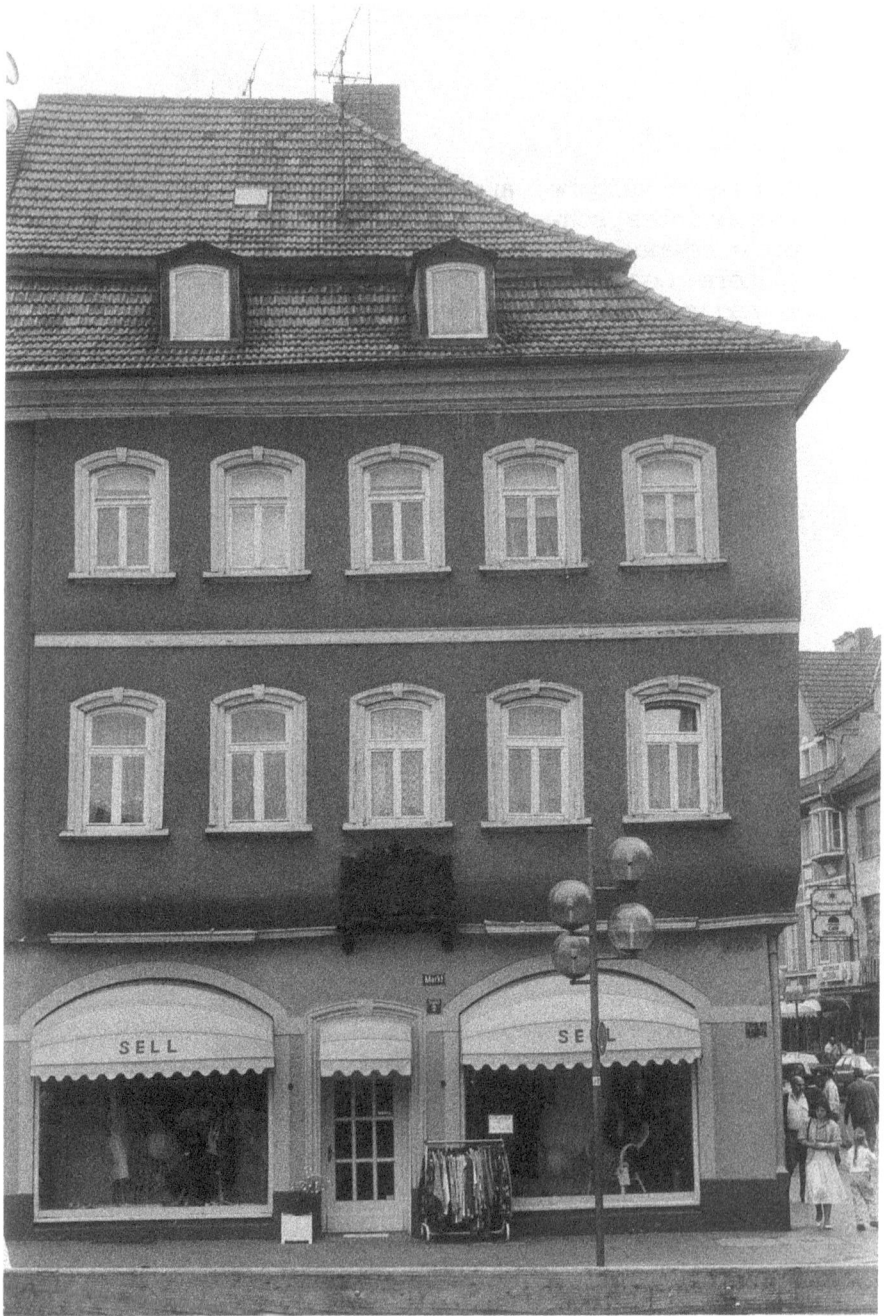

Schweinfurt: Fr.Rückerts Geburtshaus am Markt   286

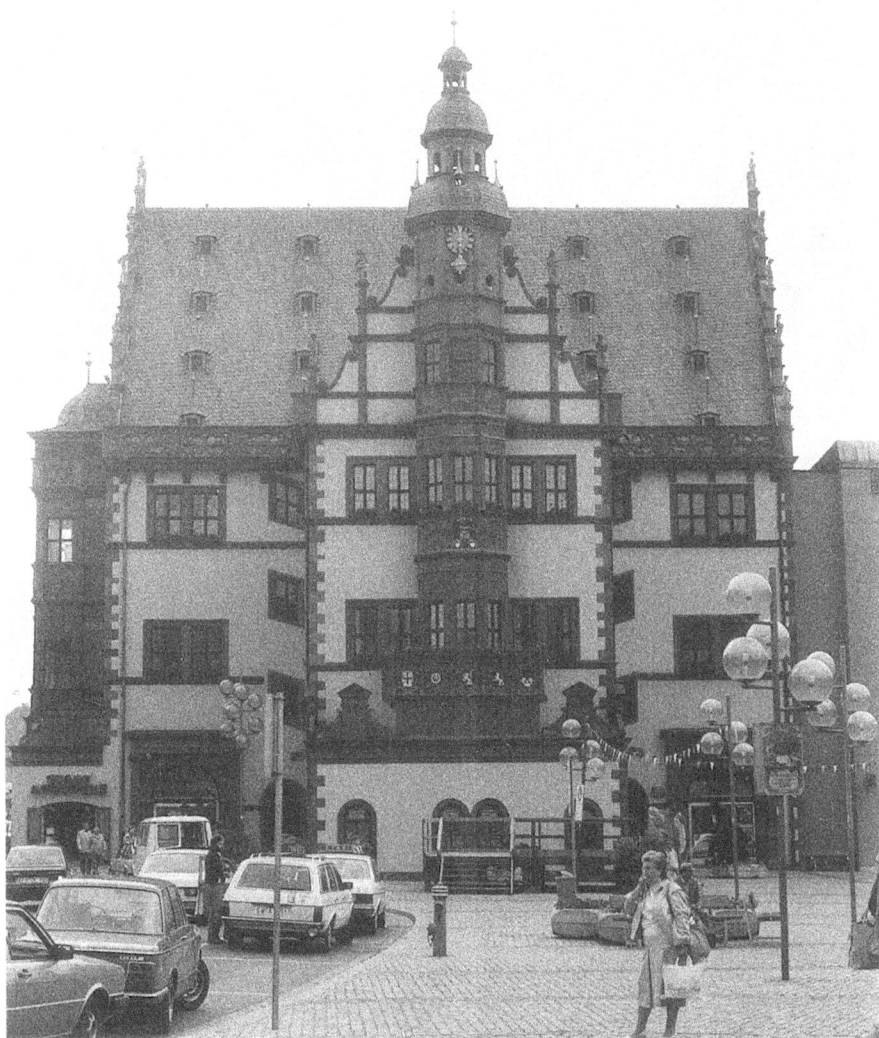

Schweinfurt: Rathaus am Markt287

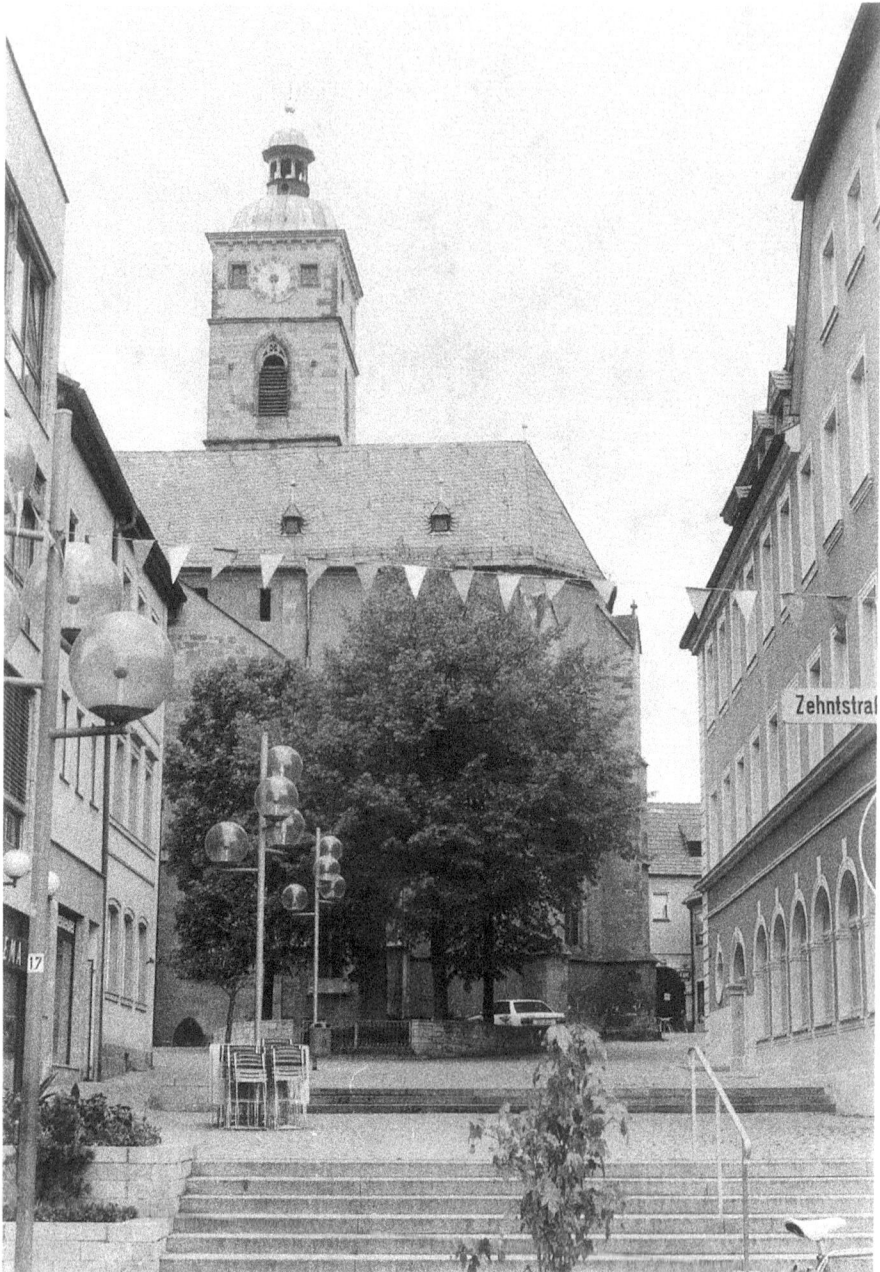

Schweinfurt: St.Johannis-Kirche

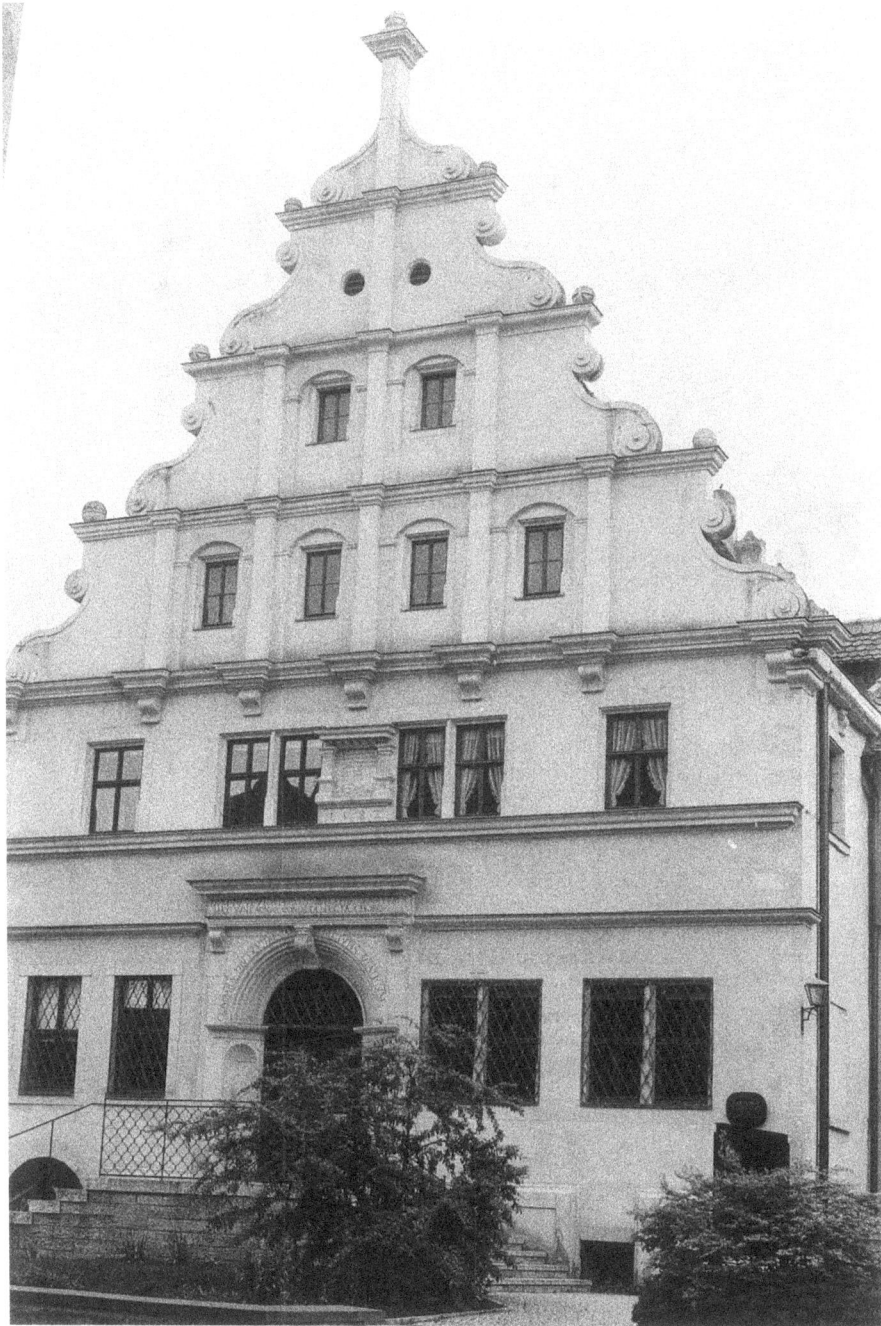

Schweinfurt:ehem. Kurfürstliches Gymnasium Gustavianum
jetzt: Städtisches Museum

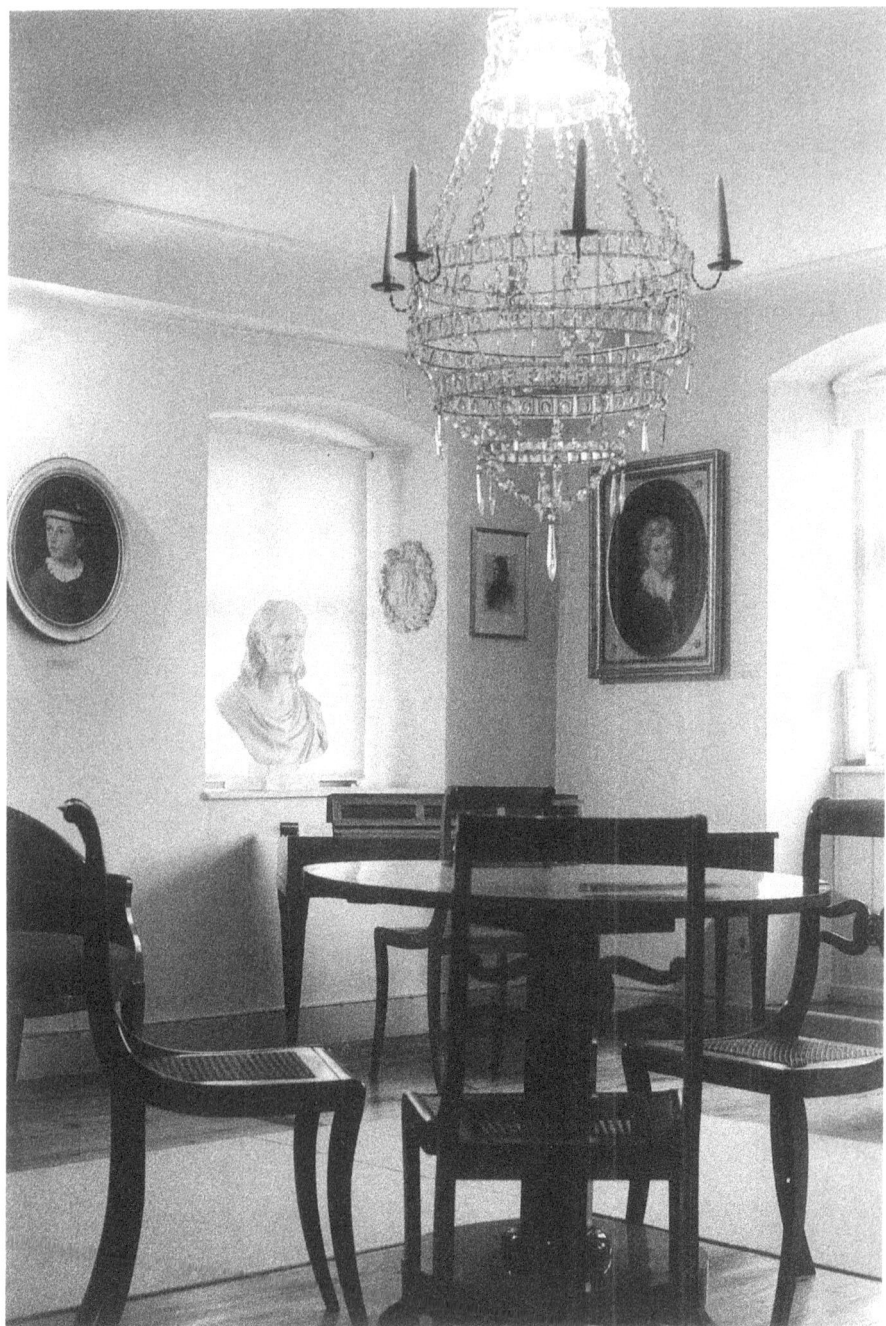

Schweinfurt: Städt.Museum; Friedr.Rückert-Zimmer 290

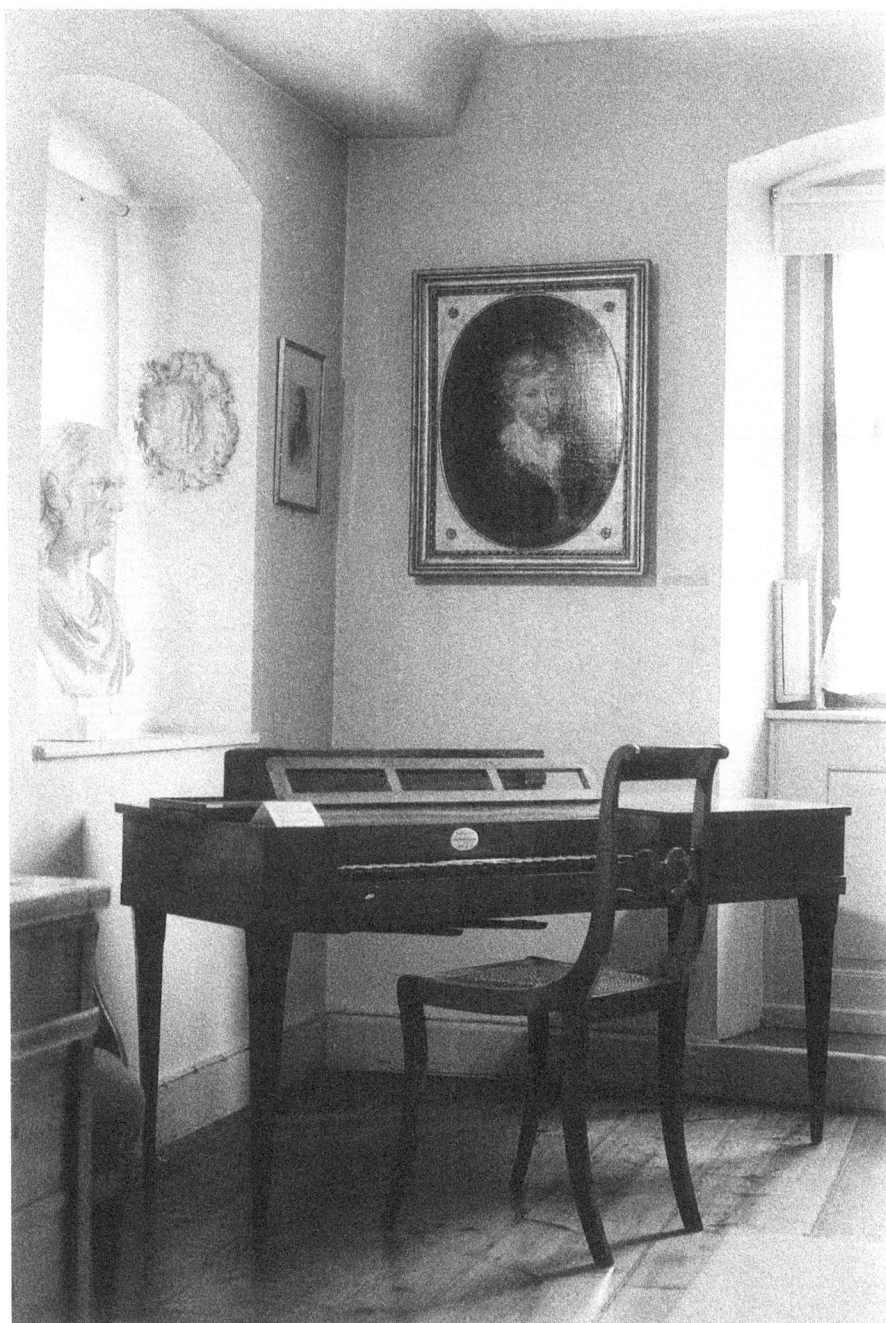

Schweinfurt: Städt.Museum; Friedr.Rückert-Zimmer   291

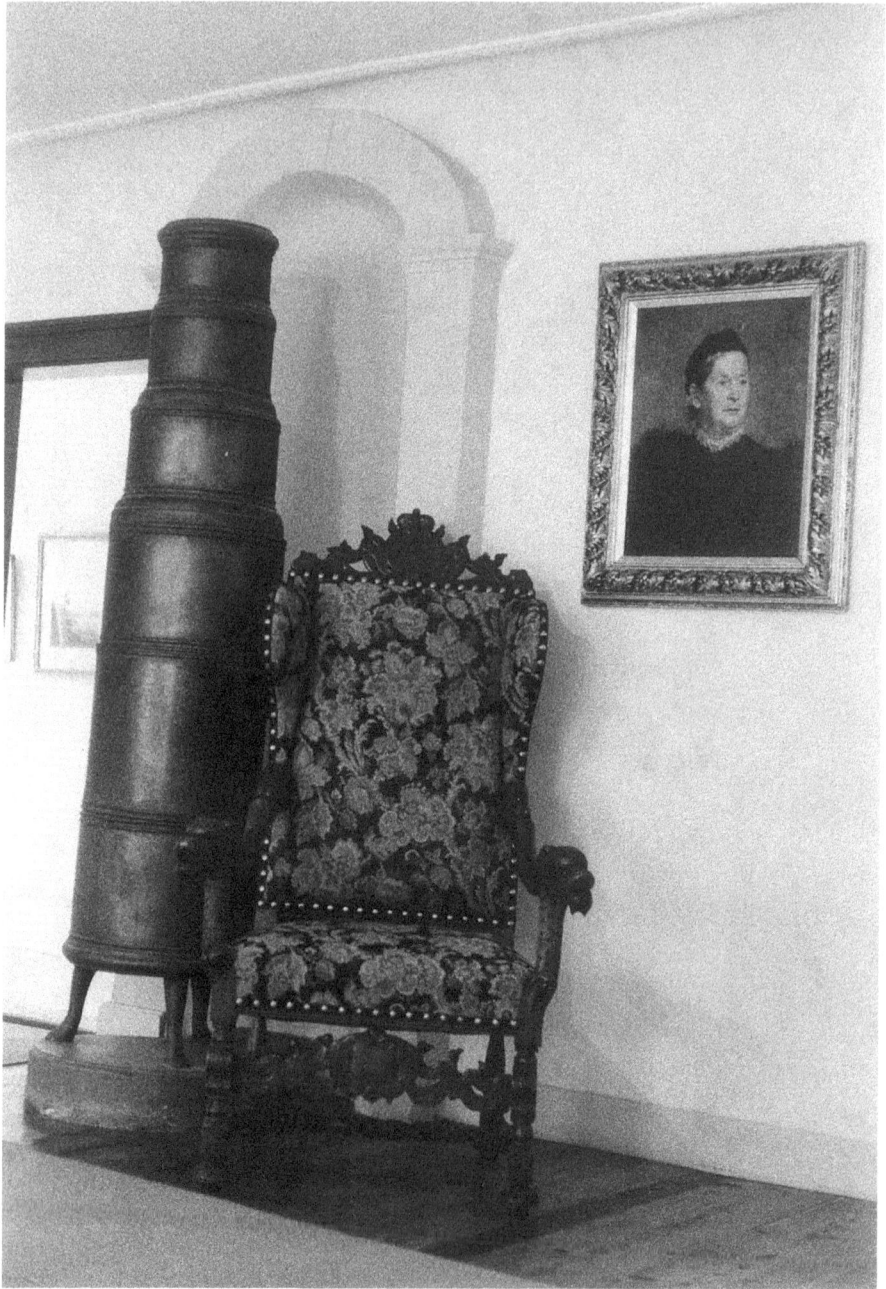

Schweinfurt: Städt.Museum; Friedr.Rückert-Zimmer 292

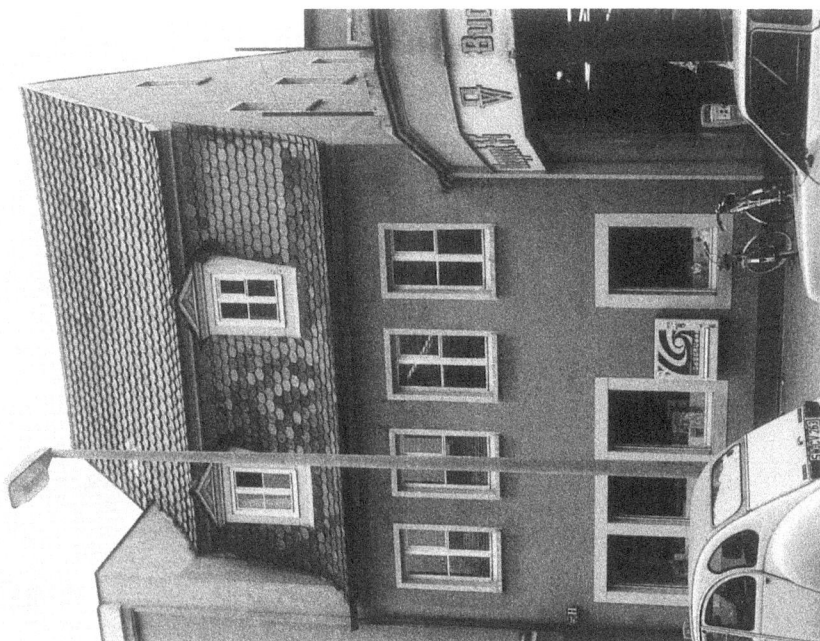

Schweinfurt:Zehntgasse; vermutl.2.Wohnhaus von Rückerts Eltern

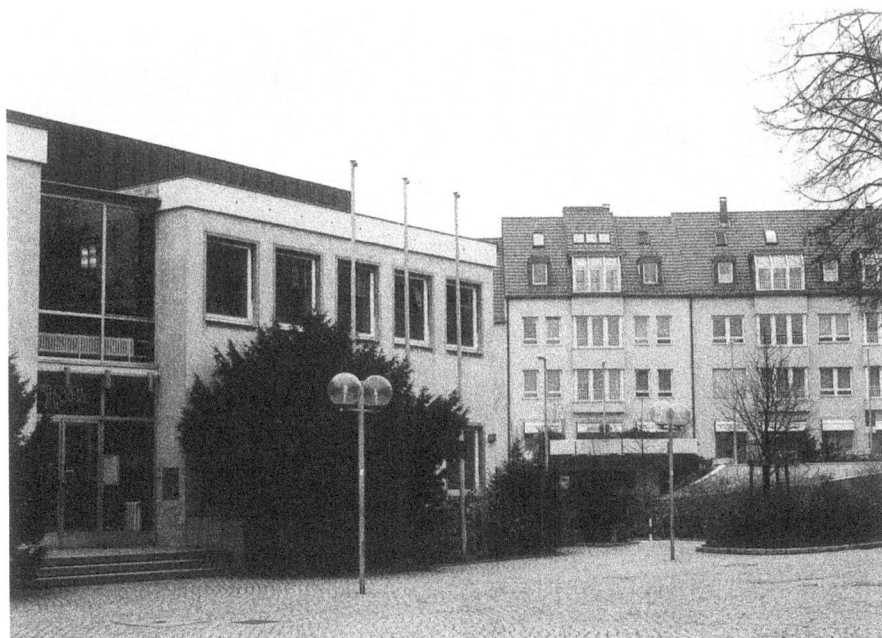

Schweinfurt: Fr.Rückert-Bau;Stadtarchiv etc.   293

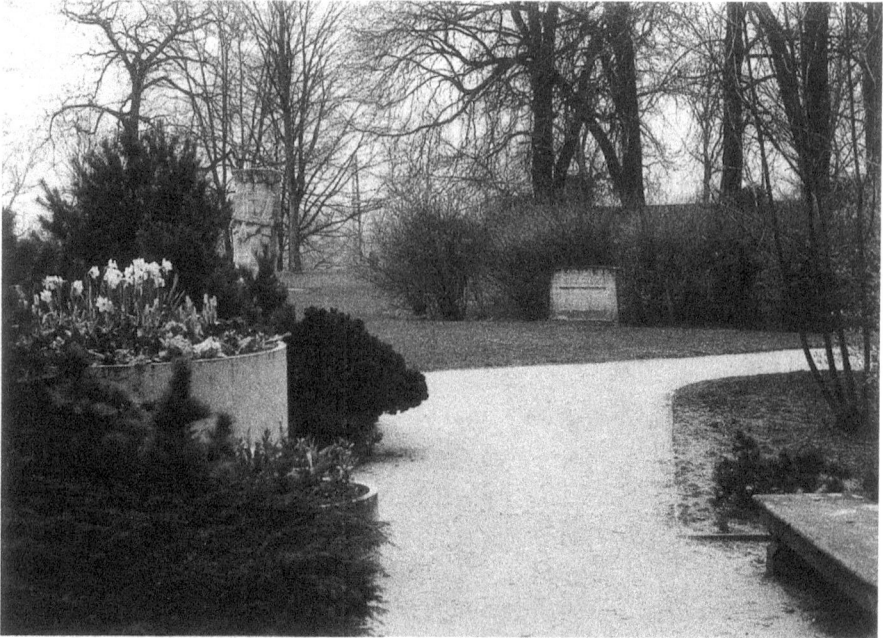

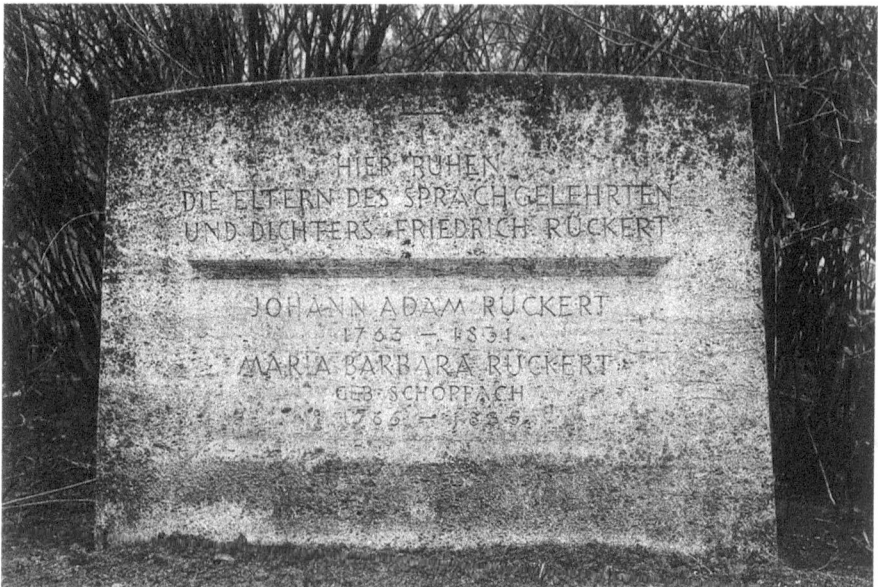

HIER RUHEN
DIE ELTERN DES SPRACHGELEHRTEN
UND DICHTERS FRIEDRICH RÜCKERT

JOHANN ADAM RÜCKERT
1763 — 1831
MARIA BARBARA RÜCKERT
GEB. SCHÖPFACH
1766 — 1835

Schweinfurt: Grabstätte von Fr.Rückerts Eltern   294
(Inschrift siehe S.39/40)

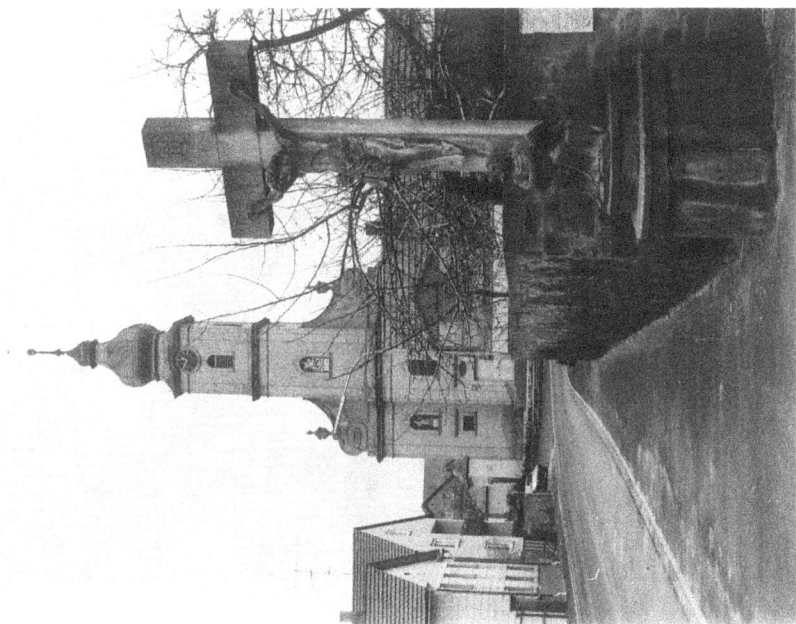

Eßleben: Pfarrkirche St.Georg

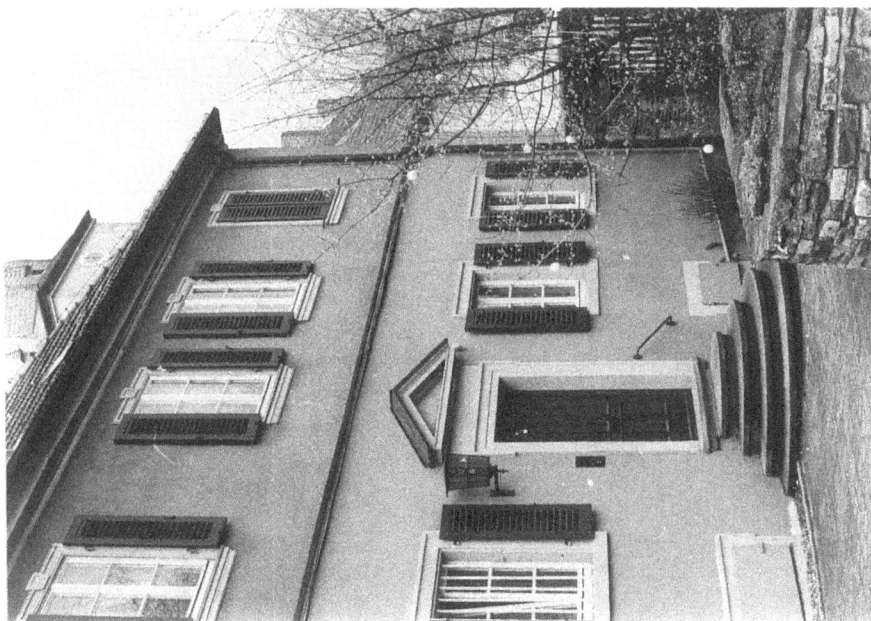

Gochsheim: Pfarrhaus

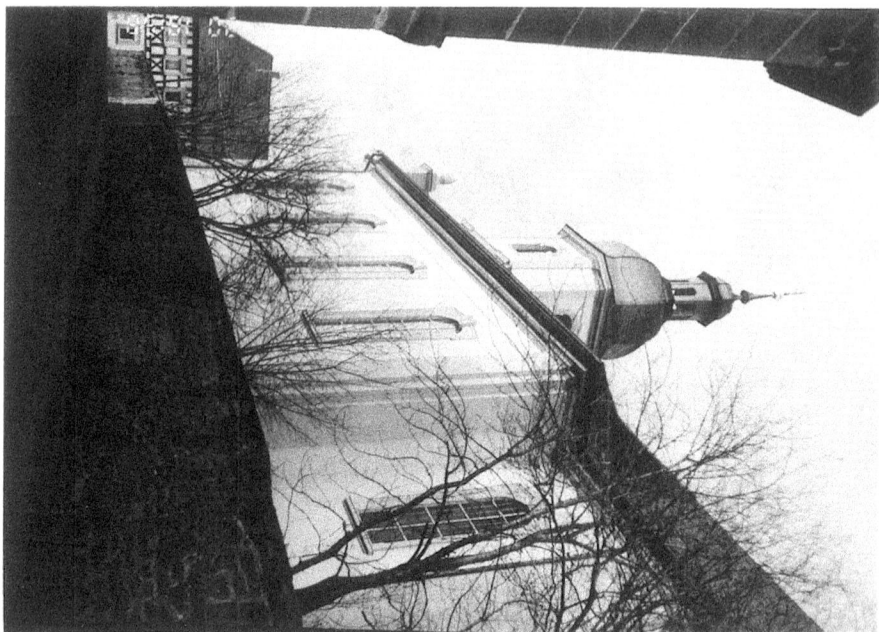

Königsberg in Franken: Marienkirche (oben) –
Gasthaus zum Goldnen Stern (unten)

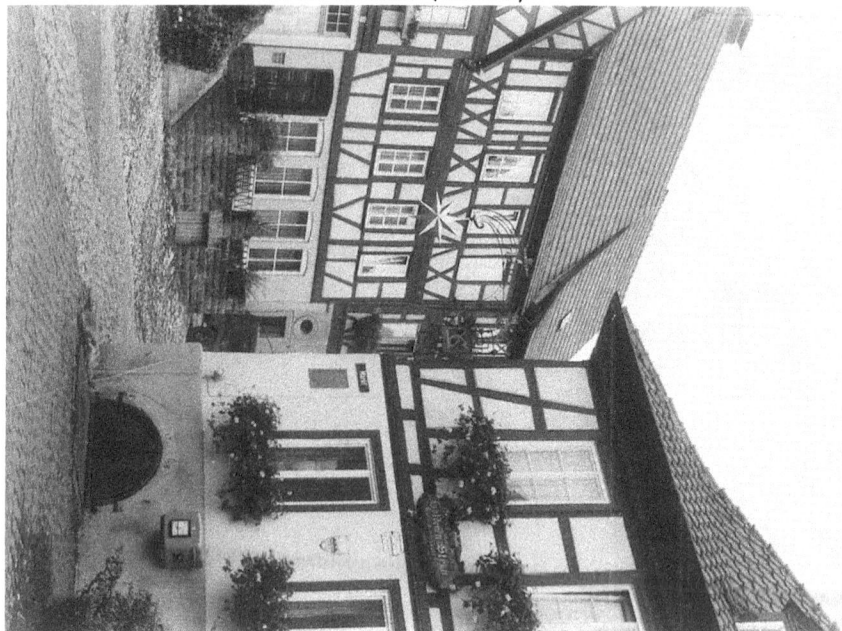

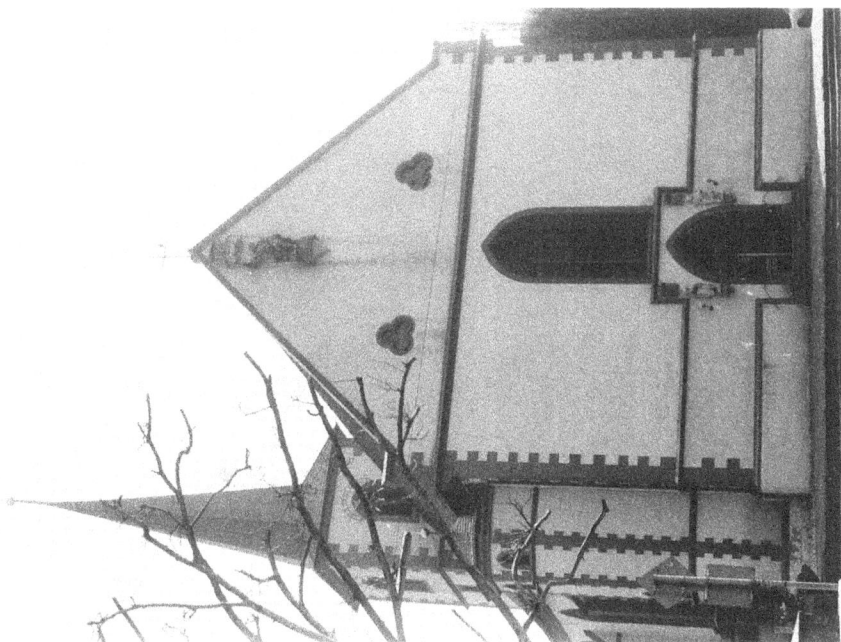

Hofheim/Ufr.:Pfarrkirche St.Johannes d.T.

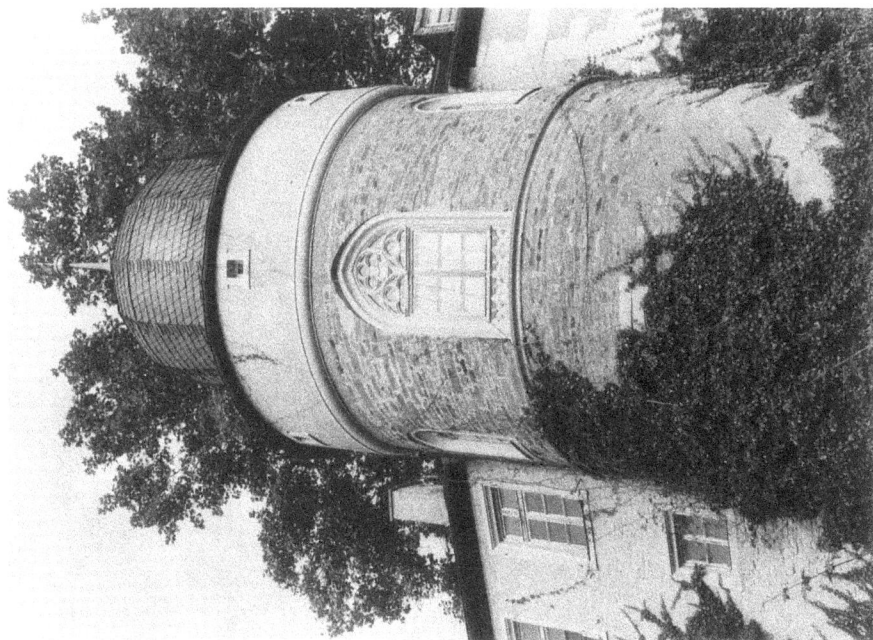

Mainberg: Schloß; Bergfried

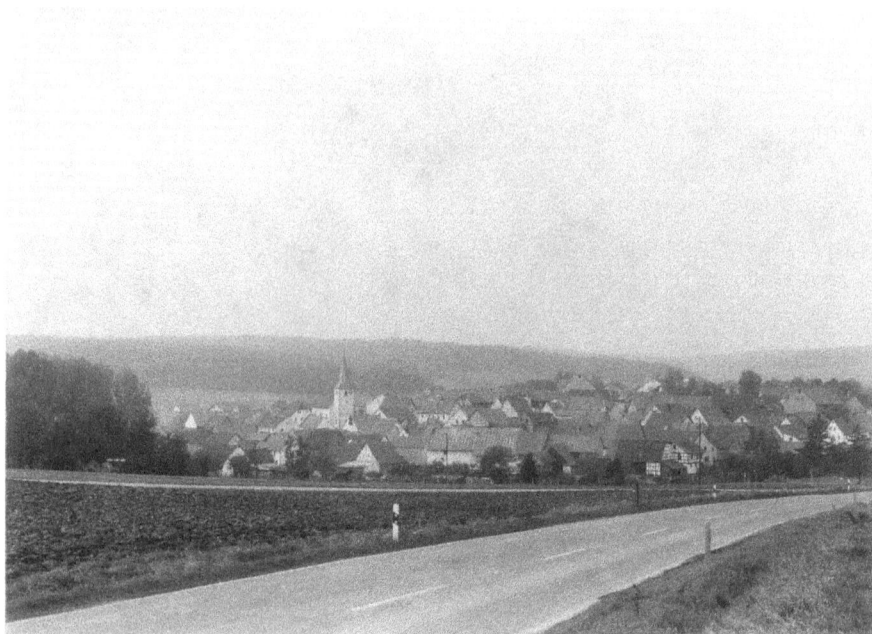

Humprechtshausen

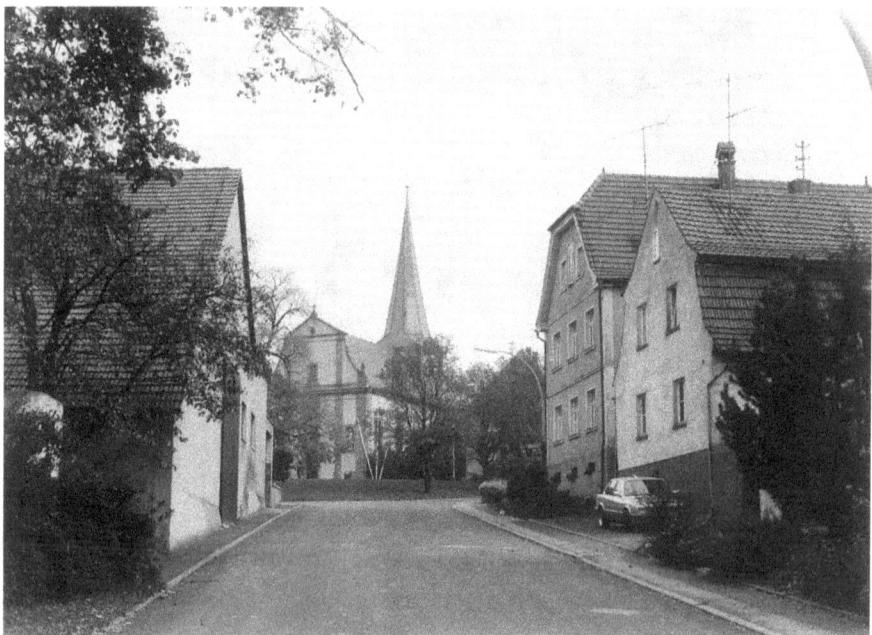

Löffelsterz: Ortsblick auf St.Ägidius

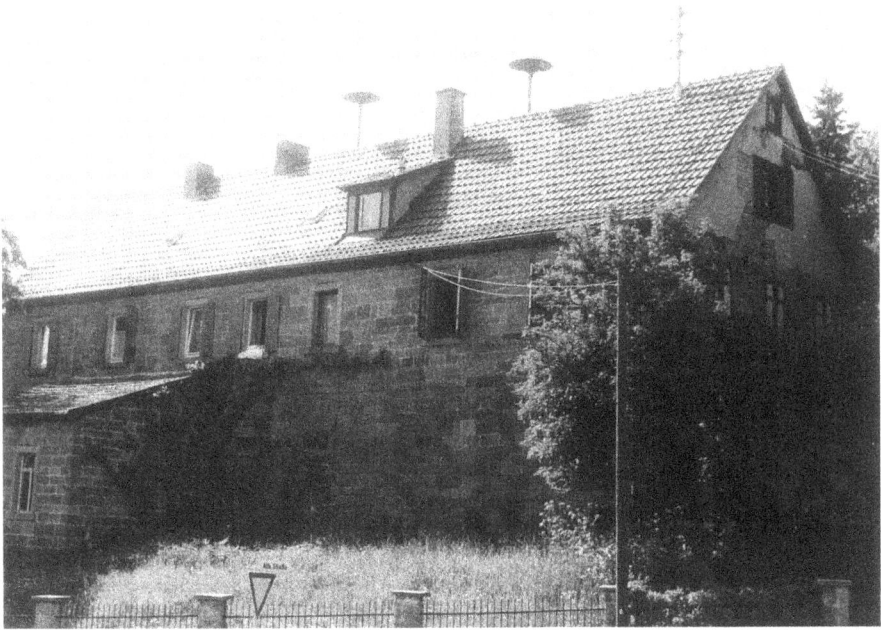

Oberlauringen: Alte Schule von 1812

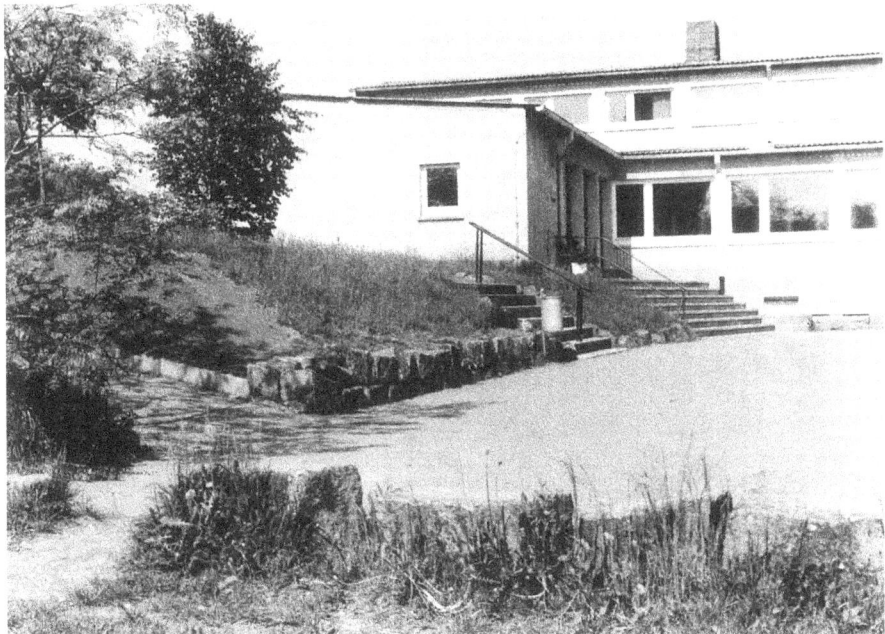

Oberlauringen: Fr.Rückert Verbandschule   299

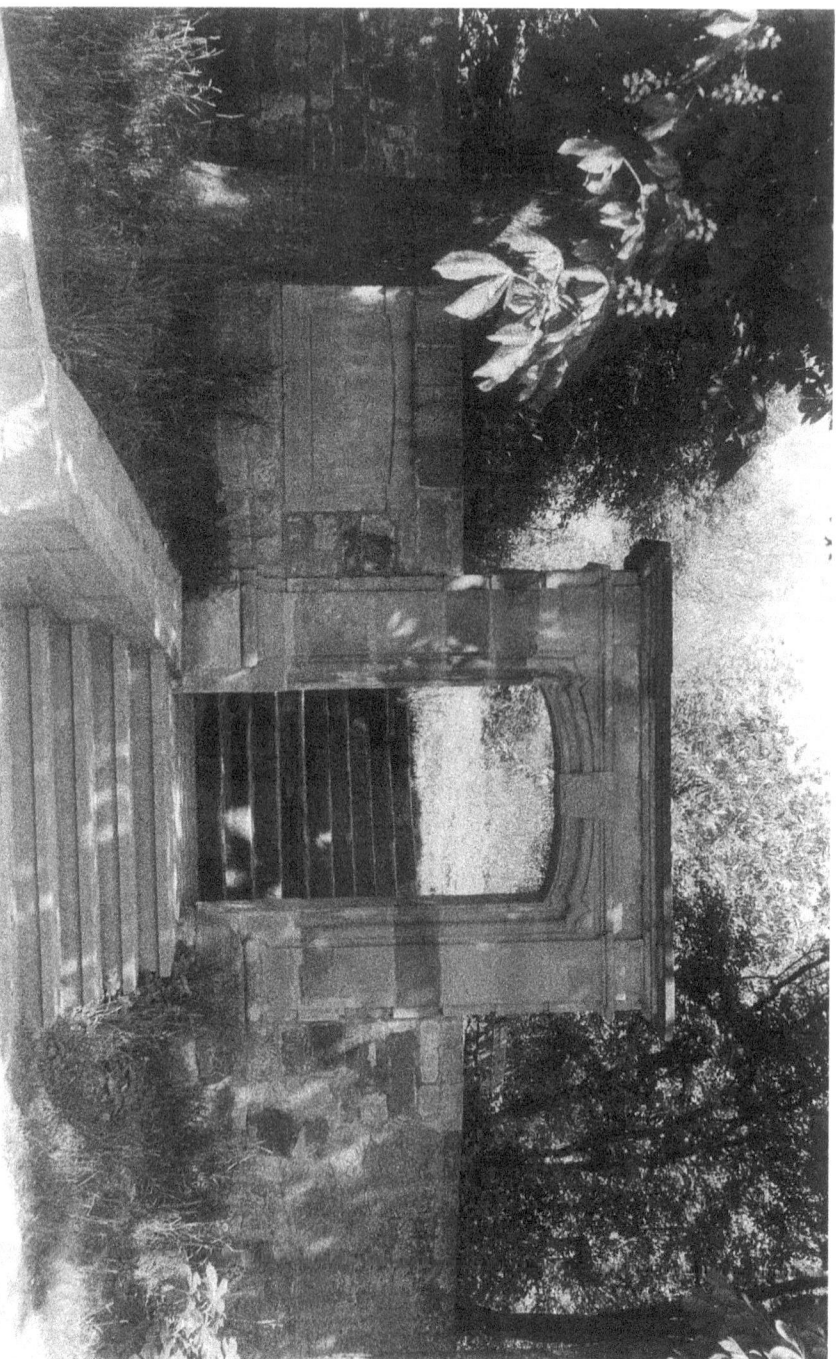

Oberlauringen: Tor zum ehem. Amtshaus (Rückertpforte)

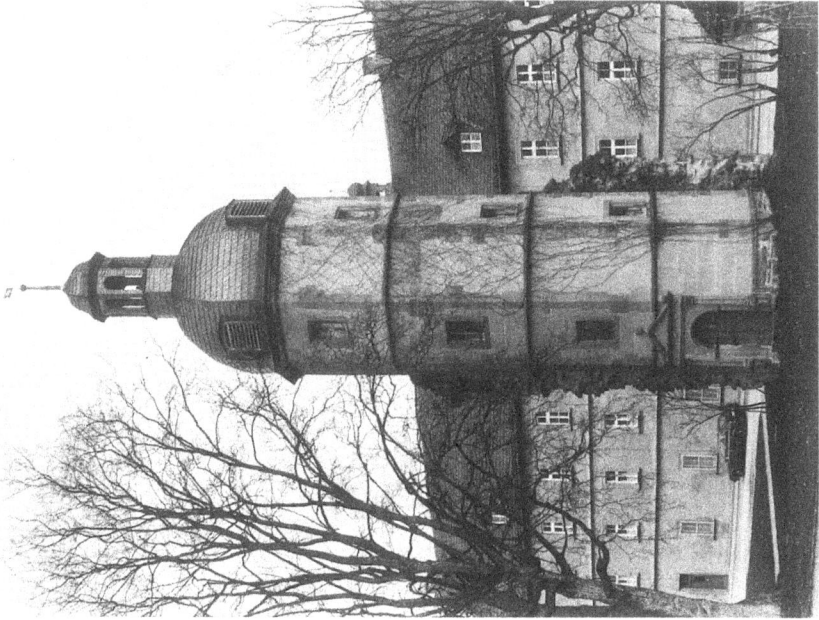

Maria Bildhausen: ehem. Zisterzienserkloster St.Bil-
hildis. - oben:Treppenturm des ehem.Refektoriums
unten:Torgebäude; Maria mit dem Kind

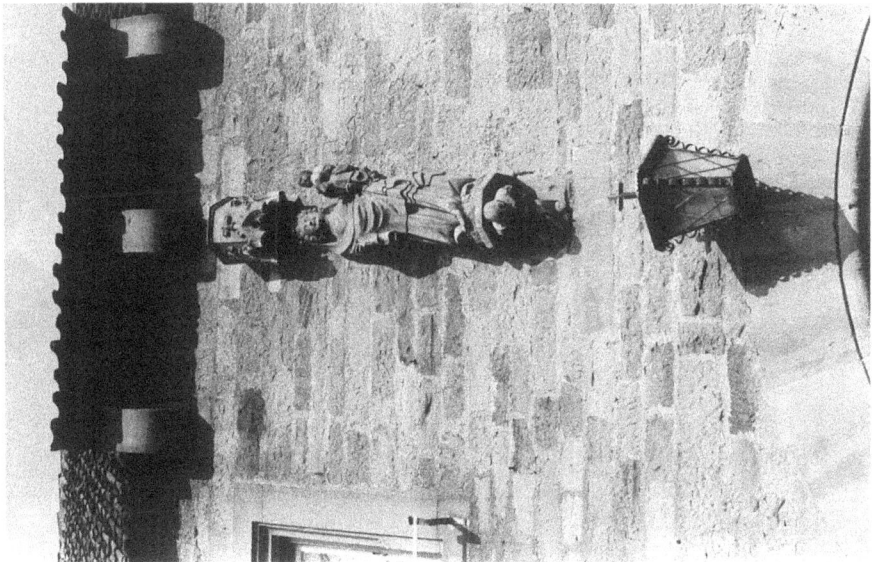

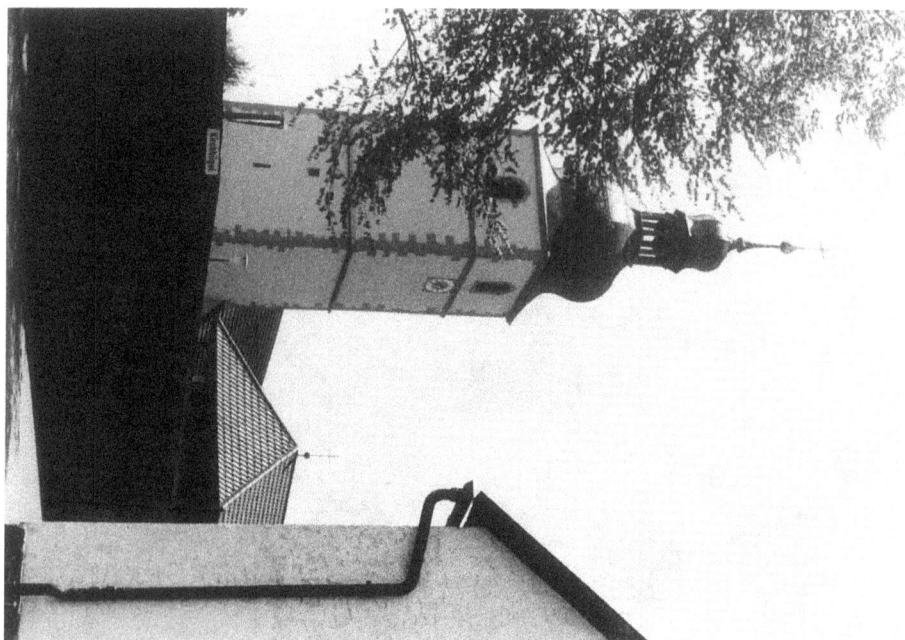

Groß Bardorf: Pfarrkirche St.Magdalena

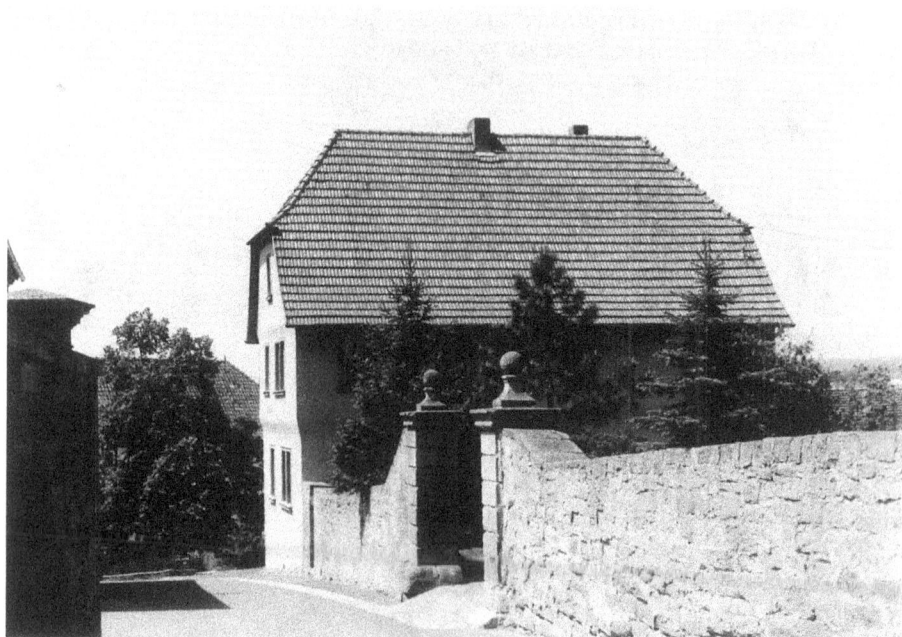

Groß Bardorf: Pfarrhaus

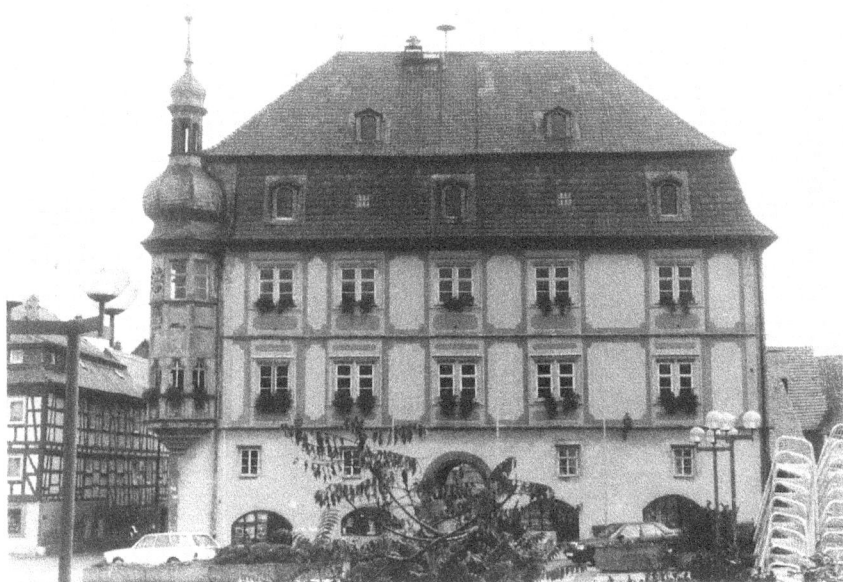

Bad Königshofen: Rathaus

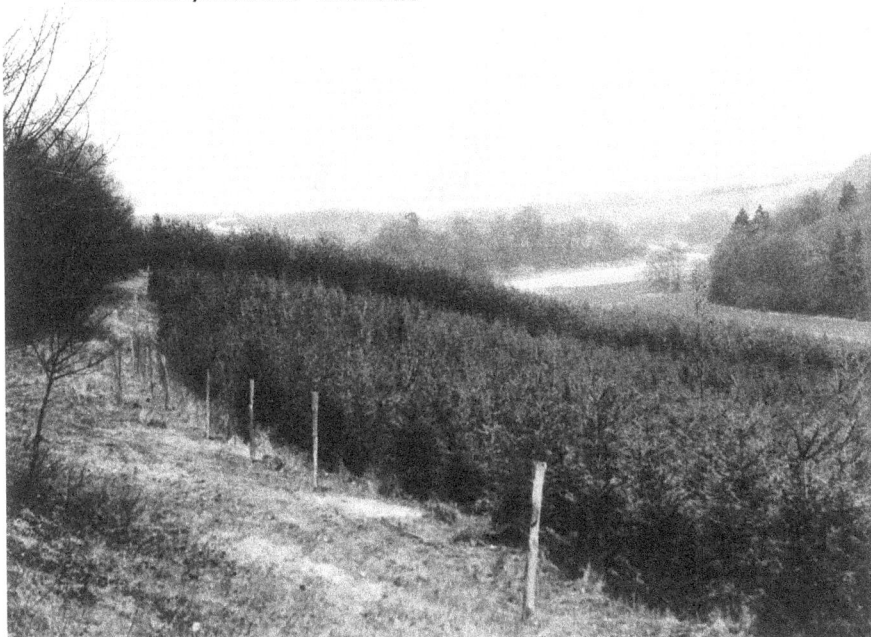

Bonnland (Hammelburg): ehem.Ort liegt im `Militäri-
schen Sicherheitsbereich´

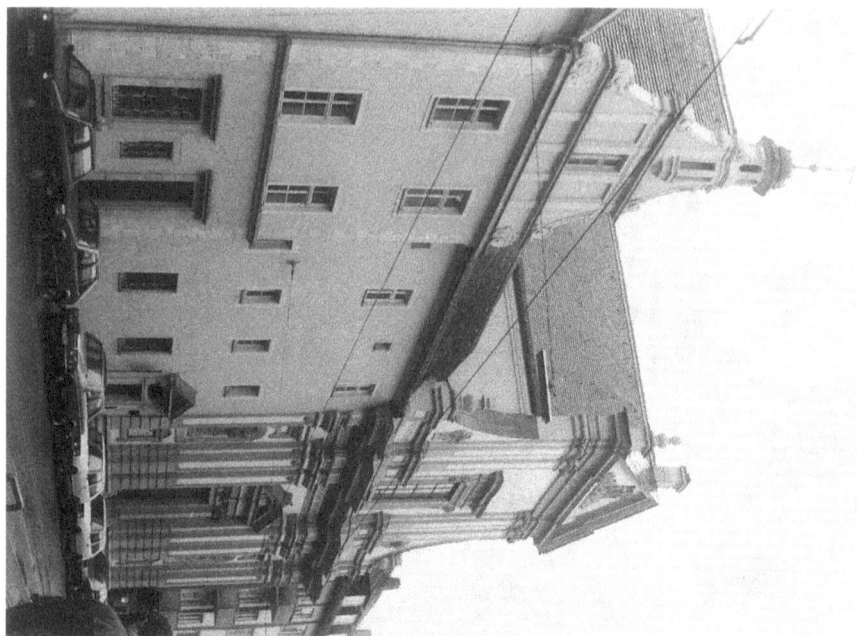

Würzburg: Sandergasse - oben: Karmeliterkirche
(Reuererkirche) - unten: Haus 35 (hier wohnte Fr.
Rückert 1807)

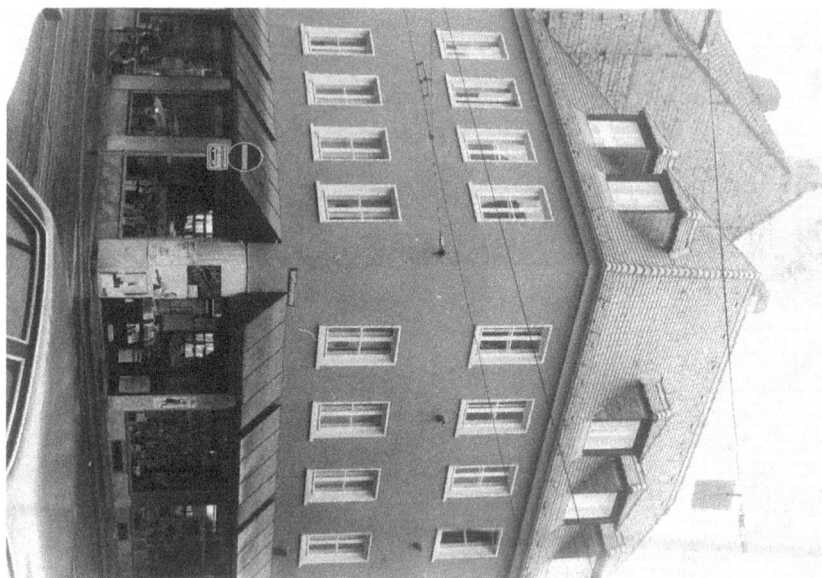

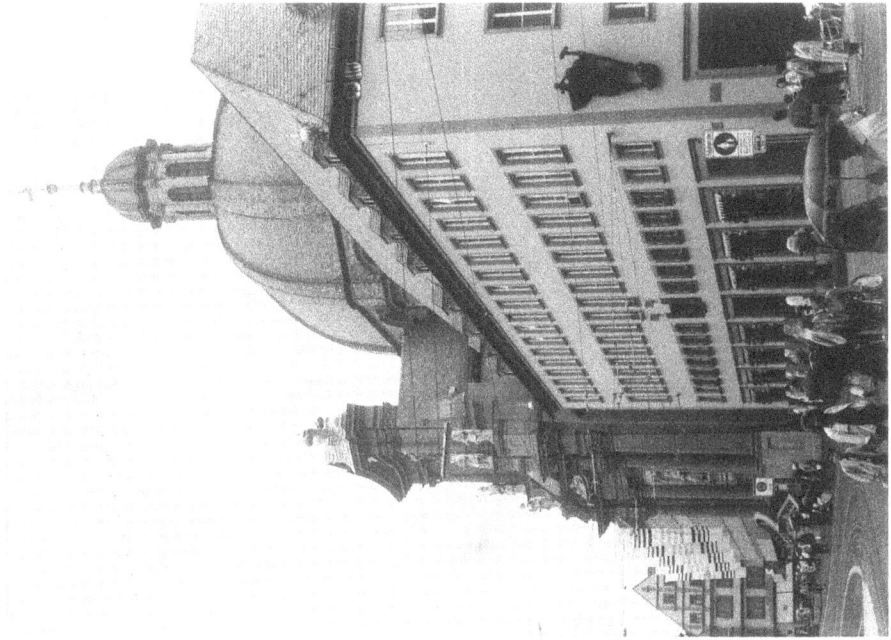

Würzburg - oben: Plattnergasse (ehem.Haus, in dem Fr.
Rückert 1807 wohnte), neben dem Dom St.Kilian - unten:
Universität; Blick auf Feste Marienberg

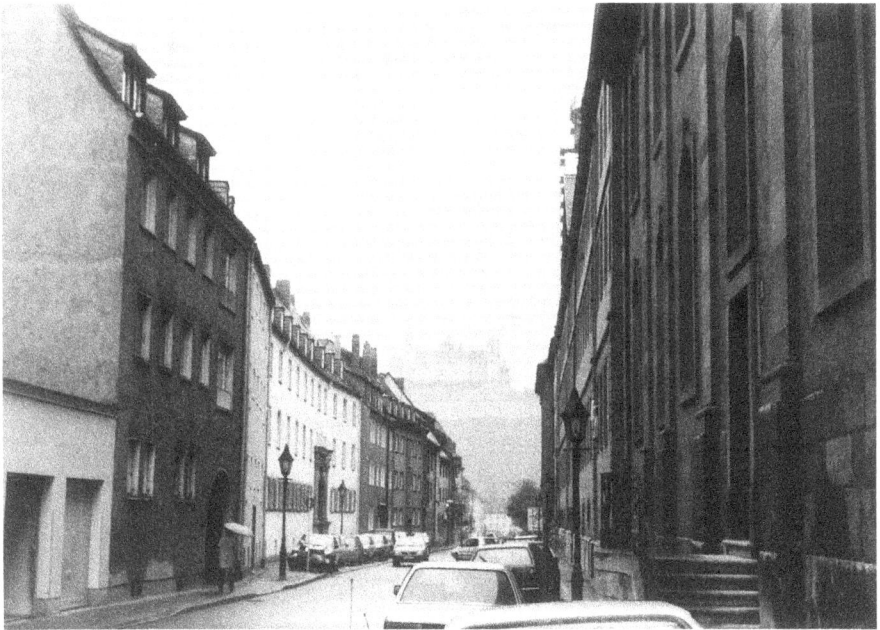

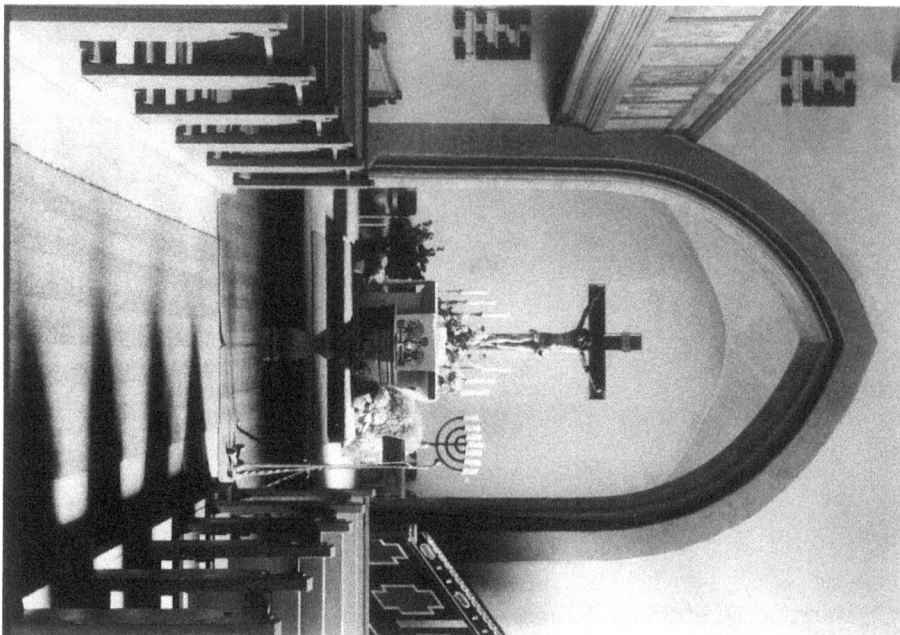

Rügheim (Hofheim/Ufr.): Ev.Pfarrkirche

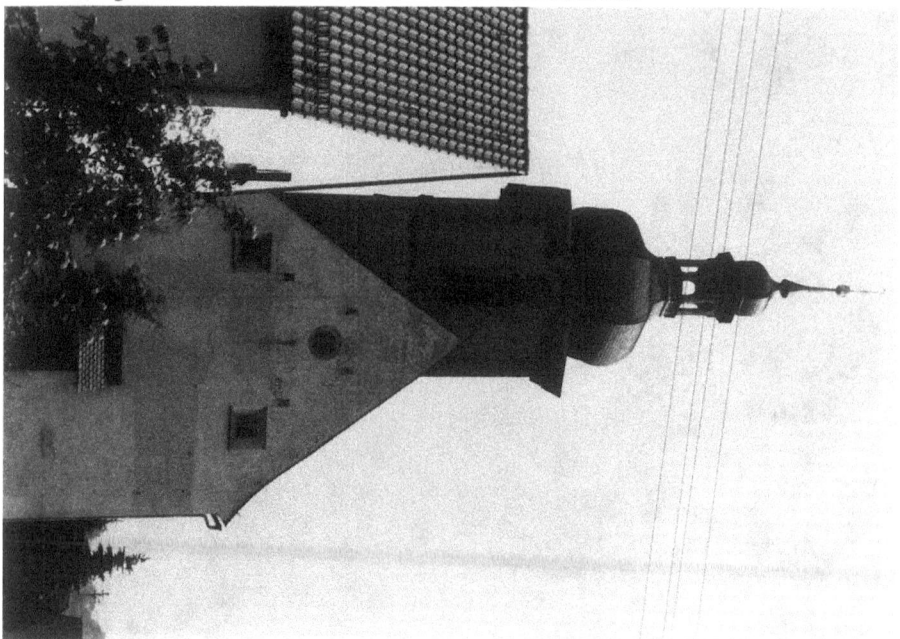

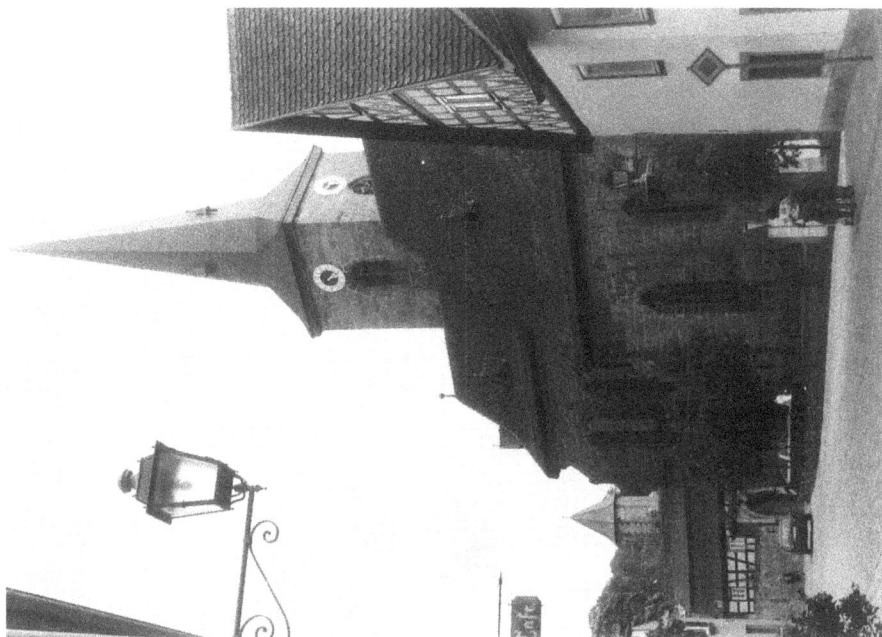

Seßlach: Pfarrkirche St.Johannes d.T.

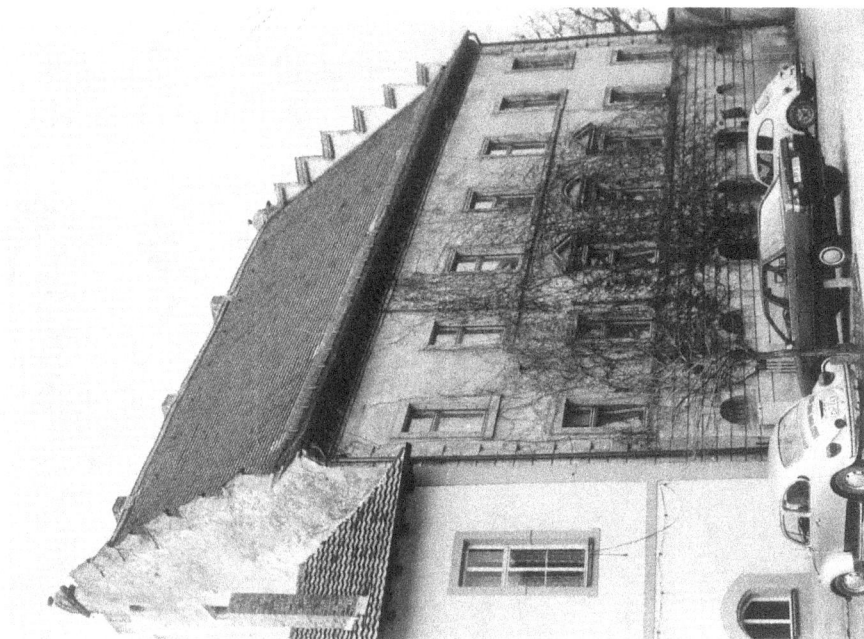

Seßlach: ehem.Fürstbischöfl.Amtsgericht

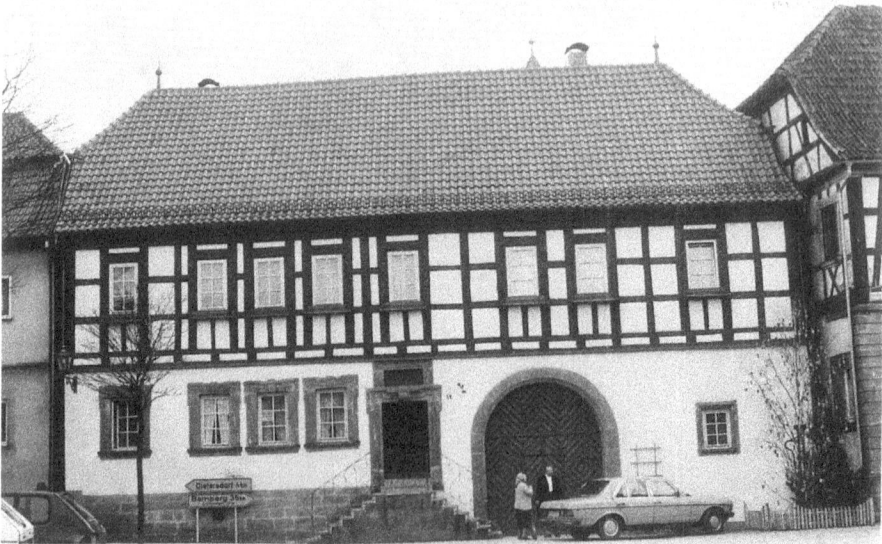

Seßlach: Wohnhaus von Fr.Rückerts Eltern (oben)
Gedenktafel an Friedrich Rückert (unten).

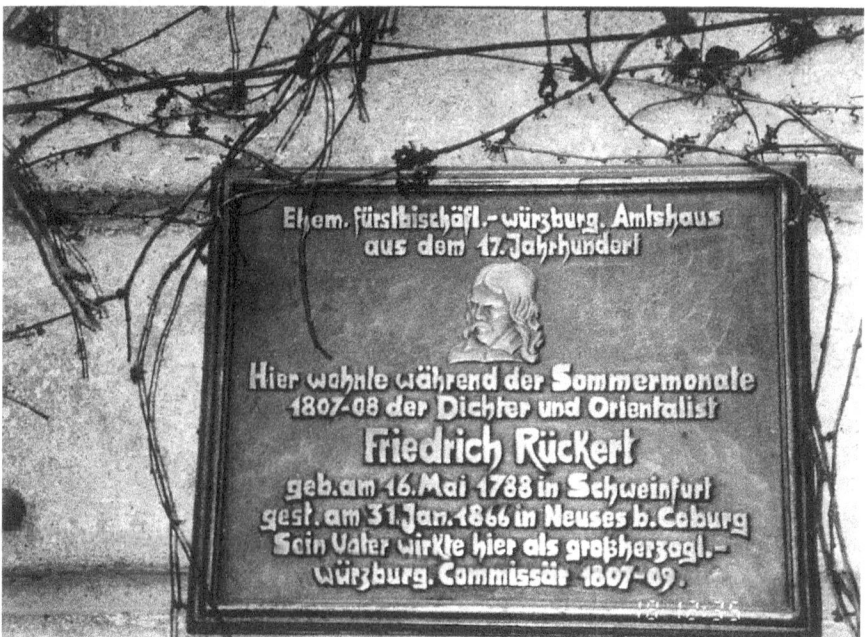

Ehem. fürstbischöfl.-würzburg. Amtshaus
aus dem 17. Jahrhundert

Hier wohnte während der Sommermonate
1807-08 der Dichter und Orientalist
Friedrich Rückert
geb. am 16. Mai 1788 in Schweinfurt
gest. am 31. Jan. 1866 in Neuses b. Coburg
Sein Vater wirkte hier als großherzogl.-
würzburg. Commissär 1807-09.

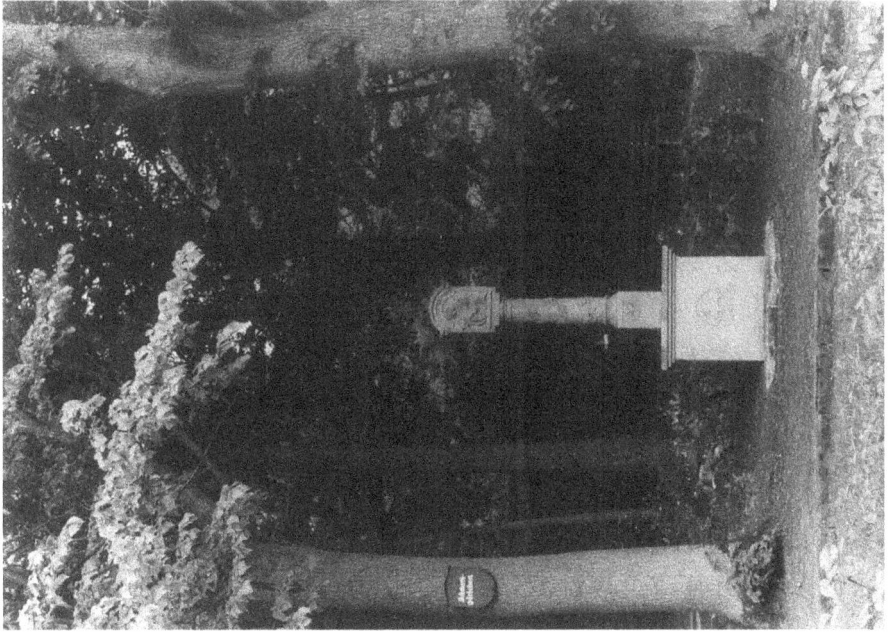

Seßlach: Rückert-Gärtchen

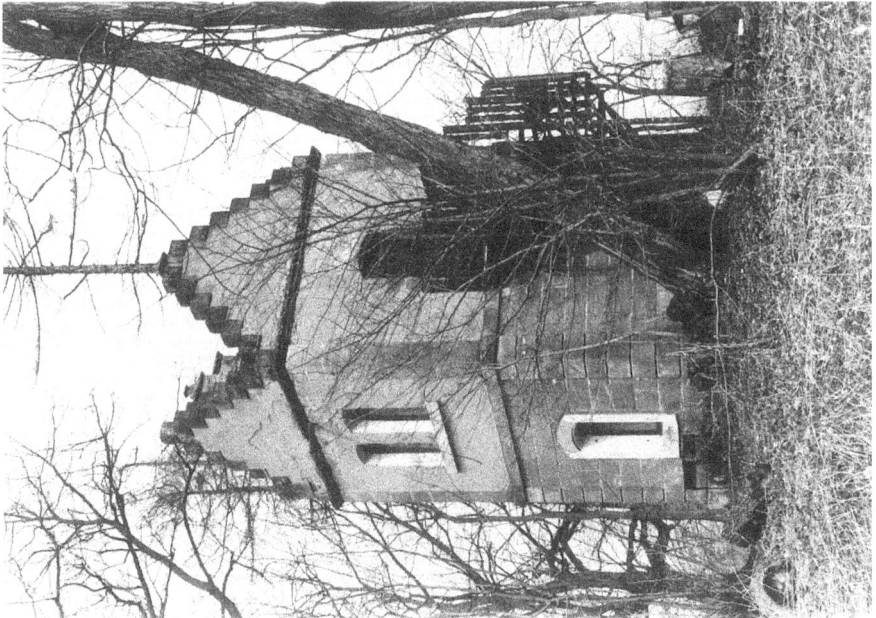

Seßlach: `Irrglöckchen´-Turm

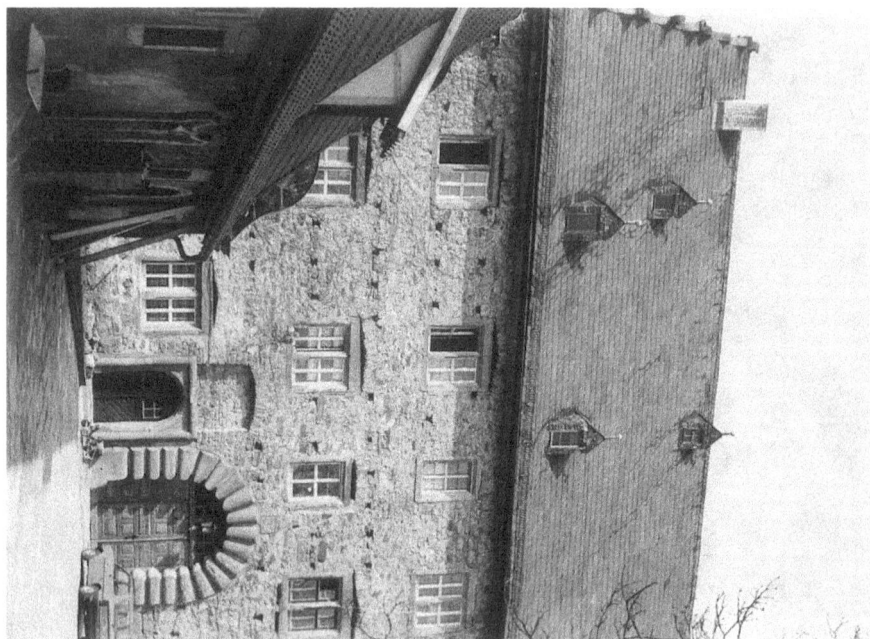

Bettenburg (Hofheim/Ufr.): Schloß der Truchsesse von
Wetzhausen - oben: Wohntrakt; unten:Bergfried

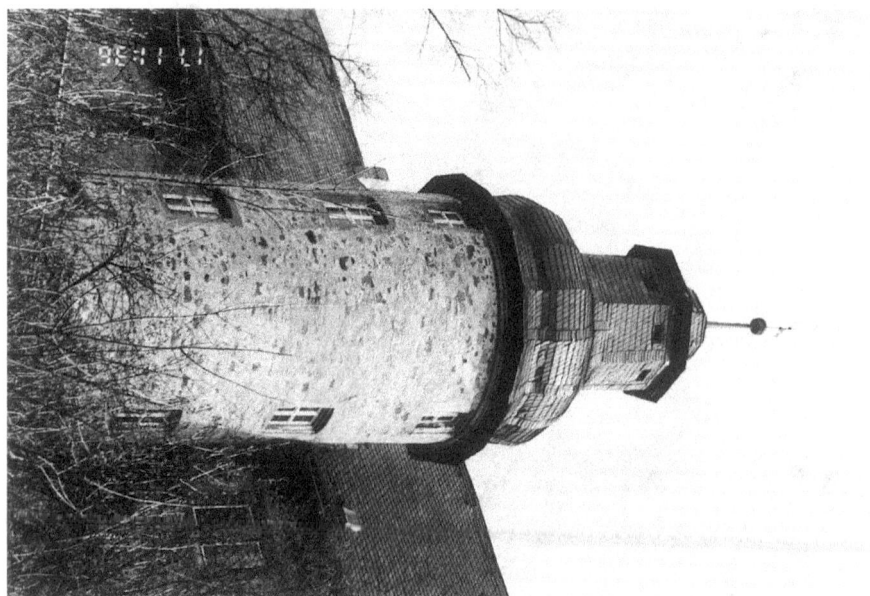

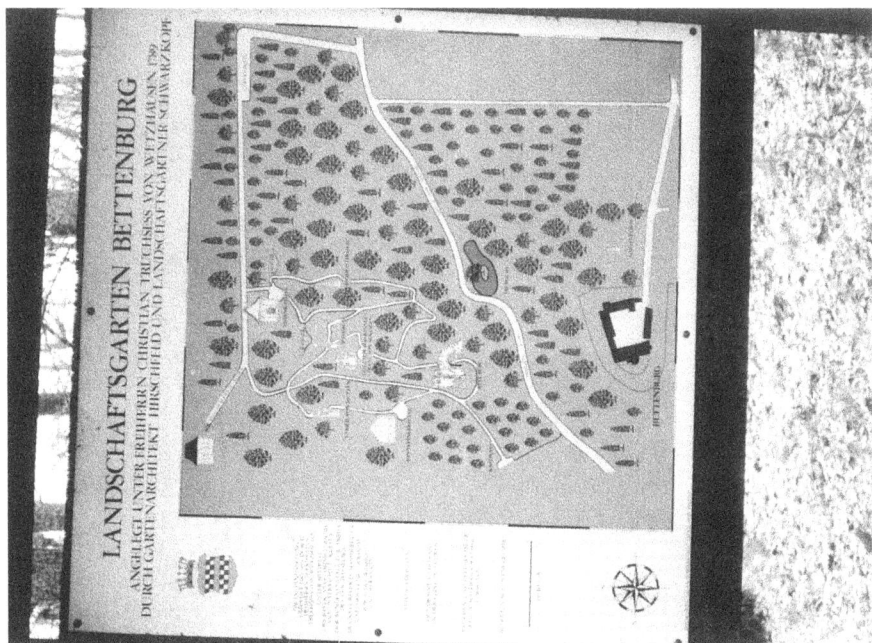

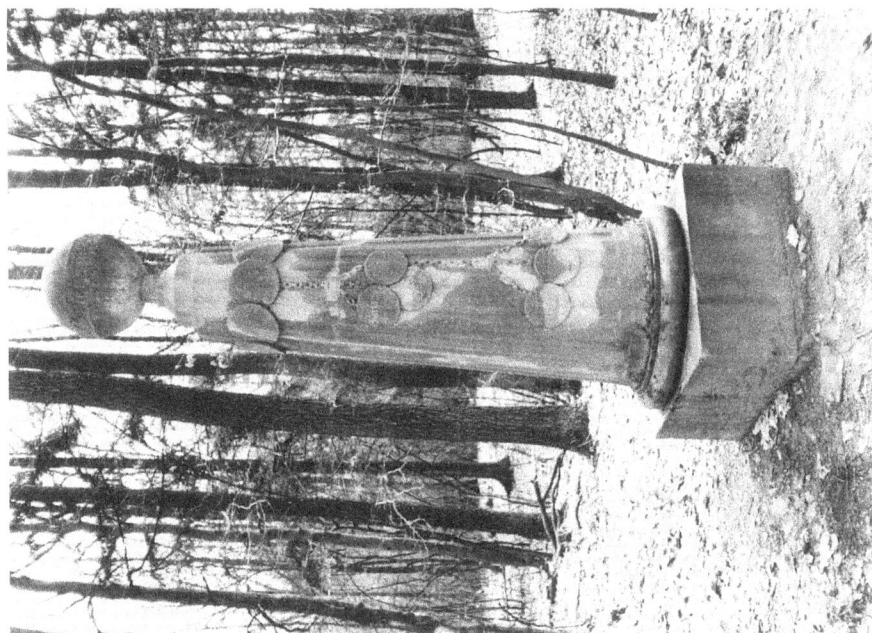

Bettenburg:Landschaftsgarten, `Geschwisterliebe´ 311

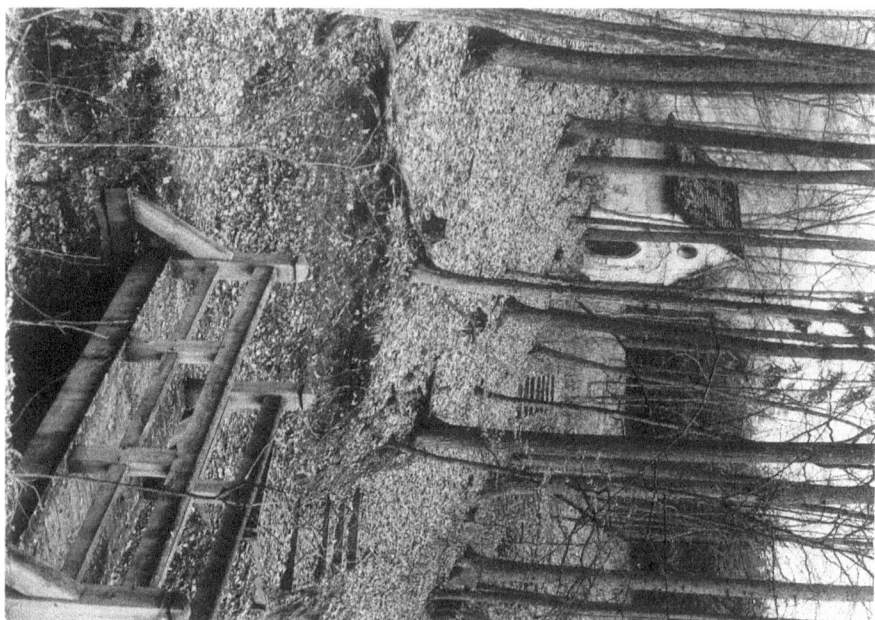

Landschaftsgarten Bettenburg: 'Totenkapelle'

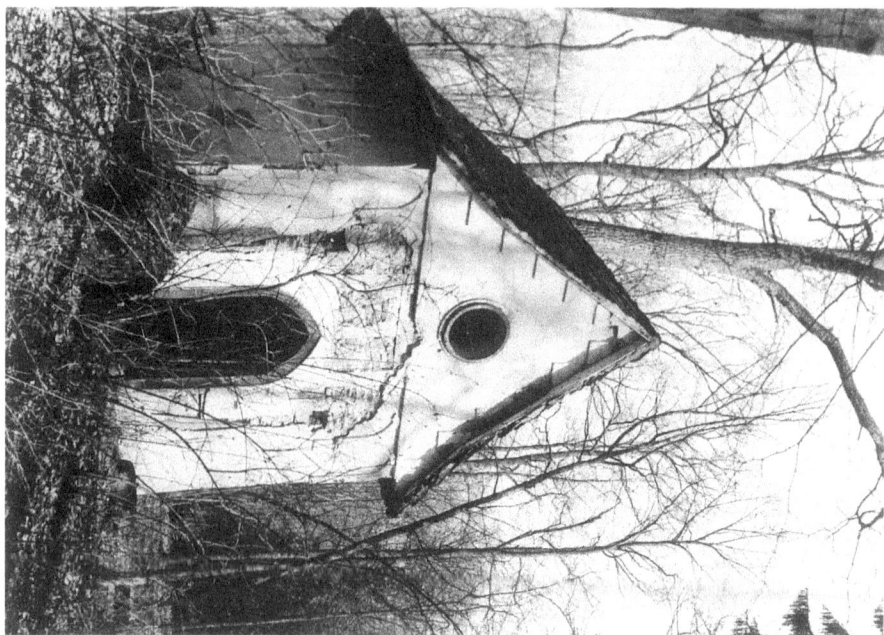

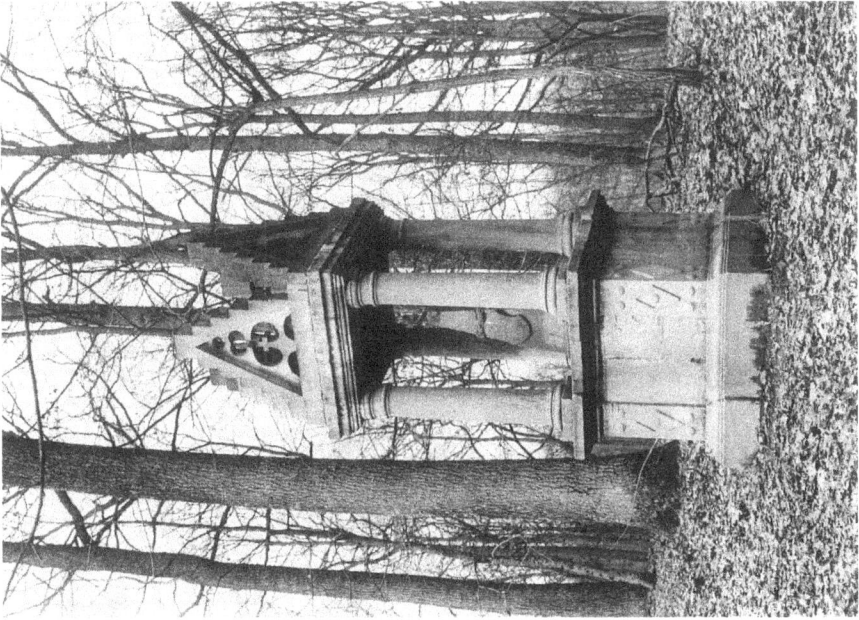

Landschaftsgarten Bettenburg: `Hutten-Denkmal´ (oben)
Gedenkstätte: `Götz v.Berlichingen/Franz v.Sickingen´
(unten)

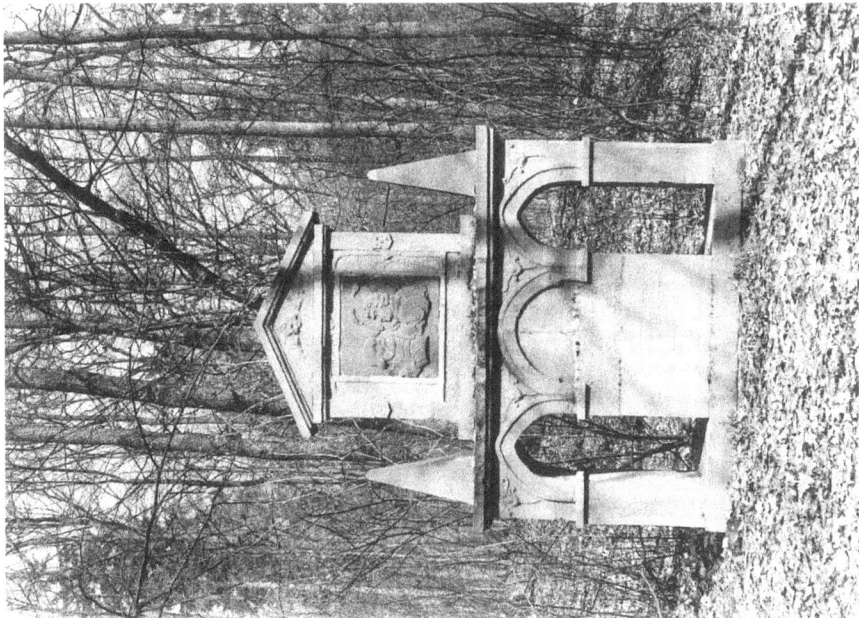

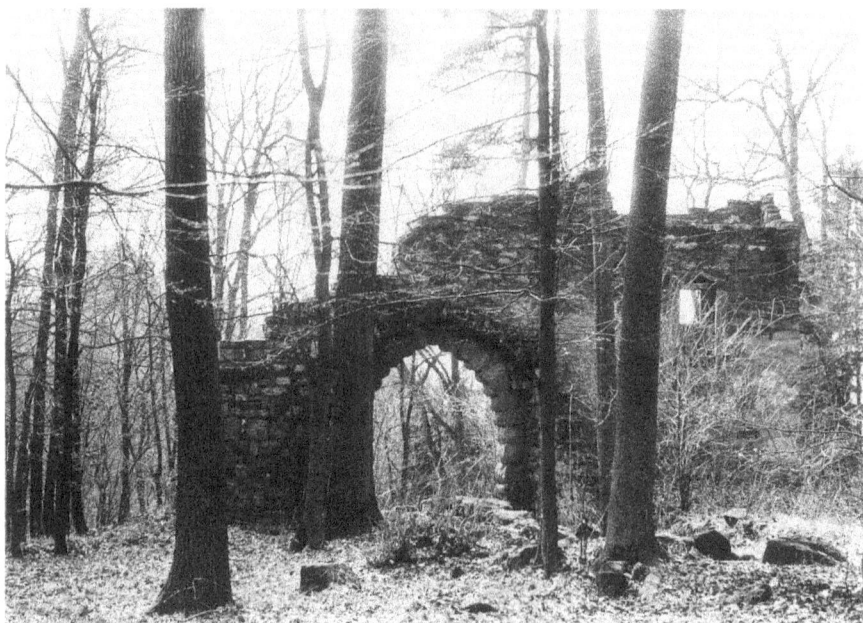

Landschaftsgarten Bettenburg: Künstliche Ruine Altenburg
(oben) - Minnesängerplatz: "Kehrst du nicht mehr wieder
Alte Ritterzeit?" (unten)

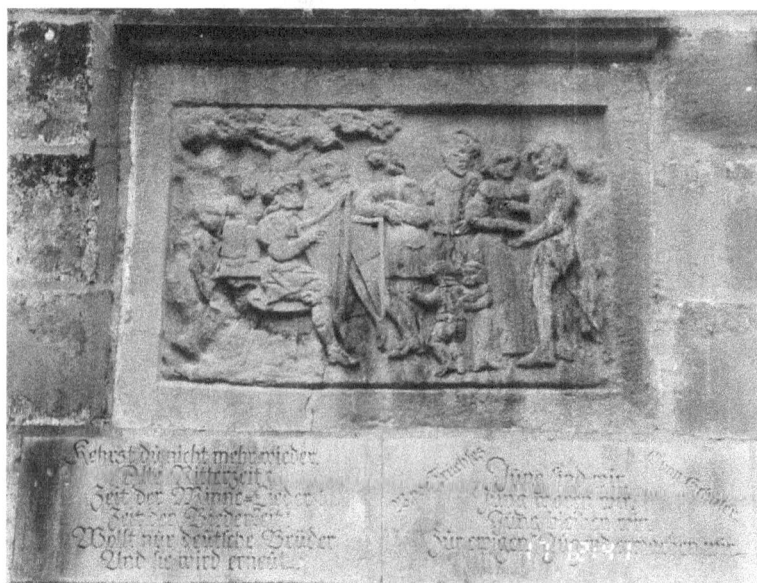

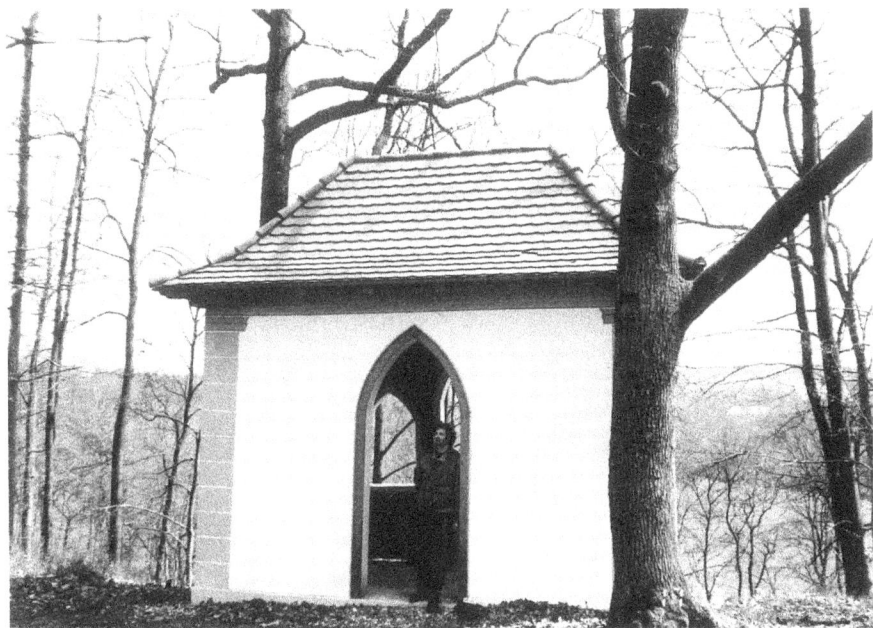

Landschaftsgarten Bettenburg; Dichterhaus (oben)
Gedicht im Dichterhaus (unten)

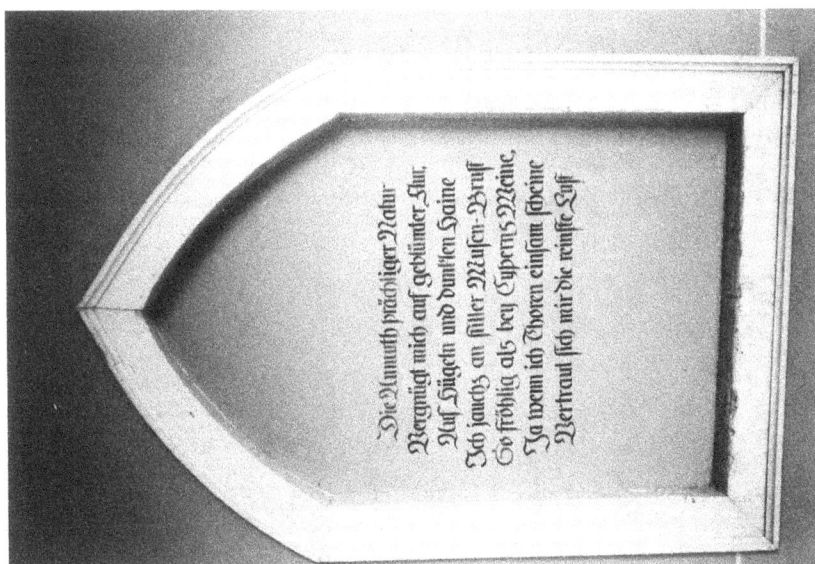

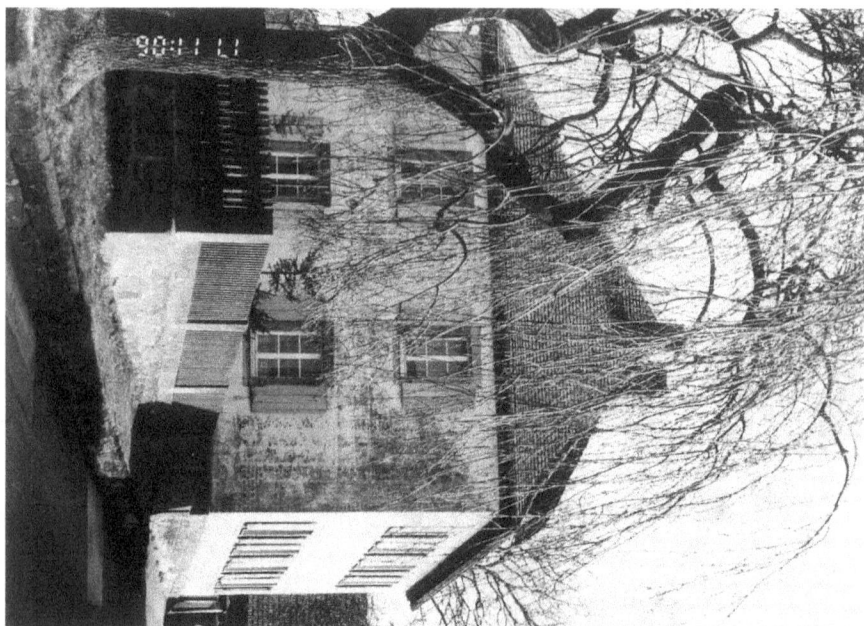

Manau: Pfarrhaus

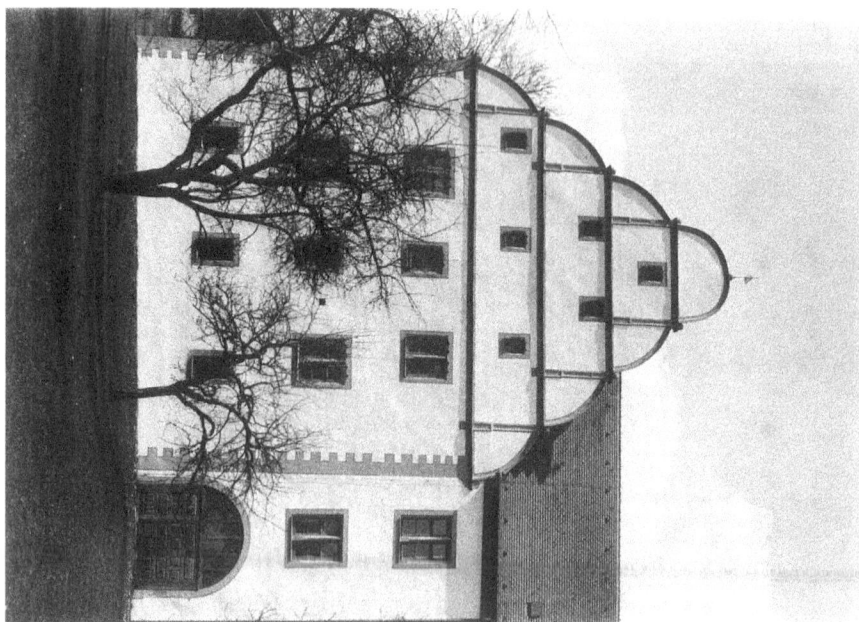

Bundorf: Schloß

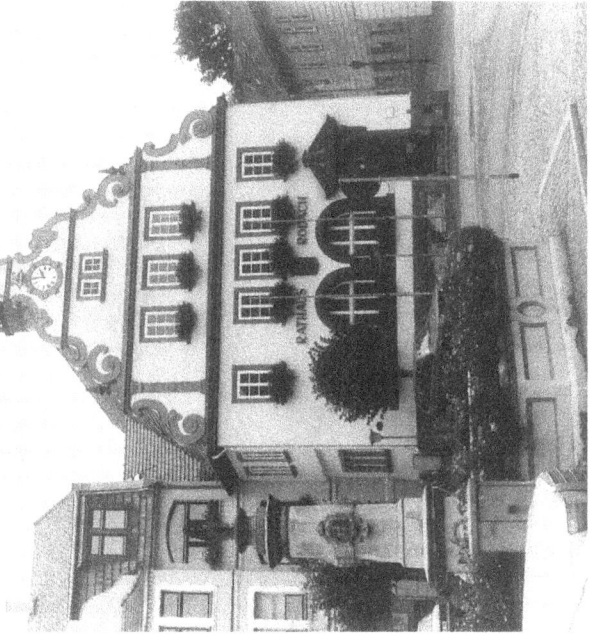

Rodach: Markt mit Rathaus (oben)
Stadtbefestigung (unten)

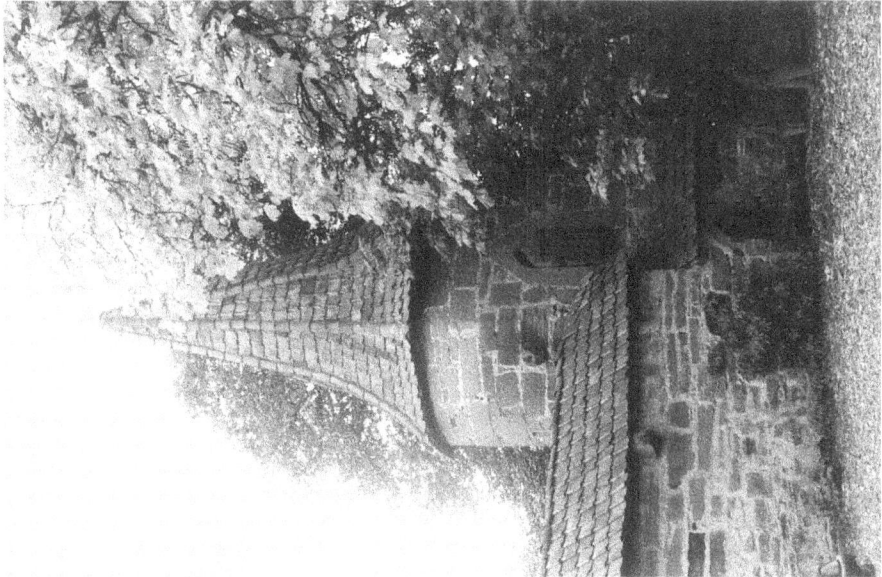

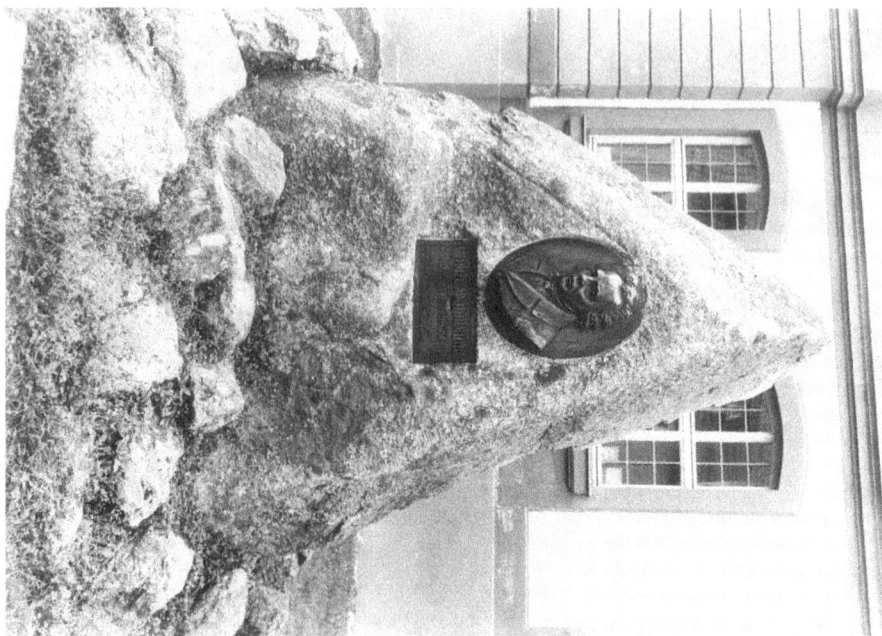

Rodach: Denkmal für Christian Hohnbaum (oben) - Pfarrhaus
Chr.Hohnbaum / Elternhaus des Komponisten Felix Draeseke
(unten)

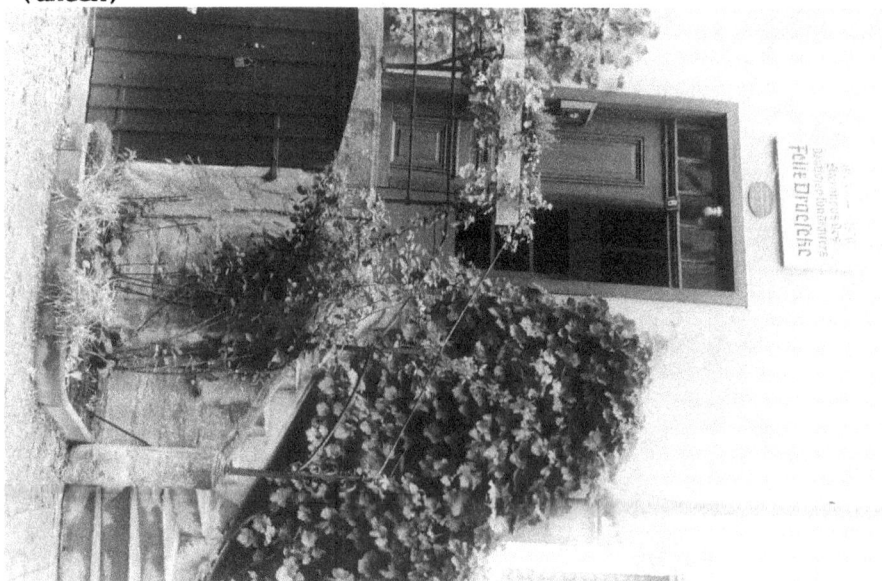

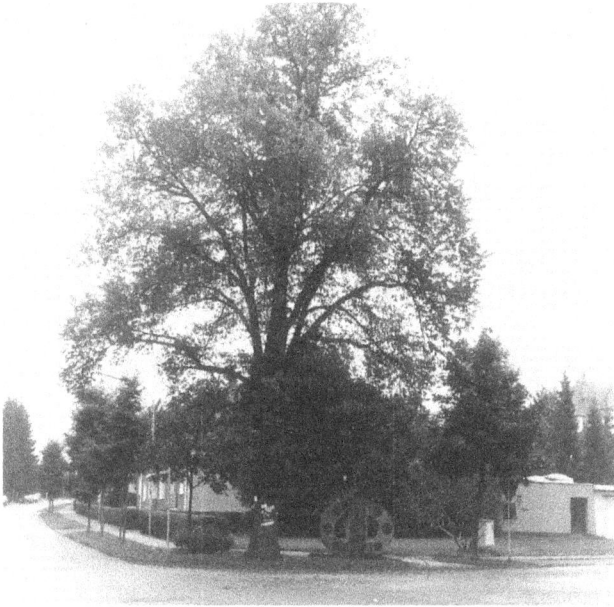

Rodach: Friedrich Rückert-Gedenkstätte (Oben) -
Fr.Rückert-Denkmal einer Freundschaft (unten)

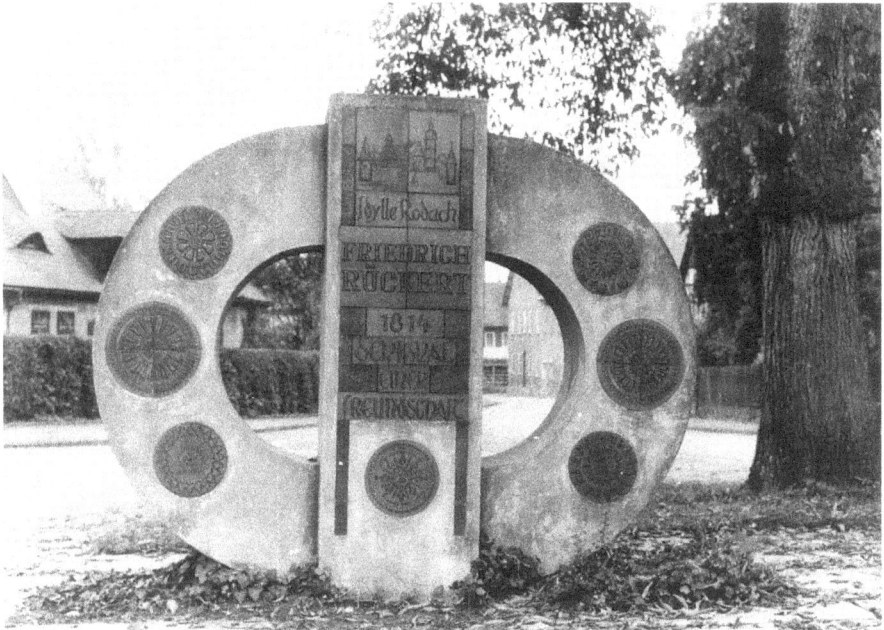

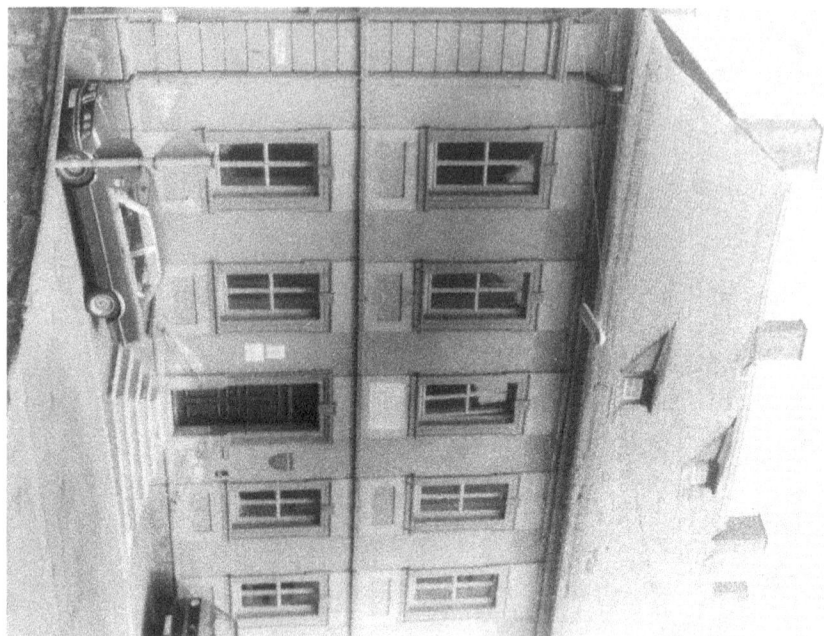

Ebern – Amtshaus: Wohnhaus von Fr.Rückerts Eltern
(oben) – Portal mit Gedenkschrift (unten)

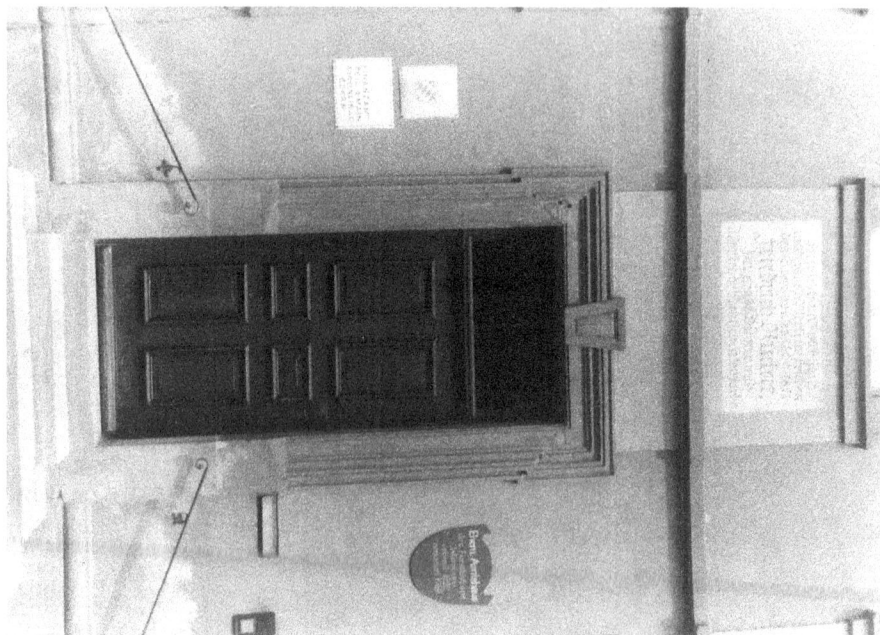

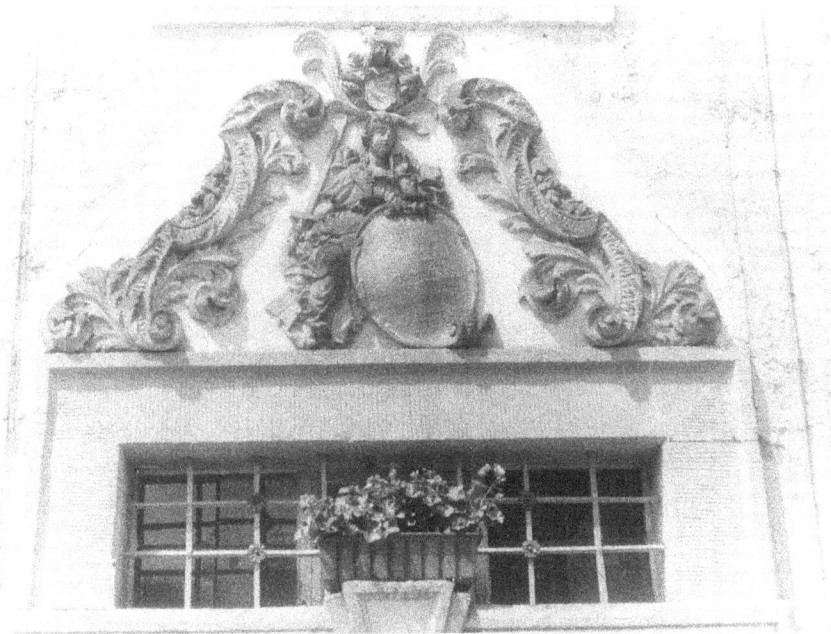

Rentweinsdorf: Wohnhaus Friedrich Wilhelm Müllers,Vater
von Agnes (oben) - Grabstätte von Agnes Müller (unten)

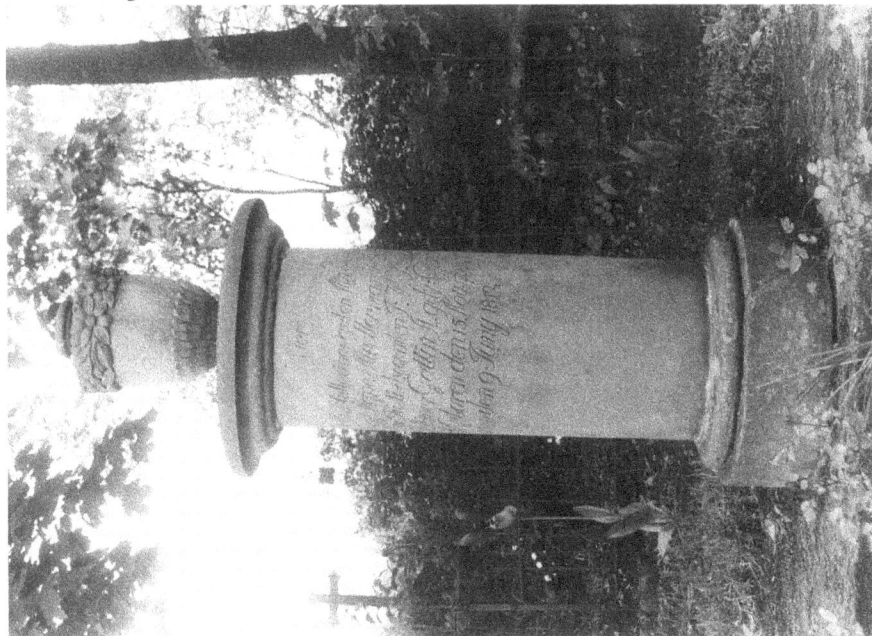

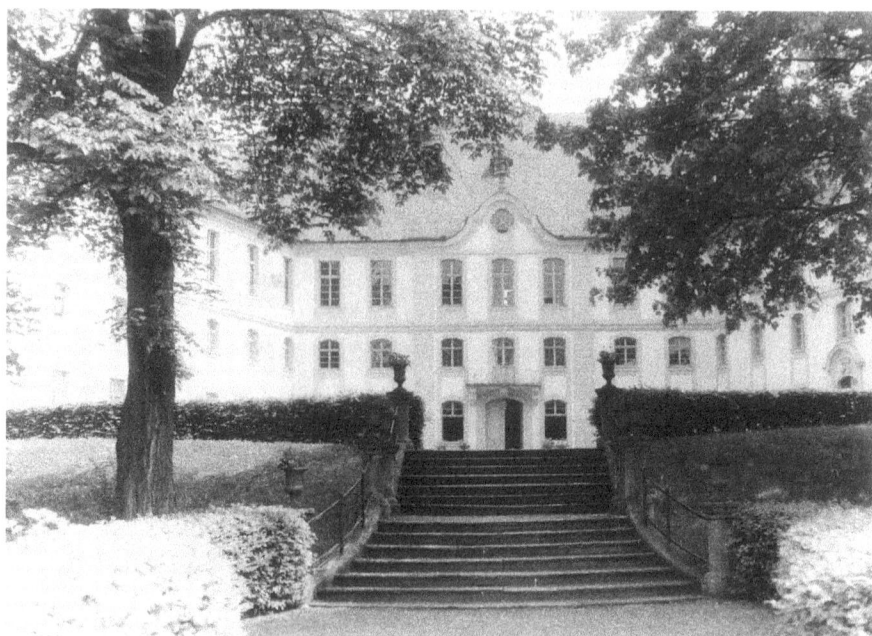

Rentweinsdorf: Schloß der Freiherrn von Rotenhan (oben)
Evangelische Pfarrkirche Heilige Dreifaltigkeit (unten)

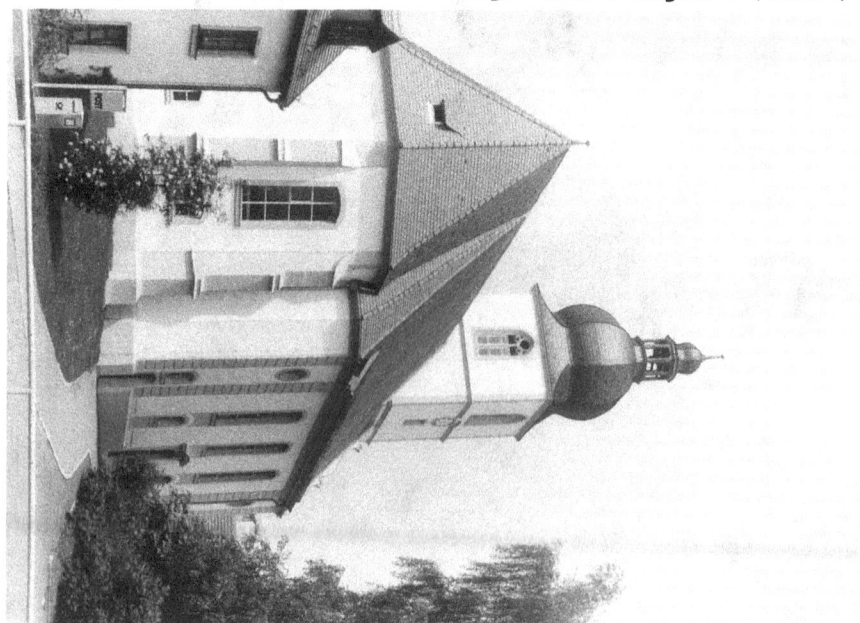

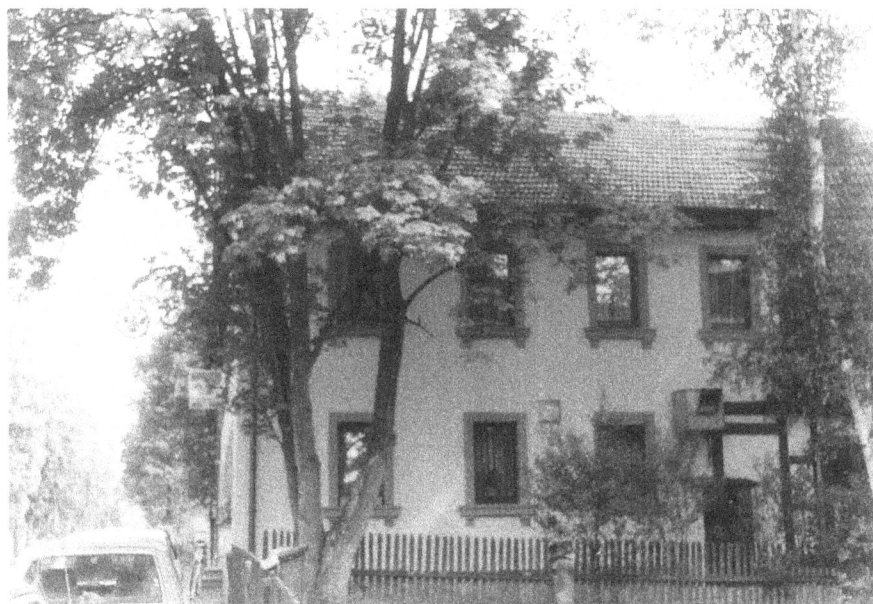

Gasthaus Specke im Baunachtal - hier lebte Rückerts
`Amaryllis´ (Maria Elisabeth Geuß)

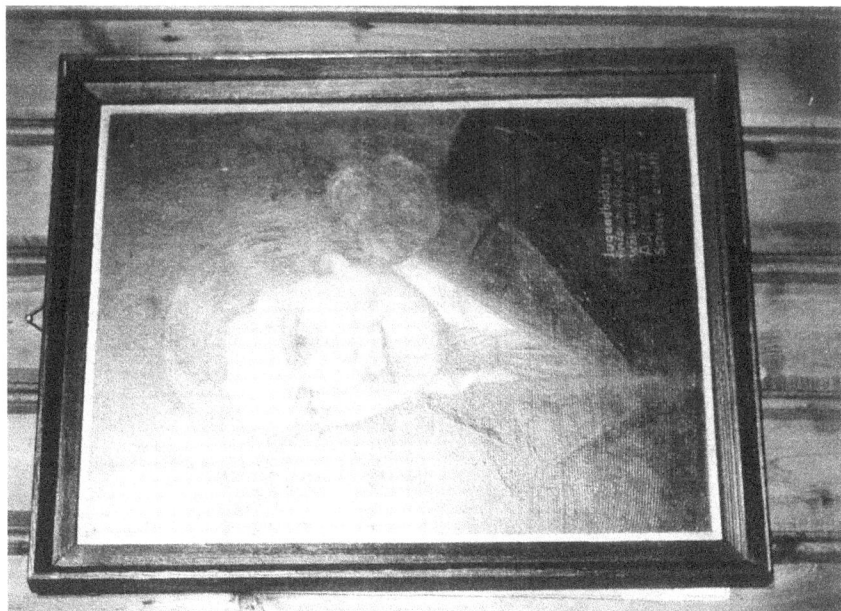

Wüstenwelsberg: Rückert-Klause - Jugendbildnis des
Dichters

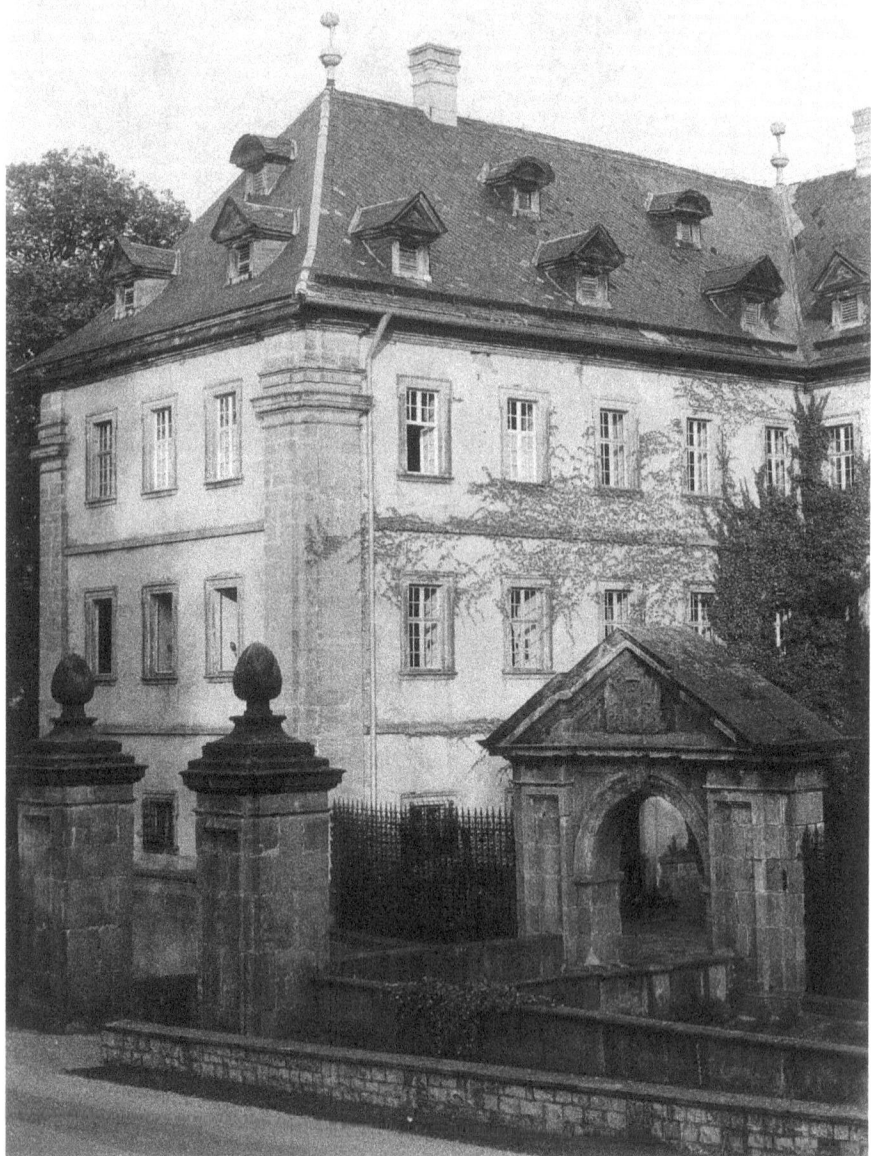

Schloß Gereuth zwischen Baunachgrund und Itztal

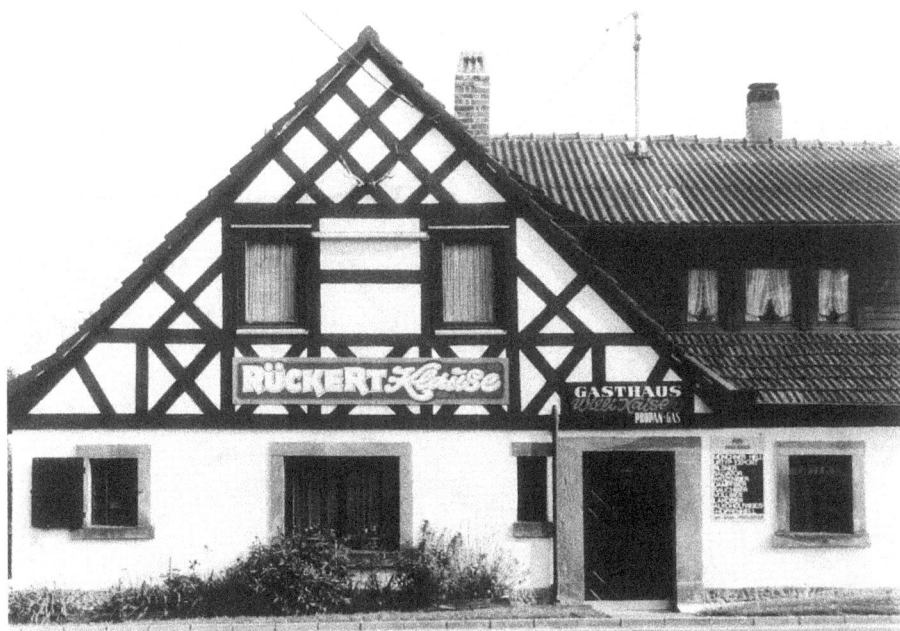

Wüstenwelsberg: Rückert-Klause

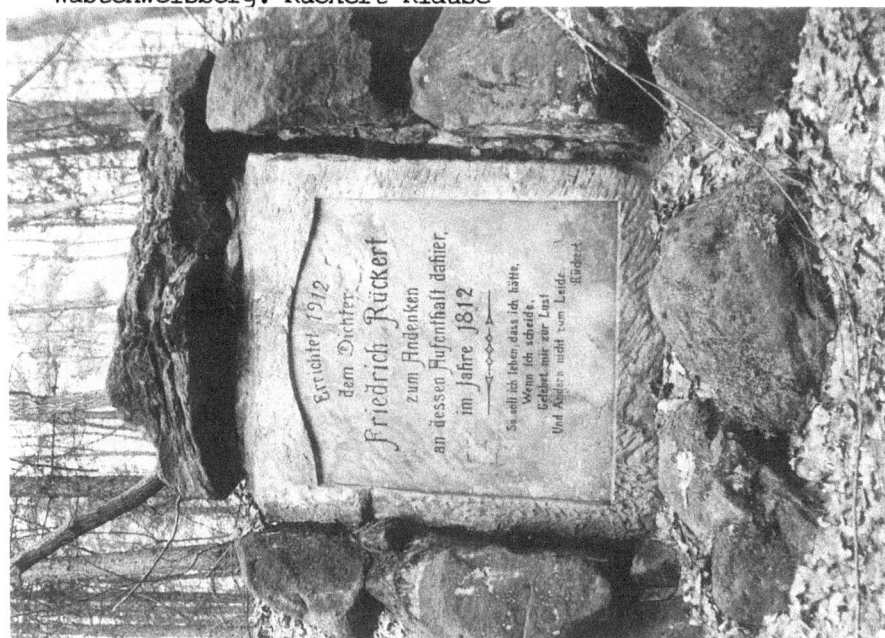

Errichtet 1912
dem Dichter
Friedrich Rückert
zum Andenken
an dessen Aufenthalt dahier,
im Jahre 1812

So will ich lehen dass ich hätte,
Wenn ich scheide,
Gehabt mir zur Lust
Und Andern noch zum Leide.
Rückert

Wüstenwelsberg: Friedrich Rückert-Gedenkstätte

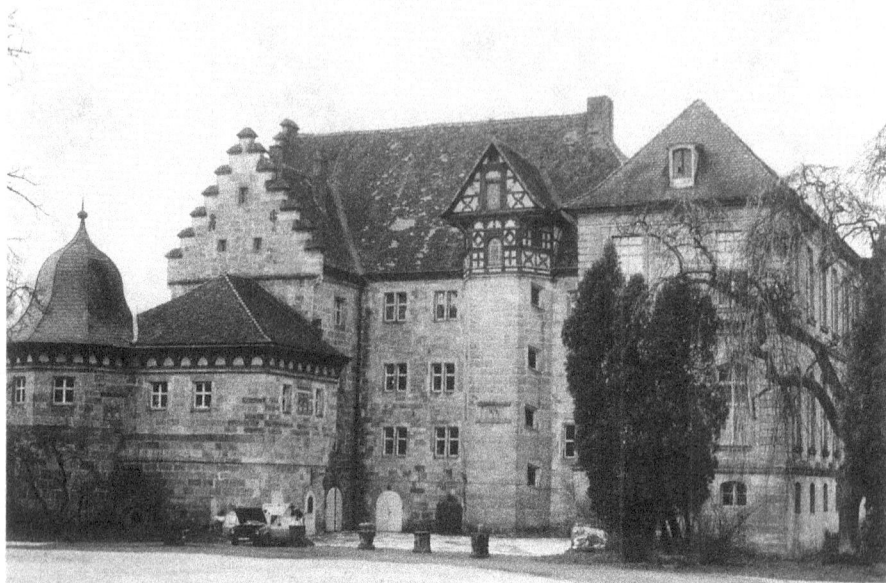

Eyrichshof: Schloß der Freiherrn von Rotenhan (Ebern)

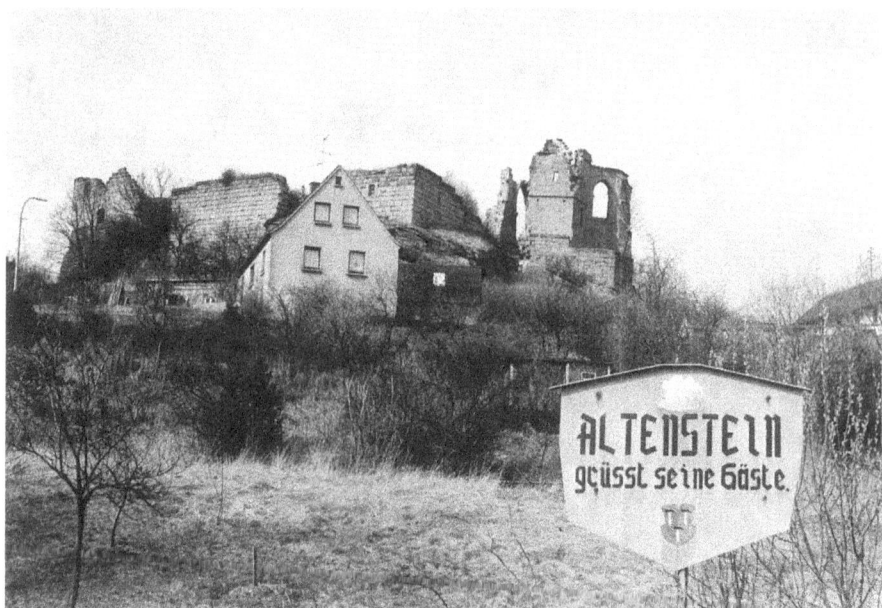

ALTENSTEIN
grüsst seine Gäste.

Altenstein:Burgruine - ehem. Stammsitz der Stein von
Altenstein   326

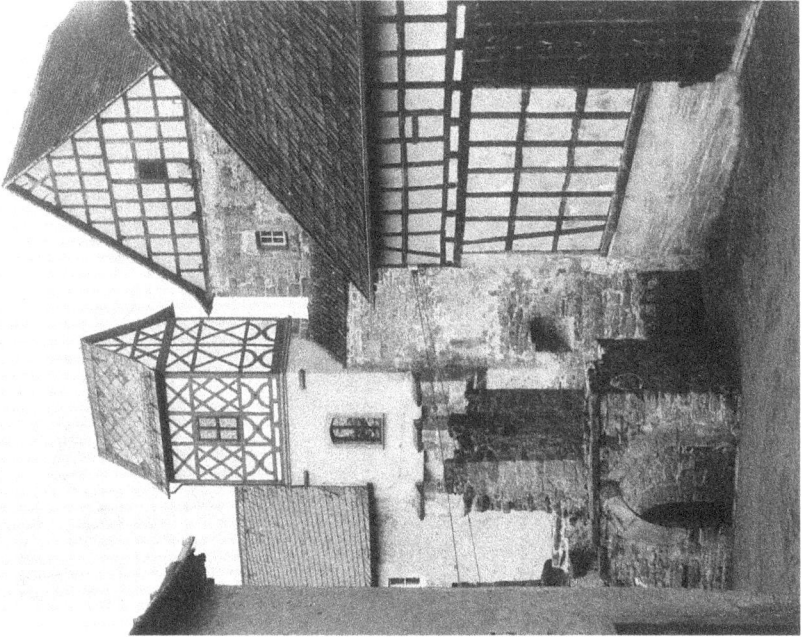

Burg Lichtenstein:Stammsitz der Herren von Lichtenstein

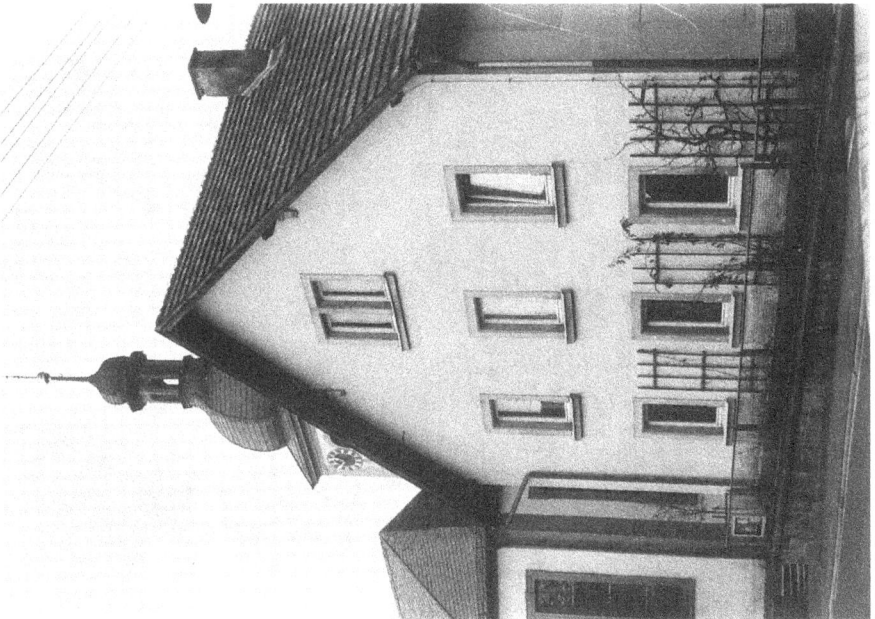

Schweinshaupten: Pfarrhaus mit Evang.Kirche   327

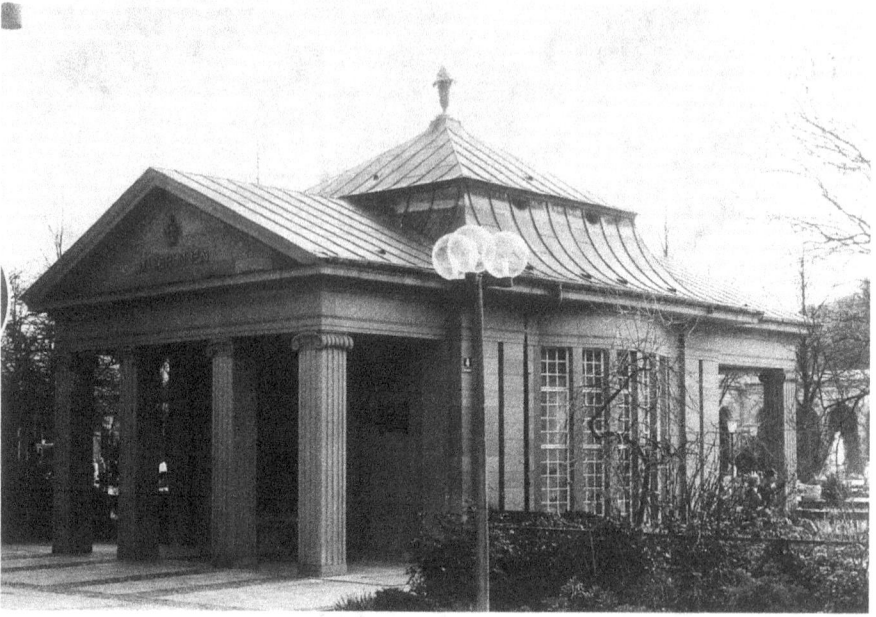

Bad Kissingen: Kuranlagen; Maxbrunnen (oben)
Altstadt (unten)

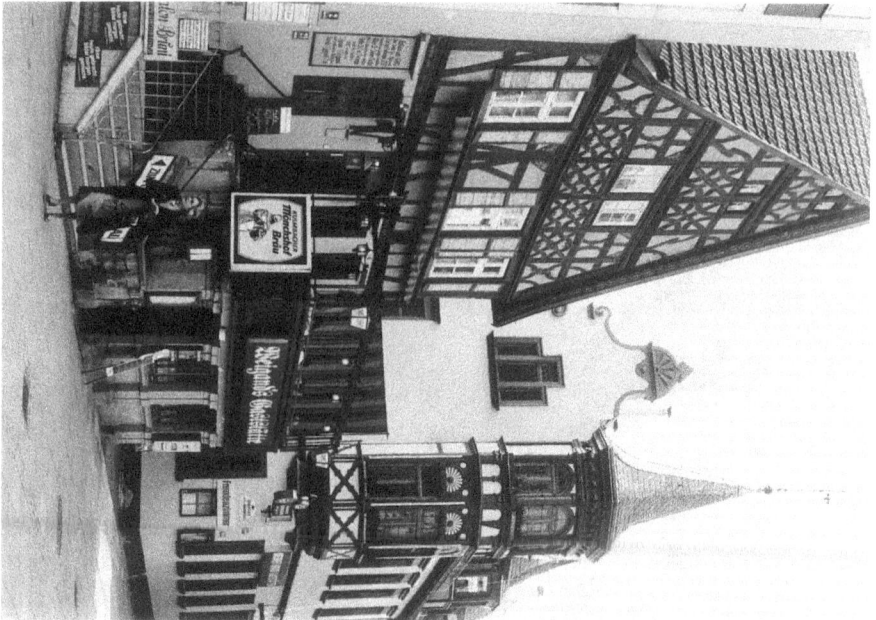

Auf Friedrich Rückerts Spuren im Frankenland

Inhalt

Quellenverzeichnis

Friedrich Rückert. Briefe. Hrsg.Rüdiger Rückert. -
Schweinfurt 1977. 2 Bde.
Friedrich Rückerts Werke. Ausw. in 6 Bdn. Mit e. bio-
graph. Einleit. von Richard Böhme. - Berlin o.J. ca um
1900 .
Friedrich Rückert. Ausgew. Werke. Hrsg.: Christof
Peter.2.Aufl. - Schwebheim 1982.
Prang, Helmut: Friedrich Rückert. Geist u.Form d.Spra-
che. - Schweinfurt 1963.
Schimmel, Annemarie: Friedrich Rückert. Lebensbild
u.Einf. in s. Werk. - Freiburg 1987.

www.ingramcontent.com/pod-product-compliance
Lightning Source LLC
Chambersburg PA
CBHW071835270326
41929CB00013B/2009